面颈部微整形超声解剖学

Ultrasonographic Anatomy of the Face and Neck
for Minimally Invasive Procedures

An Anatomic Guideline for Ultrasonographic-Guided Procedures

编著

Hee-Jin Kim | Kwan-Hyun Youn | Ji-Soo Kim
You Soo Kim | Sung Ok Hong | Jongju Na

主译

张文俊　聂　兵　丛鹂瑶

主审

江　华　朱　鹋　章　伟

上海科学技术出版社

图书在版编目（CIP）数据

面颈部微整形超声解剖学 / （韩）金熙真等编著；张文俊，聂兵，丛鹂瑶主译. -- 上海：上海科学技术出版社，2024. 7. -- ISBN 978-7-5478-6667-2

Ⅰ. R622；R323.1

中国国家版本馆CIP数据核字第2024WY3119号

First published in English under the title
Ultrasonographic Anatomy of the Face and Neck for Minimally Invasive Procedures:
An Anatomic Guideline for Ultrasonographic-Guided Procedures
by Hee-Jin Kim, Kwan-Hyun Youn, Ji-Soo Kim, You Soo Kim, Kwung Jun Park and Jongju Na
Copyright © Hee-Jin Kim, Kwan-Hyun Youn, Ji-Soo Kim, You Soo Kim, Kwung Jun Park and Jongju Na, 2021
This edition has been translated and published under licence from
Springer Nature Singapore Pte Ltd.

上海市版权局著作权合同登记号　图字：09-2023-0727号

本书出版受上海市静安区医学科研课题（2022QN05）资助。

面颈部微整形超声解剖学

编著　Hee-Jin Kim | Kwan-Hyun Youn | Ji-Soo Kim
　　　You Soo Kim | Sung Ok Hong | Jongju Na
主译　张文俊　聂　兵　丛鹂瑶
主审　江　华　朱　鹭　章　伟

上海世纪出版（集团）有限公司
上海科学技术出版社　出版、发行
（上海市闵行区号景路 159 弄 A 座 9F-10F）
邮政编码 201101　www.sstp.cn
上海雅昌艺术印刷有限公司
开本 889×1194　1/16　印张 17.25
字数：450 千字
2024 年 7 月第 1 版　2024 年 7 月第 1 次印刷
ISBN 978-7-5478-6667-2/R·3034
定价：198.00 元

本书如有缺页、错装或坏损等严重质量问题，请向承印厂联系调换

内容提要

介入超声技术在整形外科中的应用可以极大地提升手术的精准性和安全性。本书通过解剖示意图和超声影像图，将面颈部重要的解剖结构与多种微整形治疗技术的要点相结合，详细介绍了超声和临床解剖学基础、面颈部不同部位超声影像与解剖的关系、重要的参考标志点与线，以及超声引导面颈部微整形治疗技术。

本书包含537张图片，解剖示意图绘制精美，超声影像图清晰典型，且均标有详细的图注，适合整形外科、皮肤科和超声科医生参考。本书具有很强的操作指导意义，尤其适合年轻医生阅读和学习。

译者名单

主　译

张文俊　海军军医大学第二附属医院
聂　兵　上海市皮肤病医院
　　　　上海市静安区闸北中心医院
丛鹂瑶　LG 化学 CJM 中国医学部
　　　　韩国延世大学口腔医学院

副主译

结　祥　海军军医大学第二附属医院
徐伟华　上海市静安区闸北中心医院
黄彦栋　海军军医大学第二附属医院

主　审

江　华　同济大学附属东方医院
朱　鹞　海军军医大学第二附属医院
章　伟　上海市皮肤病医院

学术秘书

苏伊丹　康复大学青岛医院（青岛市市立医院）

参译人员

（按姓氏笔画排序）

申　干　海军军医大学第二附属医院
刘　派　百汇医疗上海瑞鹰门诊部

刘美跃　上海市静安区闸北中心医院

杨伟伟　上海市静安区闸北中心医院

赵耀忠　海军军医大学第二附属医院

种锦贵　上海市静安区闸北中心医院

黄晓琴　上海交通大学医学院附属瑞金医院

崔恒庆　同济大学附属同济医院

蒋宁宁　珂纳医疗科技（苏州）有限公司

HUANG YONGLI（美国）　珂纳医疗科技（苏州）有限公司

编者名单

Hee-Jin Kim

Division in Anatomy and Development Biology

Department of Oral Biology

Yonsei University College of Dentistry

Seoul, Korea (Republic of)

Kwan-Hyun Youn

Department of Fine Arts, Bio Medical Art

Incheon Catholic University

Incheon, Korea (Republic of)

Ji-Soo Kim

Dr Youth Clinic

Seoul, Korea (Republic of)

You Soo Kim

YSBio Co., Ltd.

Seoul, Korea (Republic of)

Sung Ok Hong

Department of Oral and Maxillofacial Surgery

Kyung Hee University Hospital at Gangdong

Seoul, Korea (Republic of)

Jongju Na

Viol Co. Ltd.

Seongnam-si, Korea (Republic of)

中文版序

　　超声在疾病诊断和注射治疗等医学领域的应用越来越广泛，许多学者提出了以医学理论知识为基础的超声扫查指南。在医学影像领域，超声扫查技术发挥着重要作用，但是缺乏关于面部超声扫查的标准操作指导。此外，面部相关超声影像资料也不足。近年来，面部整形市场蓬勃发展，颌面部解剖学的重要性再一次成为医生们讨论的热门话题。超声成像技术辅助面颈部整形可以有效减少相关并发症的发生，因此，其在颌面部手术操作中的应用有良好的发展前景。

　　根据多年在超声领域的研究和相关临床经验，我和我的团队一起编撰了本书。本书从大体解剖学出发，结合了不断更新的临床研究结果和标本数据，对防范临床操作的并发症具有参考意义。除了通过临床解剖研究得出的具有指导意义的数据以外，采用超声扫查技术辅助注射使得操作更具安全性，可帮助医生将填充物精准地注射到目标部位，从而有效避免并发症的发生。

　　很高兴且荣幸我的拙作能够被译成中文。近几年，全世界受新冠病毒感染疫情的限制，致我无法赴中国进行线下授课和临床实操演示，我为此感到非常遗憾。但是，我认为通过本书，广大的中国医生们将超越传统的盲视下注射，在临床操作方面拥有更深层的视野。

Hee-Jin Kim

2023 年 9 月

中文版前言

血管栓塞为人工材料或脂肪注射最严重的并发症，往往会导致包括受术者死亡在内的一系列灾难性后果。既往通过研究明确相关血管解剖共性、避开主要血管的方法，因个体解剖变异大而收效甚微。同时，为获得更好的治疗效果，我们需将注射物填充至精准层次，但以往的盲视下注射必然无法实现这一治疗目标。因此，整形外科领域的介入超声技术应运而生。

迄今，超声技术应用于医学领域已 70 余年。从最初的 A 型超声、B 型超声，发展到超声造影、弹性超声等，技术不断迭代，各类设备层出不穷，人机结合性能愈发优异。所涉及的诊疗范围亦从最初的诊断性超声发展到介入性超声，但介入超声技术在整形外科领域的应用尚属空白，鲜有学者尝试，且理论基础和手术经验匮乏。我们团队自 2019 年开始在国内率先探索介入超声技术在整形外科中的应用，先后完成了人工材料和自体脂肪的超声引导下注射，并得到了广泛应用，逐渐形成了标准的手术方式和流程，手术效率、精准性和安全性得到了极大的提升。

诊断性超声为介入性超声之基石，面颈部介入超声术中需参考标准切面声像图。因此，韩国延世大学金熙真教授在全球率先编写了 *Ultrasonographic Anatomy of the Face and Neck for Minimally Invasive Procedures: An Anatomic Guideline for Ultrasonographic-Guided Procedures*，全面系统地阐述了面颈部声像图特征和相关临床要点，内容翔实且可操作性强。我们团队一致决定翻译此书，将其介绍给国内学者，希望借此译著能促进国内介入超声技术在整形外科中的应用，将其在科研和临床应用领域均推向新的高度。

全书翻译过程中，因整形外科医生的超声医学知识相对有限，而面颈部超声属整形外科与超声医学科交叉领域，故我们组织了整形外科和超声医学科相关专家共同完成翻译工作。但此领域为一全新的整形外科亚专业，故部分专有名词尚未统一。尽管我们在翻译过程中，严格参照已有的整形外科学、解剖学及超声医学名词术语规范，但仍会有部分疏漏，还请读者海涵。

在本书翻译过程中，我们团队受到了金熙真教授的全程指导，其本人也为本书倾情作序。在此，对金熙真教授致以最崇高的敬意和最真挚的感谢。

译　者

英文版前言

本书为首部运用超声成像技术阐述面颈部浅层解剖结构的著作。面颈部解剖结构复杂，脂肪、血管及神经等纷繁交错，相较于经典解剖学著作中对二维结构的描述，从三维角度阐述这些浅层解剖结构更为困难。

本书基于我们过去5年在超声领域的研究成果编写而成。尽管我们在解剖学领域已深耕25年，但本研究项目伊始，描述超声图像中的解剖结构仍颇具挑战；然而，我们研究团队成员对此充满热情，相关超声解剖被逐一阐明。部分研究数据已经或即将发表，并将以图谱形式出版。协助我们实验室引进超声设备的销售人员最初所述令人印象深刻且难以忘怀："集思广益，声像图便清晰可见。"超声成像技术颇具学术特色，且学习曲线较长。

近年来，超声在皮肤疾病的诊断、监测及治疗中得到了广泛应用。在过去15年里，超声在肌肉骨骼领域的应用亦进展迅速；然而，其在美容医学领域的应用仍处于新兴时期，但我们预计其将发展迅猛。目前，许多临床医生使用超声辅助微创治疗，这也提高了患者的期望值。

超声技术使临床医生得以精准注射较少肉毒毒素至特定肌肉，以获得最佳治疗效果。此外，在注射填充剂或埋线提升等治疗中，超声可精准定位以降低各种并发症风险。而传统盲视技术可能会导致血管相关并发症，如出血、血肿、淤青及皮肤萎缩等。这些所谓的微创治疗有赖于临床医生对解剖的精准理解和高超的手术技巧，从而降低血管并发症风险。而超声技术可帮助临床医生发现肌肉和血管的解剖变异，从而获得满意的治疗效果。我们相信，超声在美容治疗中的地位将会进一步加强。本书作者希望为超声引导下的美容治疗提供理论基础。

本书共分10章，包含537幅示意图和声像图，包括基础医学和临床医学内容。第1章和第2章介绍基础理论，分别为"超声成像基本原理"和"面颈部超声解剖学概述"。第3~7章详细阐述了面颈部各部位的临床解剖和超声图像。本书中的参考线和点基于我们实验室的前期研究，这些研究已在多篇论文中发表。当然，如果没有扎实的解剖学基础，就很难理解面颈部浅层超声解剖。因此，我们需要详细的解剖学知识，且深刻理解解剖变异。最后3章为微整形相关超声解剖，详细描述并以图展示了如何将临床操作与超声技术结合，进行超声引导下肉毒毒素或填充剂注射、埋线提升等新技术。更多超声引导的临床操作内容将在我们即将出版的图书中深入阐述。

在此，我要感谢参与本书编写的核心作者们。首先，非常感谢Kwan-Hyun Youn教授，他为本书提供了所有的绘图支持，我相信Youn教授已将本书的医学插图提升到了国际一流水平。非常感谢Youn教授领导的MedArt团队的努力，本书许多清晰、简洁、富有创意的图片由Hyewon Hu女士和Hyeong-Seok Choi先生所作。我还要感谢Ji-Soo Kim医生，他整理了所有重要的临床信息和技巧，没有他精湛的超声引导注射技术和丰富的临床经验，临床相关的内容就无法在本书中呈现。同样，感谢You Soo Kim医生提出富有洞察力的问题，使本书更具创新性。此外，感谢Sung Ok Hong教授对稿件的编辑和整理。我要向Viol公司首席执行官、美容医生Jongju Na表达敬意和感谢，他为超声应用提出了新颖的创意，并为作者和绘图团队提供了大力支持。没有上述合著者在繁忙的临床工作之余撰写手稿并修缮所有图片，本书的文字和插图将无法完成。

最后，我还要感谢我们的团队成员，延世大学口腔医学院的Kyung-Seok Hu教授和You-Jin Choi教授，以及我的研究生Hyung-Jin Lee、Ji-Hyun Lee、Kang-Woo Lee、Hyungkyu Bae、Kyu-Lim Lee、Hyun Jin Park、Hyo-Sang Ahn、Jin-Won Kim和Alonso Hormazabal-Peralta，他们积极地协助绘制解剖图片和完善书稿。特别感谢Kyu-Ho Yi负责本书的总编工作。还要特别感谢我心爱的女儿Soyeon Kim校对本书英文。

伟大的解剖学必将永存！

Hee-Jin Kim
代表所有作者
韩国首尔
2020年3月

目　录

1 超声成像基本原理 ⋯⋯ 1

　1.1 超声成像的物理学原理和操作技巧 ⋯⋯ 2

　1.2 B 型模式 ⋯⋯ 14

　1.3 多普勒模式 ⋯⋯ 14

　1.4 如何应用超声技术开展微整形治疗 ⋯⋯ 17

2 面颈部超声解剖学概述 ⋯⋯ 23

　2.1 面颈部解剖学概述 ⋯⋯ 24

　2.2 正常面部皮肤、皮下及腺体超声图像 ⋯⋯ 31

　2.3 面颈部肌骨和筋膜超声图像 ⋯⋯ 43

　2.4 面部表面标志点和参考线 ⋯⋯ 46

　2.5 面部神经和血管超声图像 ⋯⋯ 52

　2.6 面部结构动态变化时（表情变化和夹捏皮肤时）的超声图像 ⋯⋯ 61

3 额颞部超声解剖 ⋯⋯ 71

　3.1 额颞部临床解剖 ⋯⋯ 72

　3.2 额颞部超声图像 ⋯⋯ 79

4 眶周区超声解剖 ⋯⋯ 99

　4.1 眶周区临床解剖 ⋯⋯ 100

　4.2 眶周区超声图像 ⋯⋯ 104

5 中面部和鼻超声解剖 ⋯⋯ 123

　5.1 中面部和鼻临床解剖 ⋯⋯ 124

5.2　中面部和鼻超声图像　　　　　　　　　　　　130

6　口周和咬肌区超声解剖　　　　　　　　　151
6.1　口周和咬肌区临床解剖　　　　　　　　　152
6.2　口周和咬肌区超声图像　　　　　　　　　164

7　上颈部浅层超声解剖　　　　　　　　　189
7.1　上颈部浅层临床解剖　　　　　　　　　190
7.2　上颈部浅层超声图像　　　　　　　　　197

8　超声在肉毒毒素注射治疗中的应用　　　203
8.1　背景　　　　　　　　　　　　　　　204
8.2　超声引导下肉毒毒素注射治疗　　　　　204

9　超声在填充剂注射治疗中的应用　　　229
9.1　背景　　　　　　　　　　　　　　　230
9.2　超声引导下填充剂注射　　　　　　　　230

10　超声在埋线提升术中的应用　　　　　251
10.1　背景　　　　　　　　　　　　　　252
10.2　超声引导下埋线提升术　　　　　　　252

1

超声成像基本原理
Basic Principles of Ultrasonographic Imaging

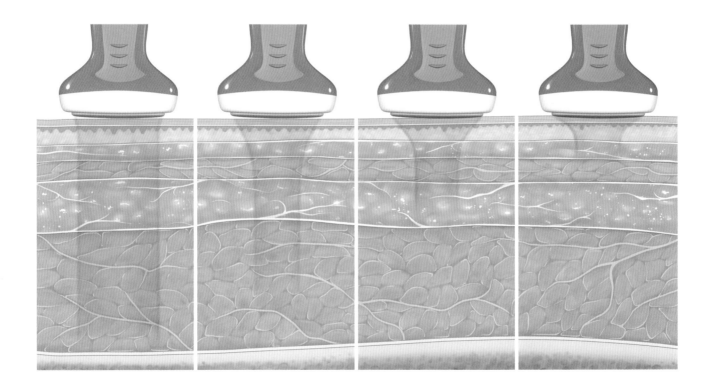

超声成像是利用声波与组织的相互作用以形成图像或在多普勒模式下确定运动物体（如血液）速度的技术。此外，超声还可应用于各个不同领域以扫查目标对象及测量距离。超声波产生于探头，其既可发射声波，亦可接收回波。

超声诊断仪广泛应用于医疗机构；然而，其在医学美容领域并不常用。本章主要介绍面颈部美容治疗相关的超声医学基础知识。

1.1 超声成像的物理学原理和操作技巧

1.1.1 回声

超声成像原理为探头发射 3~25 MHz 超声波，

同时接收不同回声界面反射回波，并通过数字成像技术将其可视化。当拟扫查组织与周围结构呈现相似影像时，则为等回声。当组织无回声反射时，呈现出暗区，谓之无回声区，血管和填充材料即显示为无回声。低回声回波较弱，呈深灰色图像，如肌肉、软骨组织等。反之，高回声结构呈现为亮白色强回声，如韧带、筋膜及骨膜表面（图 1.1）。

1.1.2 图像优化

为获得最佳图像，我们需要具有合适频率的探头，以获得最佳分辨力和透声深度。当声波频率较高时，空间分辨力较大，但穿透深度较小；反之，频率较低时，穿透深度较大，空间分辨力较小。我们建议面部使用 10~15 MHz 线阵探头，其穿透深度为 2~5 cm；频率超过 22 MHz 则常用于皮肤诊断

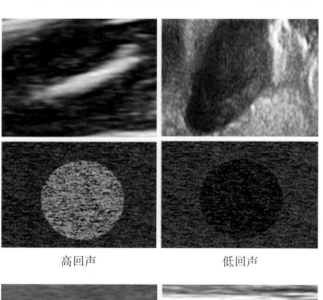

高回声   低回声

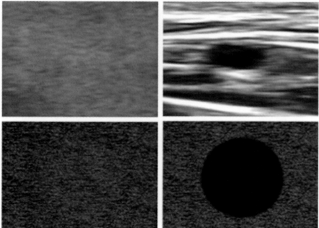

等回声   无回声

图 1.1　回声类型。回声性是指周围组织反射或传导超声波的能力。超声图像显示白色为高回声，灰色为低回声，黑色为无回声（经允许引自 © Hee-Jin Kim 2020）。

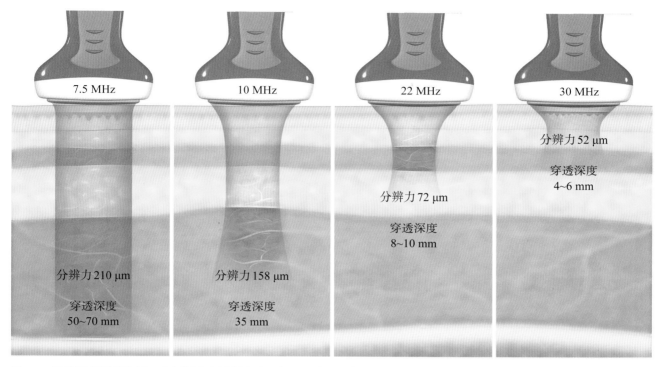

图1.2　最佳超声频率选择。高频探头穿透深度小，但显示浅层组织效果佳（经允许引自© Kwan-Hyun Youn 2020）。

（图1.2）。

区分不同深度结构的能力被称为时间分辨力或深度分辨力；区分相邻结构之间的能力被称为侧向分辨力。焦点区位于声束最窄处，具有最高的轴向分辨力。当声波从探头发射后，波长减小区域称为近场，波长增大区域称为远场。焦点区图像分辨力最佳，远场区则因伪影增加而分辨力降低（图1.3）。

频率越高，焦点区越浅；频率越低，焦点区越深。图1.4所示分别为咬肌在7.5 MHz和15 MHz频率下相应超声图像。7.5 MHz下咬肌影像欠清晰，15 MHz则呈现更高分辨力（图1.4）。

调整增益可改变图像亮度，通过增加增益值，电信号被放大，从而提升超声图像整体亮度。然而，背景噪声增加可能会潜在地增加伪影和降低侧向分辨力（图1.5）。

1.1.3　入射角

当声波与拟扫查解剖结构表面垂直，即入射角90°时，声波反射和穿透能力最佳。若声波入射角倾斜而非垂直，则分辨力会降低；采取头尾倾斜法调整入射角至90°，可优化超声图像（图1.6）。当扫查血管神经区域时，入射角倾斜则血管腔呈卵圆形，而神经则不易显像；调整入射角至90°后，神经可呈典型蜂窝状外观，而血管腔则呈圆形（图1.7）。

1.1.4　探头操作技巧

为获得扫查目标结构最佳超声图像，我们需掌握相应的探头操作技巧。加压法为通过探头对扫查目标结构施加垂直压力，连续直线滑动法通过将探头前后或横向直线移动，使声窗与目标结构一致。

旋转探头至平行于目标结构时，可获得长轴切面图像；至与目标结构成90°时，则形成短轴切面图像；倾斜探头至声波入射角达90°，则可提高超声图像分辨力。这四种必不可少的方法为超声扫查技术之基础，谓之PART技术［pressure（加压），alignment（滑动），rotation（旋转），tilting（倾斜）］，即每种方法首字母缩写（图1.8和图1.9）。

扫查特定解剖结构时，探头纵向放置以获取长轴切面图像，同时采用连续直线滑动法，朝近端和

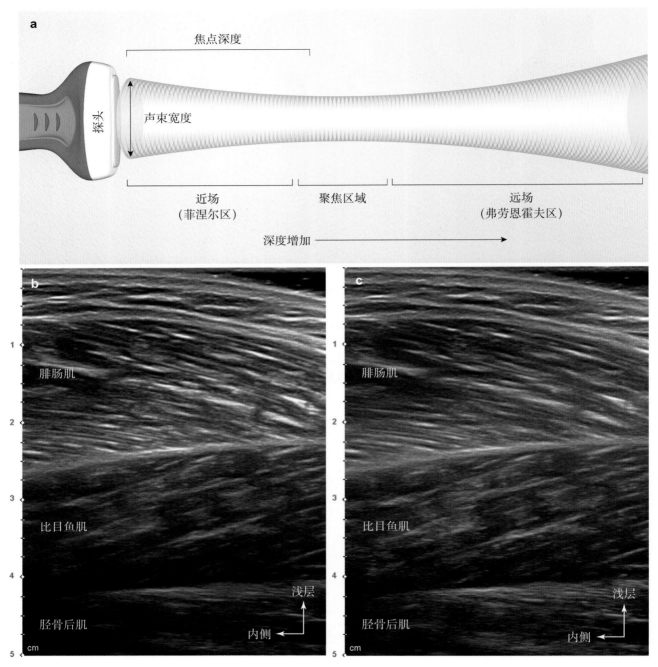

图 1.3　聚焦区域和焦点调整。a. 超声波声束示意图。b. 聚焦于浅层的超声图像（2 cm 深度）。c. 聚焦于深层的超声影像（4 cm 深度）（经允许引自 © Hee-Jin Kim and Kwan-Hyun Youn 2020）。

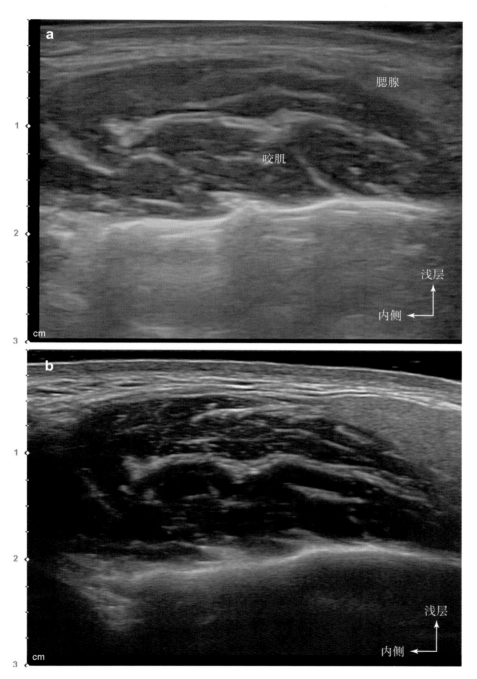

图1.4 最佳探头频率选择（MHz）。a. 频率 7.5 MHz。b. 频率 15 MHz（经允许引自 © Hee-Jin Kim 2020）。

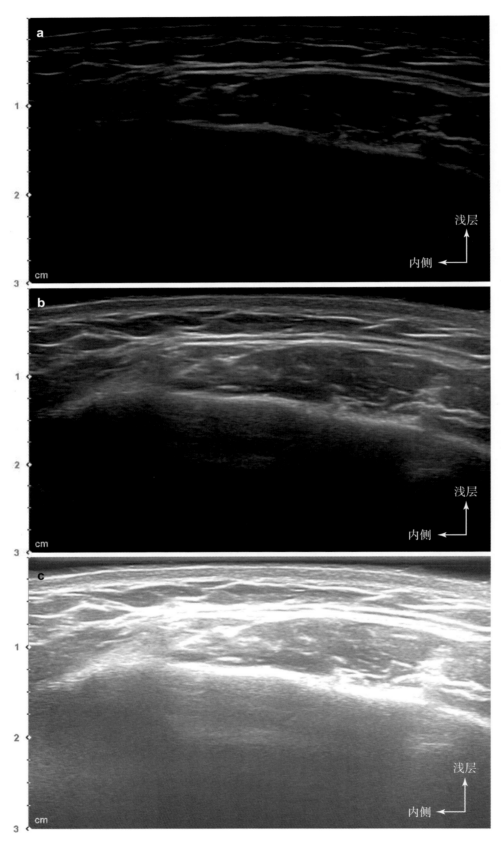

图 1.5   最佳增益值选择。a. 增益过低，图像较暗。b. 增益合适，图像最佳。c. 增益过高，图像过亮（经允许引自 © Hee-Jin Kim 2020）。

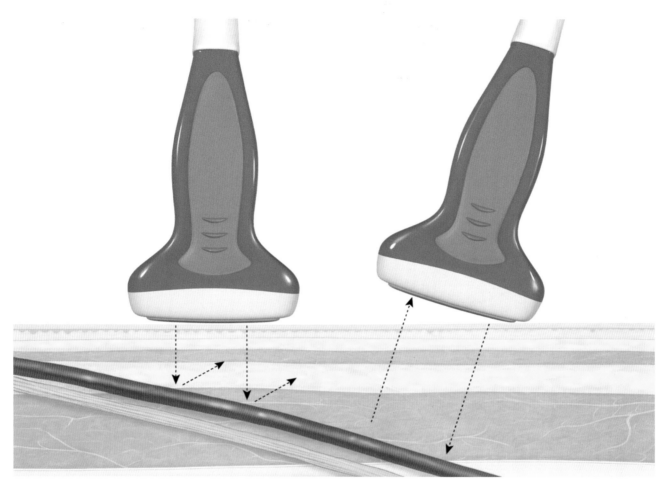

图1.6　长轴切面下入射角。当探头倾斜以平行于血管和神经这些结构时，显像较为清晰（经允许引自© Kwan-Hyun Youn 2020）。

远端滑动探头，然后，探头旋转90°（旋转法）以获得短轴切面图像，这些图像类似于X射线成像中后前位和侧位观。总之，血管走行、目标结构位置及形状、邻近解剖界限均可被精准评估（图1.10）。

1.1.5　伪像

由于拟扫查结构的位置、大小或回声失真，超声图像可呈现不存在的结构或隐藏正常结构，谓之伪像。在某些情况下，伪像会混淆结果判读而导致误诊。因此，我们需理解伪像形成的物理及机械原理，并调整这些伪像以提高图像质量。

以下是面部超声扫查中可能出现的伪像类型。

1.1.5.1　声影

声影是指在骨、钙化物或异物这些呈高回声明亮影像结构后方形成的无回声区域（图1.11）。气泡结构也可导致声影形成（图1.12）。

1.1.5.2　后方回声增强

当组织上部邻近充满液体结构时，该组织呈高回声，即后方回声增强。因囊肿、血管及实体软组织肿瘤反射回声相对较少而形成（图1.13）。

1.1.5.3　混响伪像

此类伪像产生于与探头平行结构垂直反射相同间隔的多个回声时，如金属针尖反射回声（图1.14）。

1.1.5.4　刺刀样伪像（声速失真伪像）

因声波穿透不同密度软组织（如肌肉和脂肪组织）时，存在速度差异，注射针因此可呈弯曲影像。

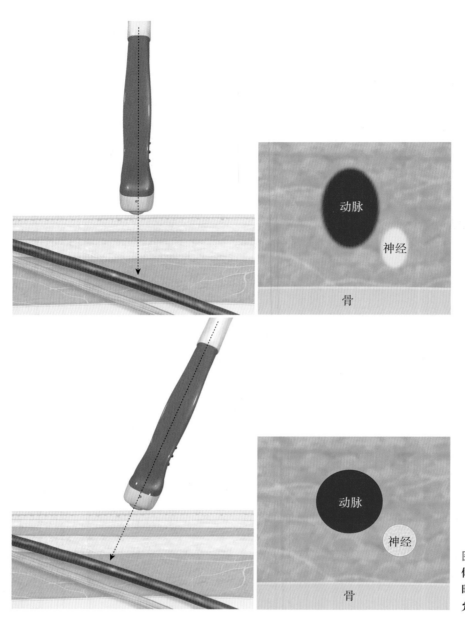

图1.7　短轴切面下入射角。当探头倾斜以垂直于血管和神经这些结构时，其呈现为圆形，而非卵圆形（经允许引自© Kwan-Hyun Youn 2020）。

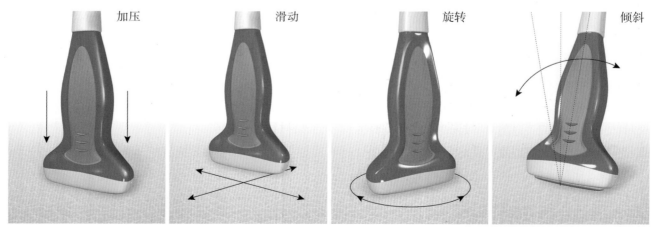

图1.8　探头移动手法（经允许引自© Kwan-Hyun Youn 2020）。

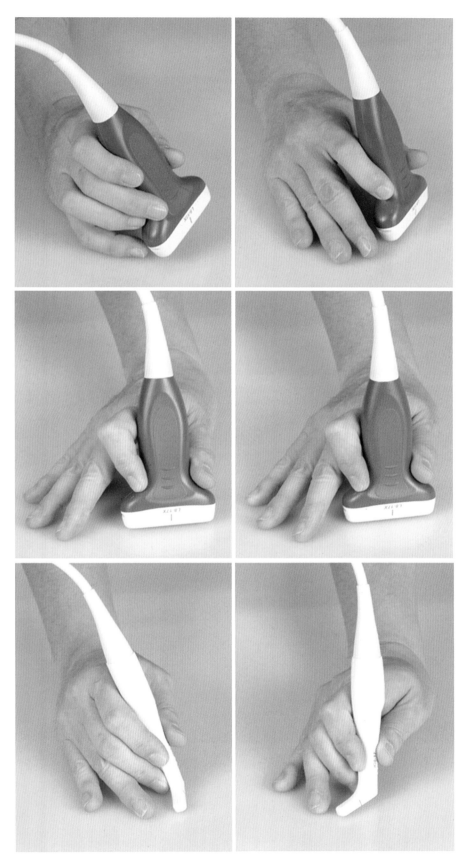

图 1.9 持握探头的正确手法。探头需被非持握手指有力支撑（经允许引自© Kwan-Hyun Youn 2020）。

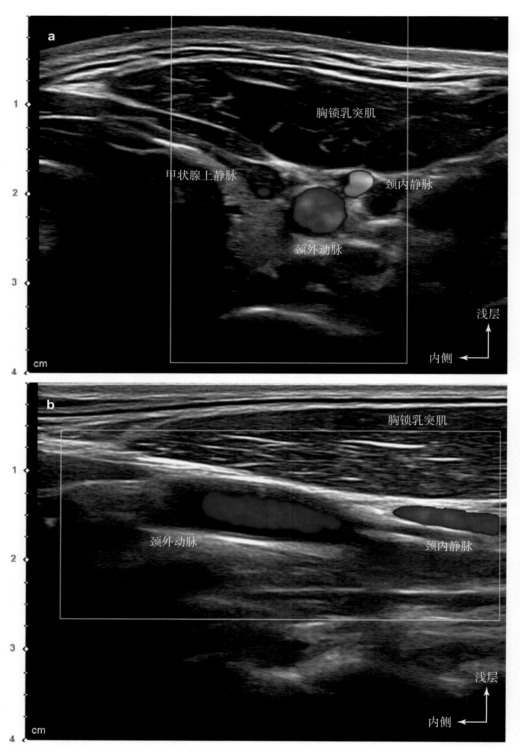

图 1.10　颈动脉三角多普勒模式声像图。a. 短轴切面。b. 长轴切面（经允许引自© Hee-Jin Kim 2020）。

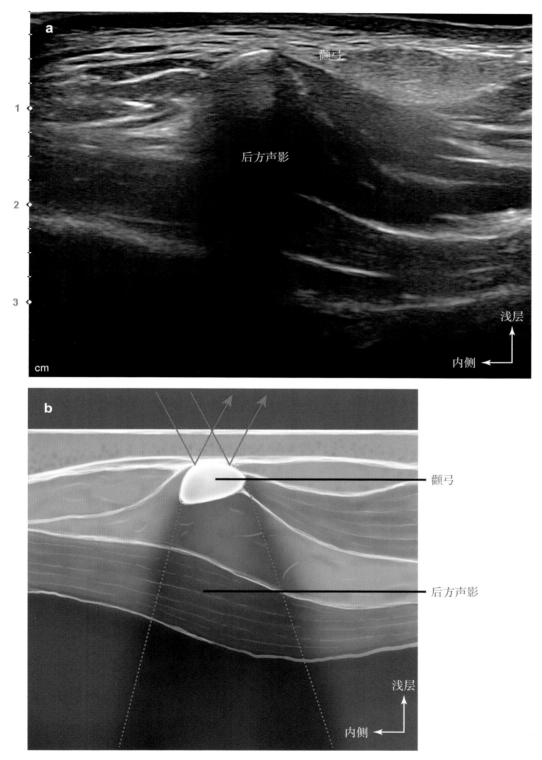

图1.11 后方声影。a.颧弓超声图像显示颧骨后方声影。b.示意图所示后方声影形成原理（经允许引自© Hee-Jin Kim and Kwan-Hyun Youn 2020）。

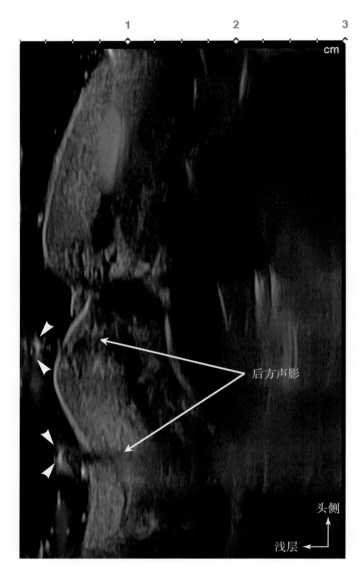

图1.12　耦合剂气泡（短箭头处）所形成的后方声影（长箭头处）（经允许引自© Hee-Jin Kim 2020）。

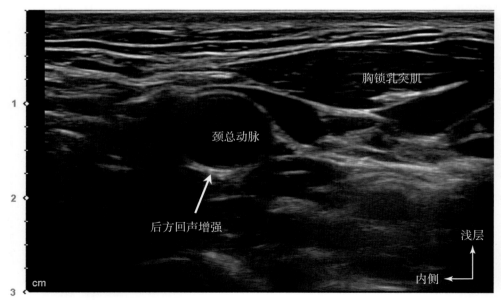

图1.13　后方回声增强。超声影像显示颈总动脉后呈现增强回声（箭头）（经允许引自© Hee-Jin Kim 2020）。

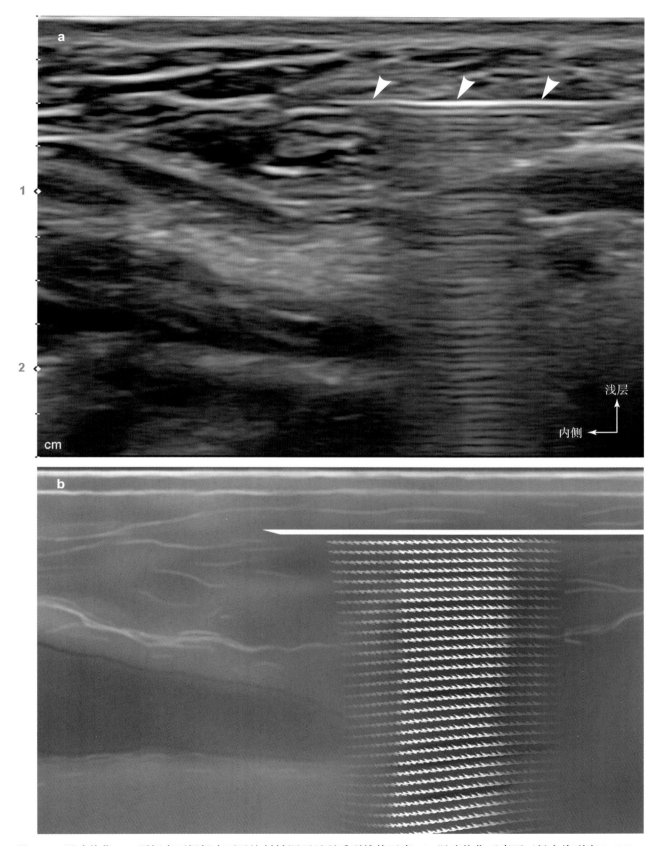

图1.14 混响伪像。a. 颈部皮下组织中可见注射针深面呈现系列线状回声。b. 混响伪像示意图（经允许引自 © Ji-Soo Kim and Kwan-Hyun Youn 2020）。

1.2 B型模式

多数超声诊断仪均具有B型模式，其将反射回声转换为亮点图像，像素点亮度与所反射回声频率成正比，进而实现所扫查解剖结构及其运动的实时数字化显示。

1.3 多普勒模式

超声多普勒模式主要用于探查体内血管。当探头发射的声波遇到移动结构（如血流）后，其接收到的回波频率会发生变化。发射声波与回波间频率差异谓之频移。多普勒效应即表征探头发射声波与目标结构回波之间的频率变化。当反射结构朝向探头移动时，反射频率增高；相反，当其远离探头时，频率降低（图1.15）。

多普勒模式成像类型多样。彩色多普勒以红色和蓝色显示血流方向，血流朝向探头呈红色，背向探头则为蓝色。该图像由灰度图像叠加而成，亮度表征血流速度，当血流较快时亮度增加，当流速较慢时亮度降低。频谱多普勒则用于分析波形周期，并获得血液流向、速度及流量等定量数据（图1.16）。

图1.17a示颈部无回声血管结构，彩色多普勒则可确认其为血管。区分动、静脉应依据解剖关系而非颜色（图1.17b）。若动、静脉无法区分，则可采用加压法以明确压迫后塌陷的静脉和不可压闭的动脉。位于内侧的动脉呈圆形且有搏动，而外侧的静脉则轻微扭曲，无搏动（图1.17c）。

能量多普勒模式将所有多普勒回声呈现为单一色彩，而不兼顾血流方向和速度。因所有血流信号均被呈现，其对小管径和低流速血管更敏感；可探及扩张的小血管，所以在分析炎症和感染性病灶中更具优势。然而，因其高灵敏度故不能用于测量速度和流量（图1.18）。

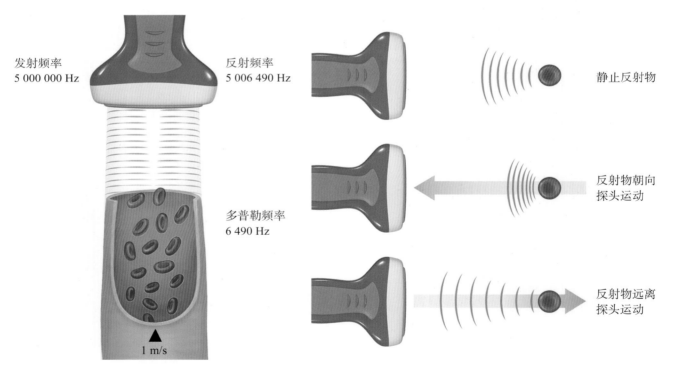

发射频率
5 000 000 Hz

反射频率
5 006 490 Hz

多普勒频率
6 490 Hz

1 m/s

静止反射物

反射物朝向探头运动

反射物远离探头运动

图1.15 多普勒效应原理。血细胞朝向探头移动时，回声反射频率增加；反之，当其远离探头时，频率降低（经允许引自 © Kwan-Hyun Youn 2020）。

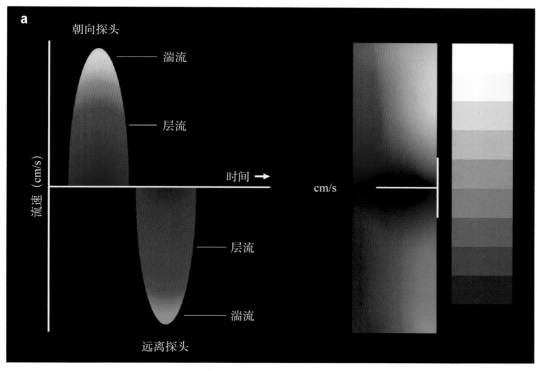

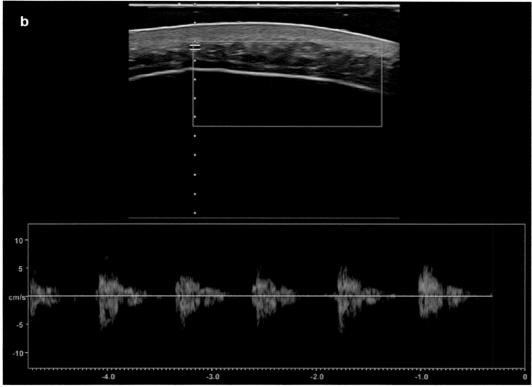

图1.16　彩色多普勒和频谱多普勒。a. 彩色多普勒示意图。b. 正常动脉的三相血流频谱（经允许引自
© Hee-Jin Kim and Kwan-Hyun Youn 2020）。

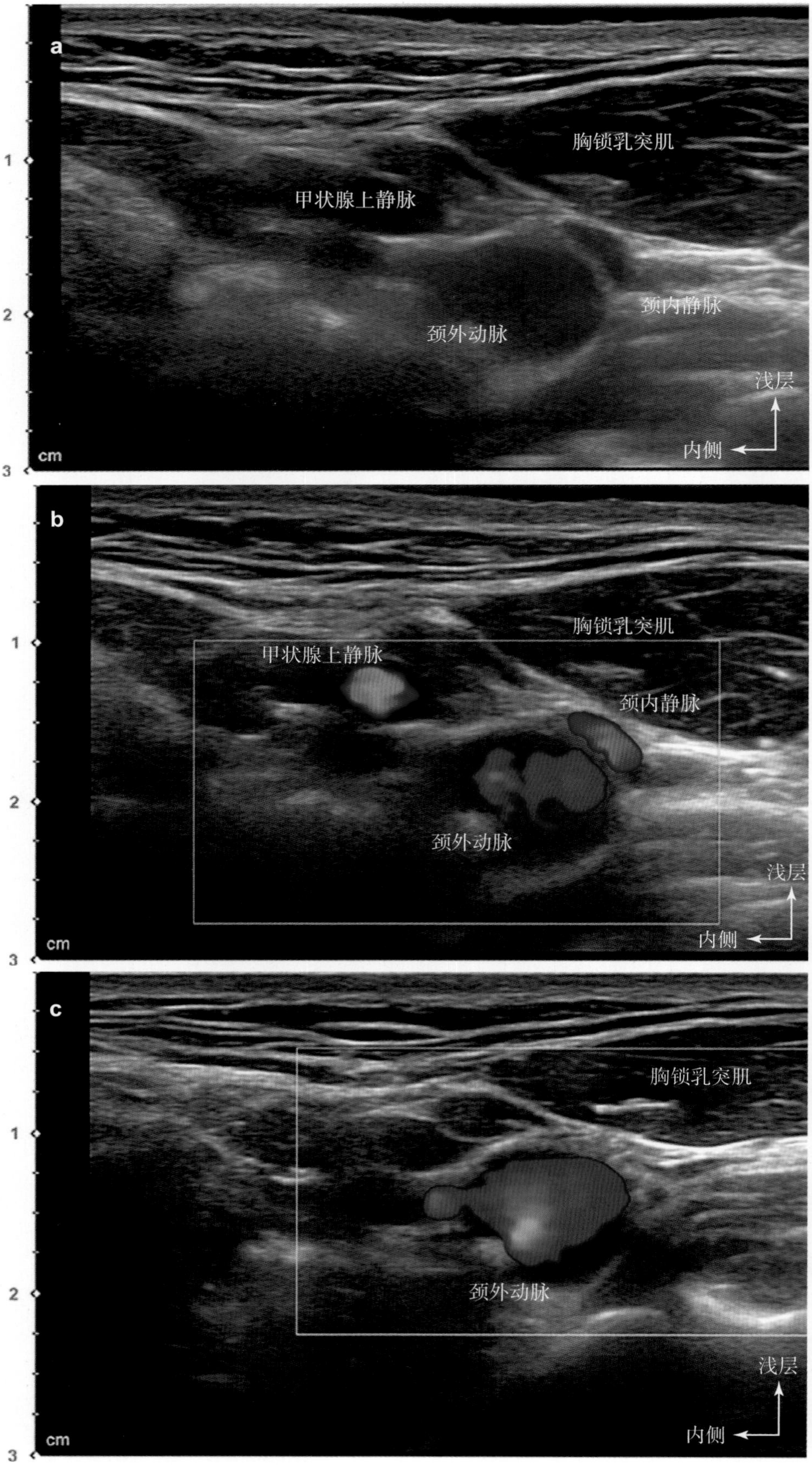

图1.17　彩色多普勒用于定位血管。a. 无彩色多普勒的颈部血管超声图像。b. 彩色多普勒图像易于确认面部血管。c. 压迫探头后，相同图像中静脉不可见（经允许引自© Hee-Jin Kim 2020）。

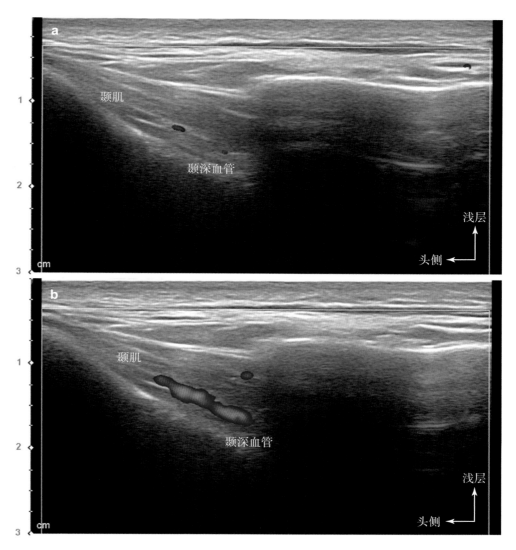

图 1.18　颞区颞深动脉能量多普勒。a.彩色多普勒图像。b.能量多普勒图像（经允许引自©
Hee-Jin Kim 2020）。

1.4 如何应用超声技术开展微整形治疗

面颈部超声不仅可扫查解剖结构，还能引导微创美容治疗，如肉毒毒素注射、填充物注射及埋线提升。实时超声引导可辅助术者追踪针尖并穿刺进入预定位置。

1.4.1 超声切面

在操作过程中，注射针应位于图像中央，其在超声下呈高回声。应从短轴和长轴两个切面观察注射针，以准确定位。若注射针平行于长轴切面，则可见注射针整体影像；此法易于操作，然而较难探及针尖准确位置。

短轴切面或平面外成像为将探头沿长轴旋转90°，以追踪针尖。由近及远追踪针尖有助于确认其准确位置（图1.19）。

1.4.2 穿刺图像优化

多数情况下，长轴切面中高回声针尖成像较为模糊。如前所述，探头与目标结构呈90°时，成像更为清晰。因倾斜进针，注射针远端入射角增大导致回波超出成像范围，而呈模糊影像。为减少此类现象，注射针应处于平行于探头位置（图1.20）。

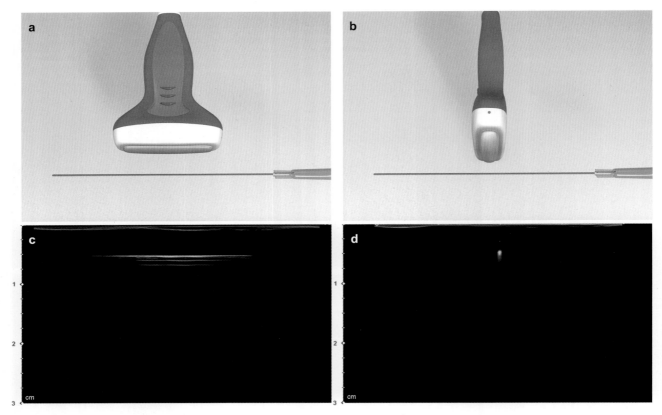

图1.19 超声引导注射的两种切面。a、c. 长轴切面或平面内成像。b、d. 短轴切面或平面外成像（经允许引自© Hee-Jin Kim and Kwan-Hyun Youn 2020）。

一些方法可调整注射针以平行于探头。如使用较长注射针，以使进针点远离目标结构。当进针点紧邻探头时，很难确保入射角为90°。长注射针适于面部美容操作（图1.21）。

采取平面外法进针时，可动态倾斜或滑动探头以形成90°入射角，以便于追踪针尖（图1.22）。

1.4.3 超声引导的临床应用

第8章将深入讨论超声引导下肉毒毒素注射。例如我们可触诊颞肌，但无法明确其边界；深层垂直注射若不抵近颞骨，则很难辨别肌肉位置。此外，刺及骨膜可导致注射后疼痛这一并发症。超声引导下注射可明确颞肌位置以提高治疗精准性，并减少组织损伤（图1.23）。

临床实践中，超声引导下填充物注射实用且有效；我们无法在盲视下精准地将填充物注射于皮下脂肪层。若注射过浅，则凹凸不平，注射过深则吸收过快，注射入精确的层次将延缓填充物吸收。填充物呈低回声，因此超声易于显示其形状、分布及位置（图1.24）。为解决填充剂注射后形态不良的问题，可行超声引导下透明质酸酶注射。

超声技术亦可辅助埋线提升治疗。埋线提升的理想层次为表浅肌肉腱膜系统（SMAS）浅面。进针过程中，尽管夹捏技术利于操作，但精准定位并保持套管针于目标层次仍颇具挑战。超声可监测套管针位置并确认其位于靶层次，以减少并发症，最大限度增加提升效果（图1.25）。

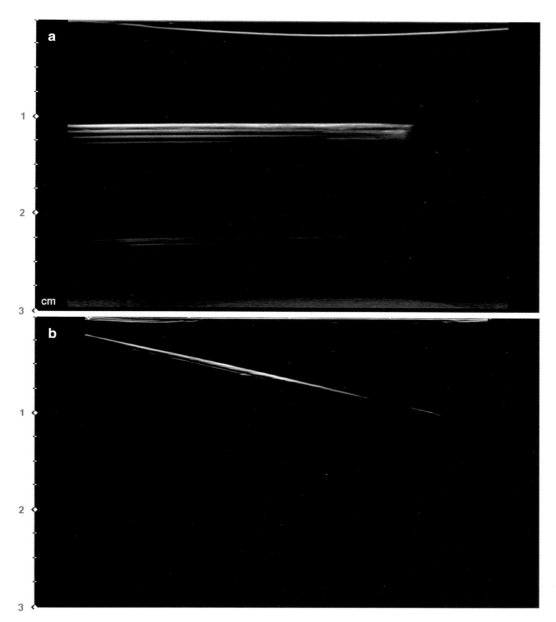

图1.20 穿刺针进针过程中令人满意的超声图像。a. 注射针与探头表面平行时针尖清晰可见。b. 倾斜进针过程中穿刺针针尖模糊（经允许引自 © Hee-Jin Kim 2020）。

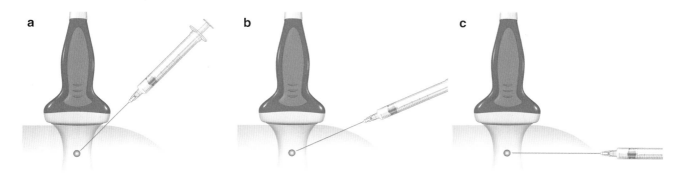

图1.21 长轴切面下进针技巧。a. 极小入射角。b. 小入射角。c. 最佳入射角（近90°）（经允许引自 © Kwan-Hyun Youn 2020）。

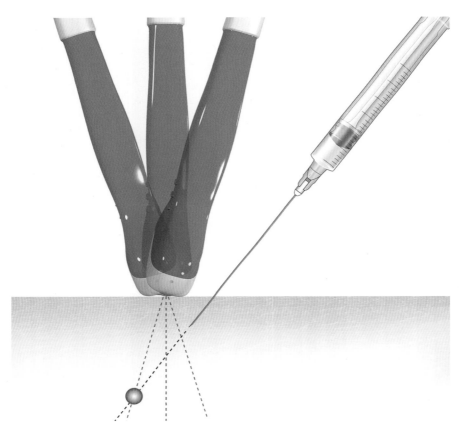

图 1.22　短轴切面探头操作技巧（经允许引自 © Kwan-Hyun Youn 2020）。

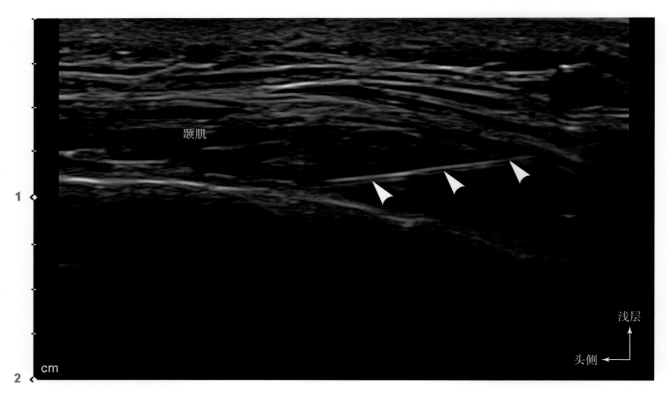

图 1.23　超声引导下颏肌内肉毒毒素注射（箭头处为注射针）（经允许引自 © Ji-Soo Kim 2020）。

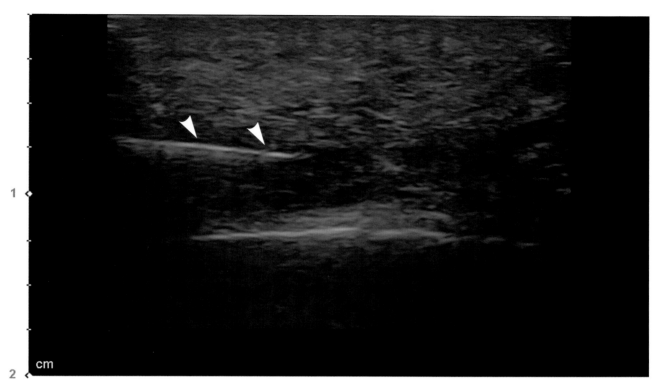

图1.24 超声引导下颏部皮下层填充剂注射（箭头处为注射针）（经允许引自 © Ji-Soo Kim 2020）。

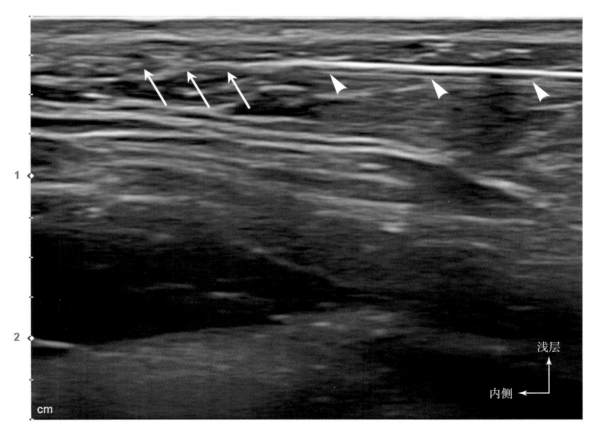

图1.25 超声引导下上颈部浅层埋线提升（长箭头处为所埋线材；短箭头处为注射针）（经允许引自 © Ji-Soo Kim 2020）。

参考文献

[1] Antonakakis JG, Sites BL. The 5 most common ultrasound artifacts encountered during ultrasound-guided regional anesthesia. Int Anesthesiol Clin. 2011;49:52–66.

[2] Boesen MI, Boesen M, Langberg H, et al. Musculoskeletal colour/power Doppler in sports medicine: image parameters, artefacts, image interpretation and therapy. Clin Exp Rheumatol. 2010;28:103–13.

[3] Brull R, Macfarlane AJR, Cyrus CH. Practical knobology for ultrasound-guided regional anesthesia. Reg Anesth Pain Med. 2010;35:S68–73.

[4] Feldman MK, Katyal S, Blackwood MS. US artifacts. Radiographics. 2009;29:1179–89.

[5] Ihnatsenka B, Boezaart AP. Ultrasound basic understanding and learning the language. Int J Shoulder Surg. 2010;4:55–62.

[6] Jacobson J. Fundamentals of musculoskeletal ultrasound. Philadelphia, PA: Elsevier Saunders; 2017.

[7] O'Neill J. Musculoskeletal ultrasound anatomy and technique. New York, NY: Springer; 2008.

[8] Scanlan KA. Sonographic artifacts and their origins. AJR Am J Roentgenol. 1991;156:1267–72.

[9] Sites BD, Brull R, Chan VWS, Spence BC, et al. Artifacts and pitfall errors associated with ultrasound-guided regional anesthesia: Part I: Understanding the basic principles of ultrasound physics and machine operations. Reg Anesth Pain Med. 2007;32:412–8.

[10] Sites BD, Brull R, Chan VWS, et al. Artifacts and pitfall errors associated with ultrasound-guided regional anesthesia: Part II: A pictorial approach to understanding and avoidance. Reg Anesth Pain Med. 2007;32:419–33.

[11] Smith CF, Dilley A, Mitchell B, Drake R. Gray's surface anatomy and ultrasound: a foundation for clinical practice. Amsterdam: Elsevier; 2017.

[12] Smith J, Finnoff JT. Diagnostic and interventional musculoskeletal ultrasound: Part 1. Fundamentals. J Inj Funct Rehabil. 2009;1:64–75.

[13] Teh J. Applications of Doppler imaging in the musculoskeletal system. Curr Porbl Diagn Radiol. 2006;35:22–34.

面颈部超声解剖学概述

General US Anatomy of the Face and Neck

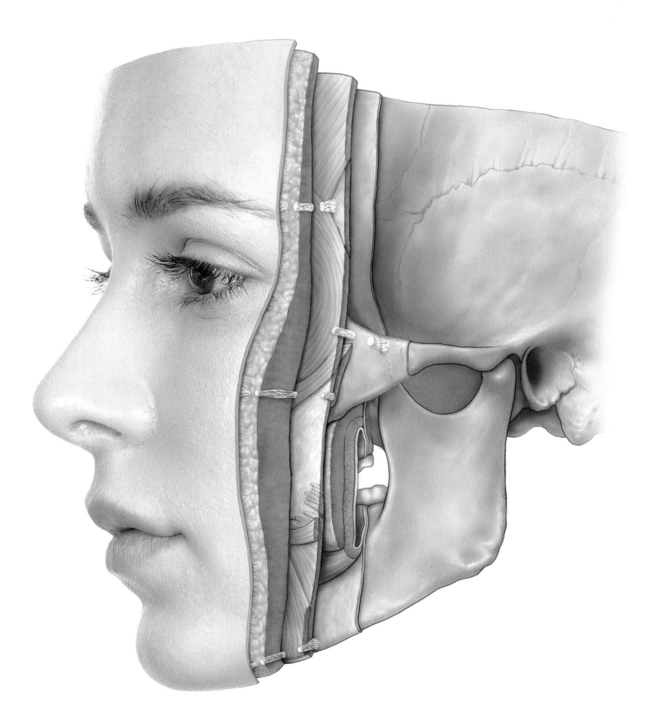

2.1 面颈部解剖学概述

2.1.1 面部筋膜层次

面部软组织可分为五层：①皮肤层；②皮下层；③表浅肌肉腱膜系统（SMAS）；④限制韧带、间隙；⑤骨膜、深筋膜（图2.1）。皮肤层位于疏松结缔组织层浅面，具有较大移动性；例外的是，耳廓和鼻翼区皮肤紧附软骨，故活动度较小。

皮下组织层位于皮肤以深，SMAS以浅。SMAS由肌纤维和附着于表情肌的浅筋膜构成，起于颈阔肌，经颞浅筋膜（即颞顶筋膜）延伸至帽状腱膜，由三个层次组成：①肌肉表面的筋膜层；②与面部表情肌紧密相连的中间层；③广泛附着于面部骨膜的深层（图2.2）。

2.1.2 面颈部肌肉

面部表情肌位于皮肤或皮下组织层下，附着于面部骨骼和浅筋膜层；其形态因性别而异，甚至在同性个体中亦存在差异；广泛分布于面部各区域，可呈现出悲伤、愤怒、喜悦、恐惧、厌恶及惊讶等表情；分类命名通常依据其起点，如前额、眼眶、鼻及其他口周区域。颈阔肌主要位于颈部，然而因其参与口周运动，亦被视为面部表情肌（图2.3）。

咀嚼肌群由咬肌、颞肌、翼内及翼外肌组成，司下颌运动，辅助闭合口腔（颞肌、咬肌及翼内肌）、前伸颌部（颞肌和翼外肌）、后缩下颌（颞肌），并侧向移动下颌（图2.4）。

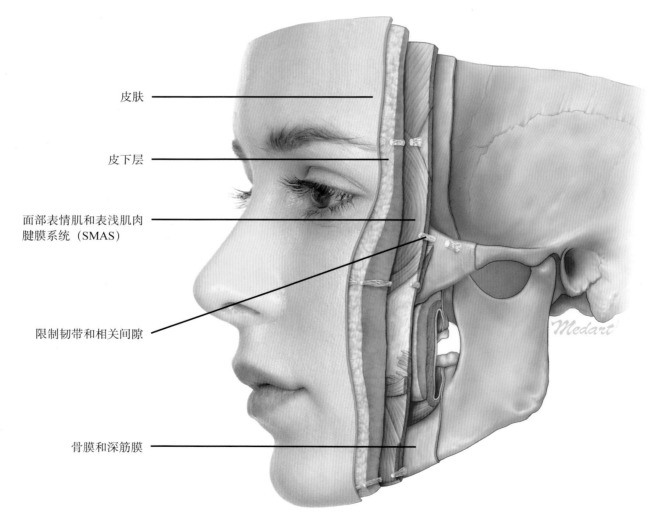

皮肤

皮下层

面部表情肌和表浅肌肉
腱膜系统（SMAS）

限制韧带和相关间隙

骨膜和深筋膜

图2.1　面部解剖层次（经允许引自© Kwan-Hyun Youn 2020）。

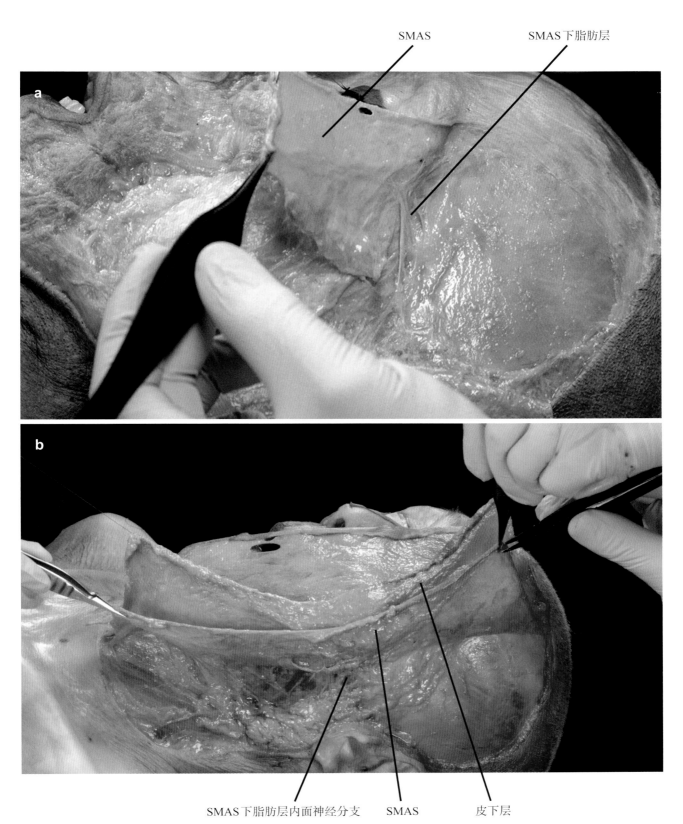

图2.2   图片所示为SMAS和SMAS下脂肪层。a. 侧面部SMAS和SMAS下脂肪层。b. SMAS下脂肪层面神经分支（经允许引自 © Hee-Jin Kim 2020）。

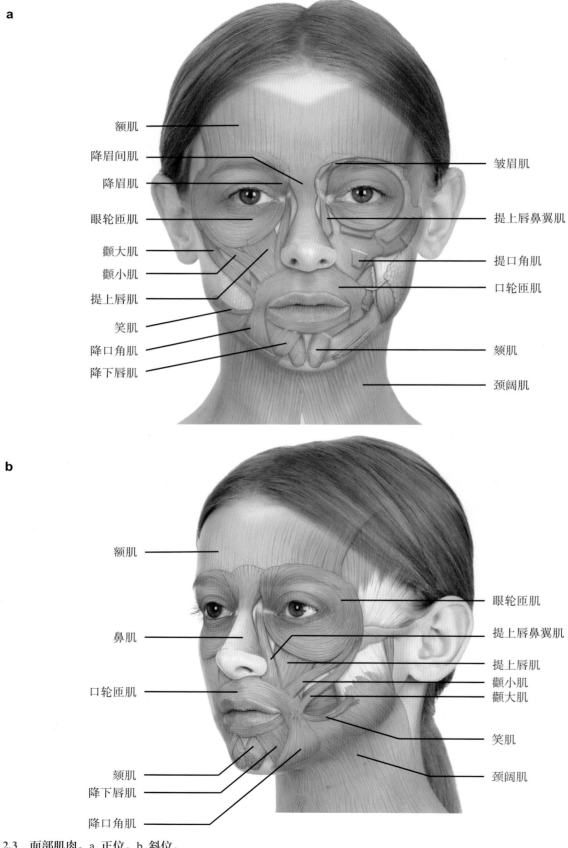

a

额肌

降眉间肌

降眉肌

眼轮匝肌

颧大肌

颧小肌

提上唇肌

笑肌

降口角肌

降下唇肌

皱眉肌

提上唇鼻翼肌

提口角肌

口轮匝肌

颏肌

颈阔肌

b

额肌

鼻肌

口轮匝肌

颏肌

降下唇肌

降口角肌

眼轮匝肌

提上唇鼻翼肌

提上唇肌

颧小肌

颧大肌

笑肌

颈阔肌

图 2.3　面部肌肉。a. 正位。b. 斜位。

c

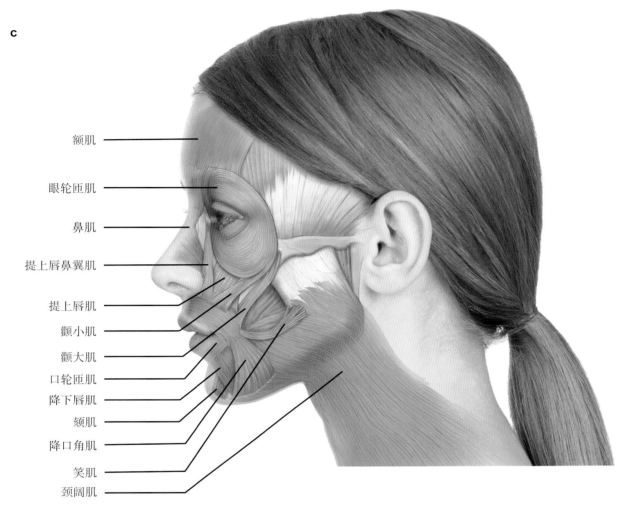

额肌

眼轮匝肌

鼻肌

提上唇鼻翼肌

提上唇肌

颧小肌

颧大肌

口轮匝肌

降下唇肌

颏肌

降口角肌

笑肌

颈阔肌

图 2.3（续） c. 侧位（**经允许引自** © Kwan-Hyun Youn 2020）。

翼外肌是唯一司张口的咀嚼肌，重力作用及二腹肌、下颌舌骨肌、颏舌骨肌、舌骨下肌辅助完成此动作（图 2.5）。咬肌位于下颌支外侧面，颞肌位于颞窝内，附着于下颌骨冠突。翼内肌和翼外肌位于下颌骨内侧，颞下窝内。

颈阔肌为位于颈部皮下层内的表浅肌肉，附着于下颌骨下缘及下颌隔，向上与口周下部表情肌延续。其由两种类型肌纤维构成：①扁平肌束向上内侧延续至降口角肌外侧缘；②另一束于降口角肌深面延续至其内侧缘（图 2.6）。

胸锁乳突肌体积较大，其将颈部分为颈前三角和颈后三角。该肌肉包括两个头：①胸骨头，以一较厚肌腱起源于胸骨柄上端；②锁骨头，起源于锁骨内侧 1/3 处（图 2.5）。两头于颈中段逐渐合为一

粗而圆的强壮肌腱，附着于乳突和上项线外侧半。部分人群锁骨头一侧可能出现一至两个副腹部。

舌骨上肌群司上提舌骨和喉部。舌骨水平以上有四对舌骨上肌：二腹肌（前腹和后腹）、茎突舌骨肌、下颌舌骨肌及颏舌骨肌（图 2.5）。当舌骨固定并行吞咽动作时，除茎突舌骨肌外，所有舌骨上肌均司降下颌骨。

2.1.3 面颈部血管

面颈部血管走行不遵循特定模式，变异颇多。颈总动脉为头颈部主要供血动脉，其于甲状软骨上缘分为颈内、颈外动脉，在此水平胸锁乳突肌前缘触摸颈动脉，可明显感受其搏动（图 2.7）。

颈内动脉和颈外动脉均为面部供血。颈内动脉

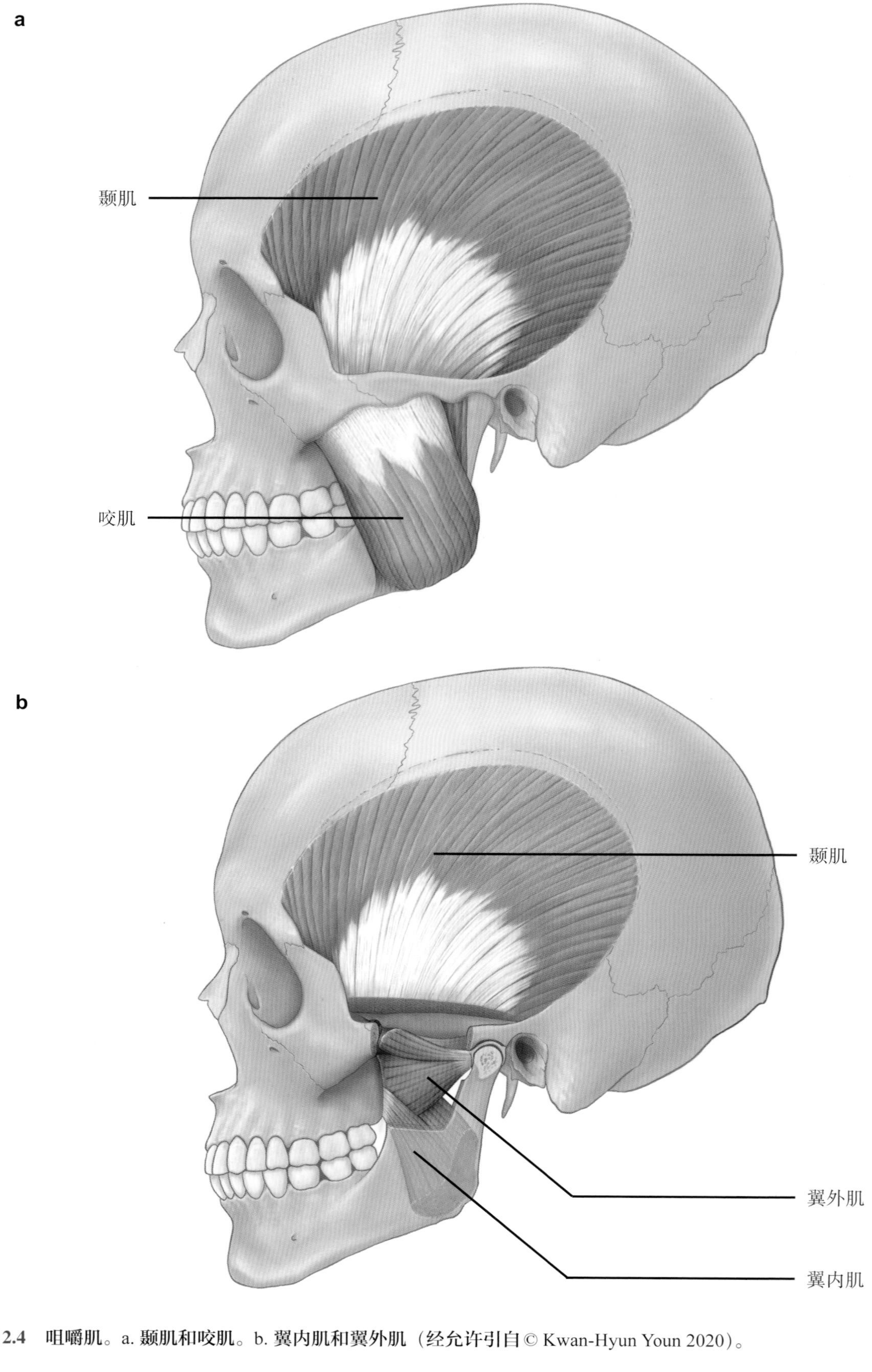

a

颞肌

咬肌

b

颞肌

翼外肌

翼内肌

图 2.4　咀嚼肌。a. 颞肌和咬肌。b. 翼内肌和翼外肌（经允许引自 © Kwan-Hyun Youn 2020）。

a

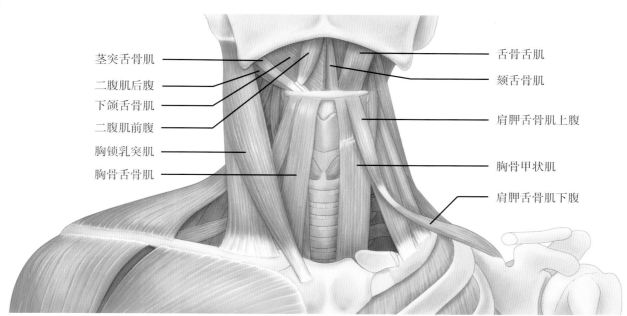

茎突舌骨肌

二腹肌后腹

下颌舌骨肌

二腹肌前腹

胸锁乳突肌

胸骨舌骨肌

舌骨舌肌

颏舌骨肌

肩胛舌骨肌上腹

胸骨甲状肌

肩胛舌骨肌下腹

b

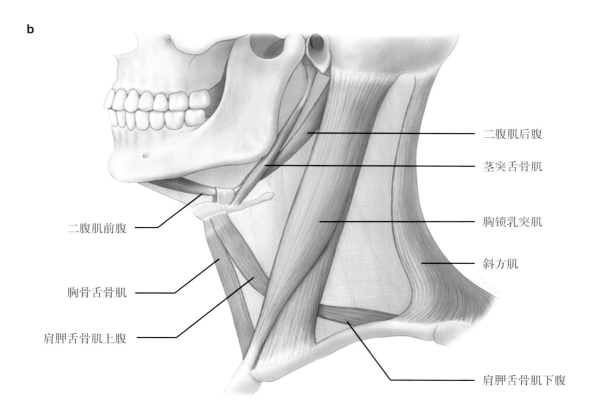

二腹肌后腹

茎突舌骨肌

胸锁乳突肌

斜方肌

二腹肌前腹

胸骨舌骨肌

肩胛舌骨肌上腹

肩胛舌骨肌下腹

图 2.5 颈部肌肉。a. 前位观。b. 侧位观（经允许引自 © Kwan-Hyun Youn 2020）。

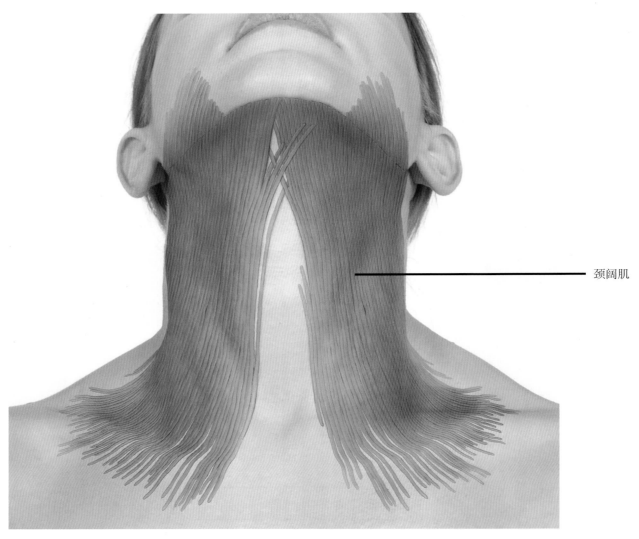

颈阔肌

图2.6　颈阔肌（经允许引自© Kwan-Hyun Youn 2020）。

向前内经颈动脉管进入颅中窝，于眶部上内侧向大脑、眼、眼眶及泪腺供血。颈外动脉则位于颈内动脉前内侧，向上走行途中分出八支知名血管（甲状腺上动脉、咽升动脉、舌动脉、面动脉、枕动脉、耳后动脉、上颌动脉、颞浅动脉）。

颈外动脉分支（面动脉、颞浅动脉及上颌动脉面部分支）、颈内动脉（眼动脉来源的眶上动脉、滑车上动脉及滑车下动脉）向面部浅层供血（图2.8和图2.9）。

面静脉分布模式与面动脉相同，但静脉分布变异更大，且位置较面动脉深。前额、头皮及上眼睑的静脉延伸至眶上汇入眼静脉。上唇、鼻外侧及下睑静脉经眶下静脉进入下颞区及翼丛（图2.8

和图2.9）。

2.1.4　面部神经及其分布

面神经和三叉神经为分布于面部的主要脑神经。三叉神经分为三支，即眼神经、上颌神经及下颌神经，其经卵圆孔出颅后，发出面部感觉神经纤维（图2.10）。

面神经经茎乳孔出颅后于腮腺内分为颞面干和颈面干，而后分为五支支配面部表情肌（图2.11）。

2.1.4.1　感觉神经分布

• 眶上神经，滑车上神经（眼神经）：前额、眉间区。

• 滑车下神经（眼神经）：眉间、鼻根。

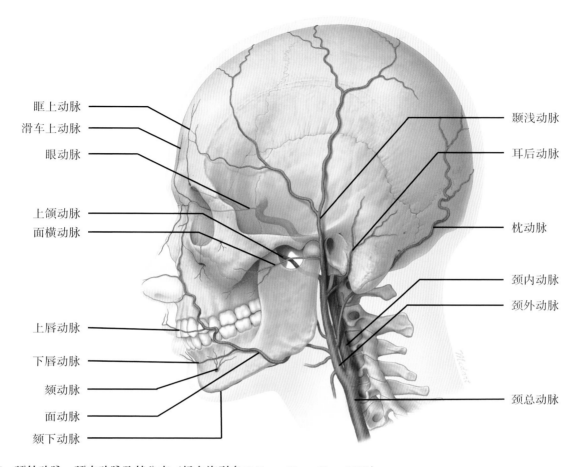

图2.7 颈外动脉、颈内动脉及其分支（经允许引自© Kwan-Hyun Youn 2020）。

眶上动脉
滑车上动脉
眼动脉
上颌动脉
面横动脉
上唇动脉
下唇动脉
颏动脉
面动脉
颏下动脉

颞浅动脉
耳后动脉
枕动脉
颈内动脉
颈外动脉
颈总动脉

• 眶下神经（上颌神经）：外鼻、鼻中隔、下眼睑、上唇。

• 颊神经（下颌神经）：颊部、口角。

• 颏神经（下颌神经）：下唇、颏部、口角。

2.1.4.2 运动神经分布

面神经发出神经冲动支配面颈部表情肌，由如下五支组成：颞支、颧支、颊支、下颌缘支及颈支。这些细小的神经分支随机分布于肌肉中，导致很难明确特定肌肉的神经支配（图2.11b）。

2.2 正常面部皮肤、皮下及腺体超声图像

众所周知，面部皮肤最薄区域位于上睑（0.38~0.80 mm），最厚位于鼻翼、鼻尖及颏部（1.22~2.01 mm）。最近研究表明，前颊和颏部皮肤层相对

较厚，颏前点、颧点及颊部皮肤厚度超过2.0 mm。这表明颏部、下面部及颧弓区皮肤较面部其他区域更厚（表2.1；图2.12和图2.13）。

表2.1 面部不同解剖区域皮肤和浅层脂肪的总厚度

区域	皮肤		浅层脂肪	
	均数（mm）	标准差（mm）	均数（mm）	标准差（mm）
额部	1.70	0.71	1.99	1.21
鼻根和鼻背	1.51	0.55	1.61	1.07
眶上区	1.67	0.83	1.82	1.22
眶下区	1.97	0.84	4.93	2.98
口周	1.82	0.83	5.14	3.31
颏部	1.65	0.91	2.58	1.68
颊部	1.85	1.03	4.54	2.71

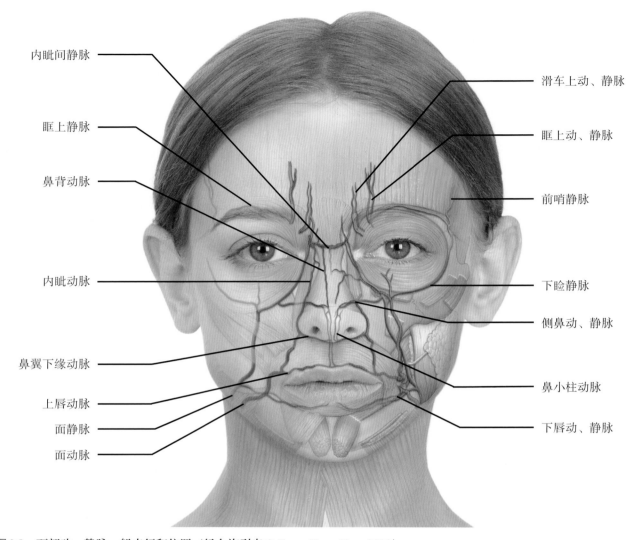

内眦间静脉

眶上静脉

鼻背动脉

内眦动脉

鼻翼下缘动脉

上唇动脉

面静脉

面动脉

滑车上动、静脉

眶上动、静脉

前哨静脉

下睑静脉

侧鼻动、静脉

鼻小柱动脉

下唇动、静脉

图2.8　面部动、静脉一般走行和位置（经允许引自 © Kwan-Hyun Youn 2020）。

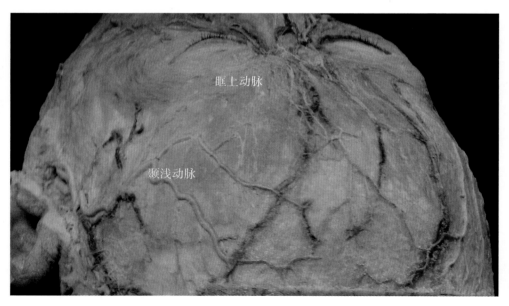

眶上动脉

颞浅动脉

图2.9　额颞部眼动脉和颞浅动脉血管分布（经允许引自 © Hee-Jin Kim 2020）。

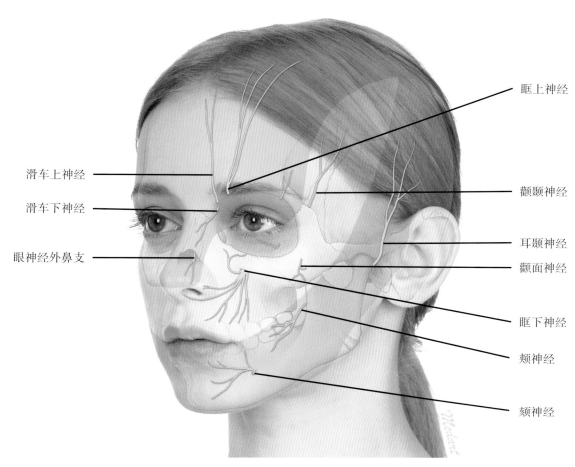

图 2.10   面部皮下感觉神经分布。红色区域为眼神经分支（V₁），黄色区域为上颌神经分支（V₂），绿色区域为下颌神经分支（V₃）（经允许引自 © Kwan-Hyun Youn 2020）。

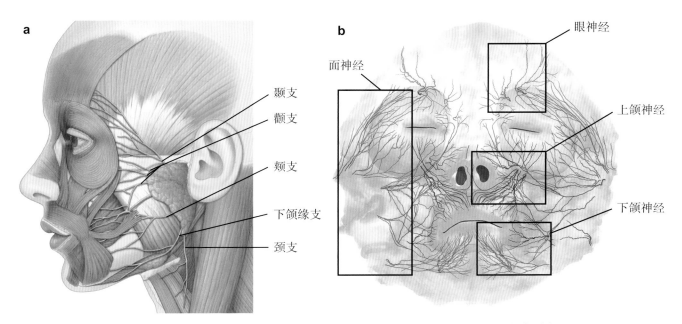

图 2.11   面神经解剖分布。a. 面神经颞面干和颈面干。b. 面部感觉神经和运动神经分布（经允许引自 © Hee-Jin Kim and Kwan-Hyun Youn 2020）。

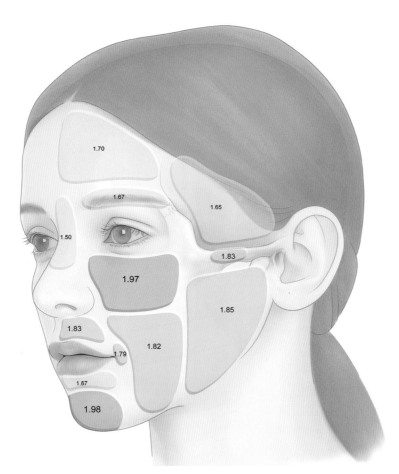

图 2.12   不同解剖区域面部平均皮肤厚度（经允许引自 © Kwan-Hyun Youn 2020）。

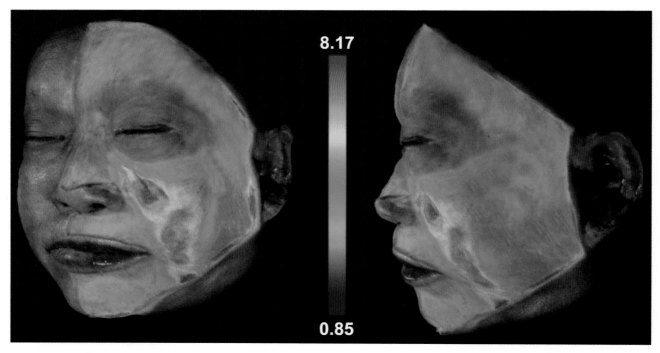

图 2.13   3D 图像下的面部平均皮下组织厚度（单位：mm）（经允许引自 © Hee-Jin Kim 2020）。

面颈部区域皮肤表皮和真皮层在超声图像上清晰可见。表皮位于皮肤外层，真皮则位于表皮层之下。皮肤因角质层的存在而呈强回声；然而，真皮因胶原含量高而呈稍高回声（回声信号低于表皮）。因各区域真皮层厚度不同，而呈现回声差异（图2.14和图2.15）。

面部软组织空间关系可按层次分类。皮肤深面为皮下脂肪组织，可分为浅、深两层。皮下脂肪

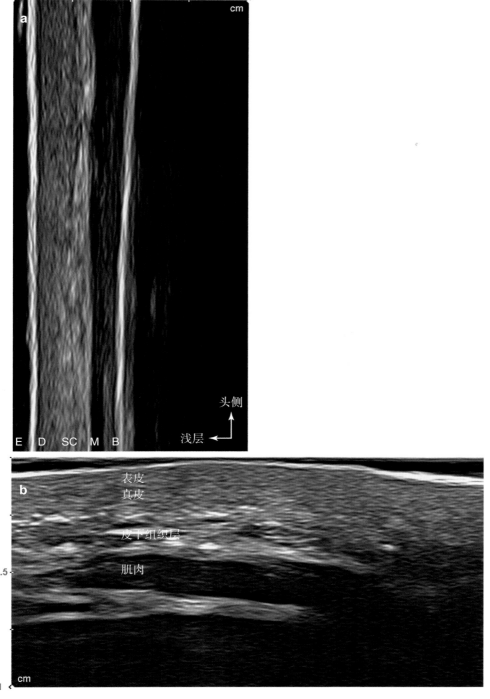

图2.14 声像图显示不同区域：表皮（E）、真皮（D）、皮下组织（SC）、肌肉（M）及骨（B）。a. 鼻根（矢状面，24 MHz线阵探头）。b. 颧弓下区（横切面，24 MHz线阵探头）（经允许引自 © Hee-Jin Kim 2020）。

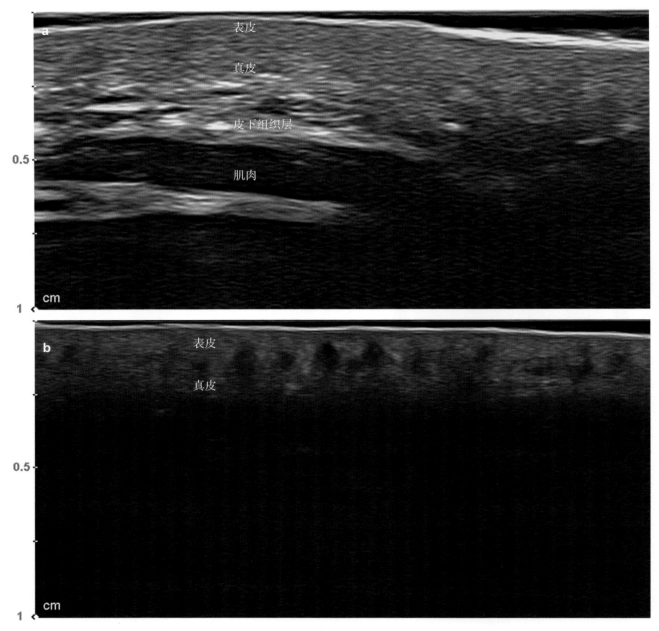

图2.15 不同频率声像图分辨力差异。a. 24 MHz 线阵探头（颧弓下区，横切面）。b. 32 MHz 线阵探头（颧弓下区，横切面）（经允许引自 © Hee-Jin Kim 2020）。

组织浅层覆盖于整个面部，深层位于面部肌肉深面，由致密结缔组织（如囊室或限制韧带）所分隔。深层脂肪特征不同于浅层，眼轮匝肌下脂肪（SOOF）、眼轮匝肌后脂肪（ROOF）、颊脂垫及颊深脂肪被视为面部深层脂肪。纤维结缔组织穿行于面部脂肪组织，以连接脂肪组织、肌肉、真皮及骨骼（图2.16）。

浅筋膜或皮下结缔组织含有数量不等的脂肪组织，其广泛分布于面部肌肉与皮肤之间。颊脂垫为一囊性脂肪室，丰满颊部，且与颞区相延续。面静脉、三叉神经、面神经及面部浅层肌肉均位于皮下组织内（图2.17）。

皮下组织因其含脂肪小叶而呈一低回声层，脂肪小叶间可见线状高回声纤维隔。低回声程度则取决于脂肪含量（致密或疏松）（图2.18）。

面部主要唾液腺为如下三处：腮腺、下颌下腺

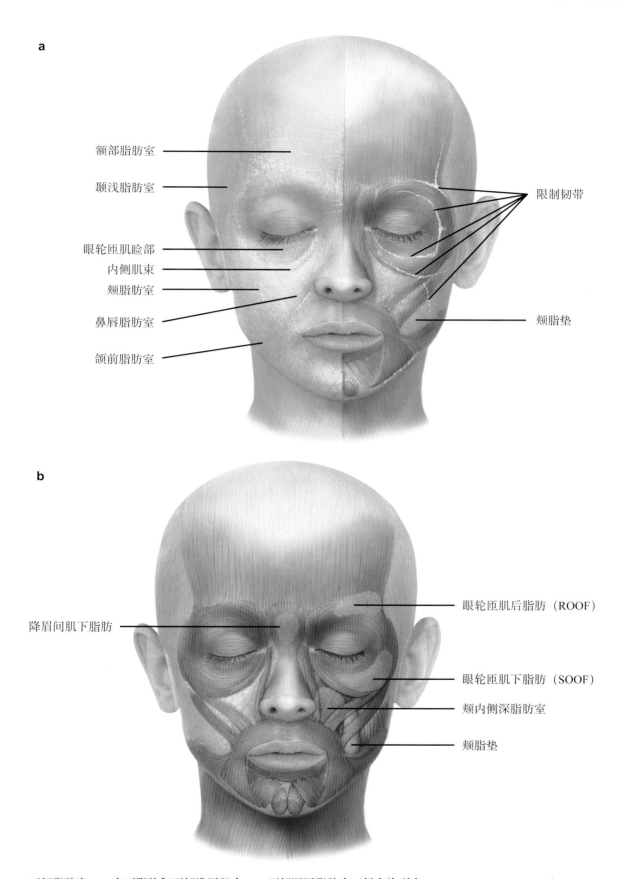

a

额部脂肪室
颞浅脂肪室
限制韧带
眼轮匝肌睑部
内侧肌束
颊脂肪室
鼻唇脂肪室
颊脂垫
颌前脂肪室

b

降眉间肌下脂肪
眼轮匝肌后脂肪（ROOF）
眼轮匝肌下脂肪（SOOF）
颊内侧深脂肪室
颊脂垫

图 2.16　面部脂肪室。a. 皮下脂肪和面部浅层肌肉。b. 面部深层脂肪室（经允许引自 © Kwan-Hyun Youn 2020）。

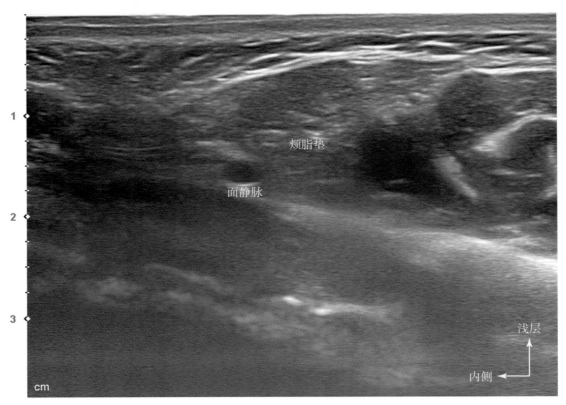

图 2.17　颊脂垫声像图（横切面，15 MHz 线阵探头）（经允许引自 © Hee-Jin Kim 2020）。

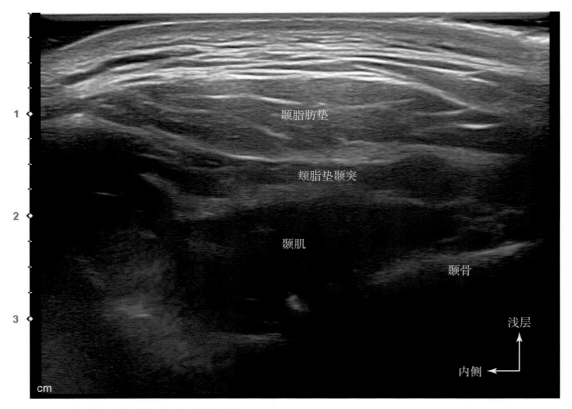

图 2.18　颞部脂肪室回声差异（经允许引自 © Hee-Jin Kim 2020）。

及舌下腺；唇部黏膜下区亦存在些许小唾液腺。腮腺为最大的唾液腺，位于下颌骨后缘，下颌角上、下方，分为浅叶和深叶，浅叶分布于咬肌筋膜上，深叶于下颌支内侧覆盖咬肌和下颌骨（图2.19）。

位于咬肌浅面上1/3处腮腺突起常存在解剖变异。另一解剖变异为位于咬肌浅面与腮腺主体分离的副腮腺（图2.20）。

下颌下腺位于颈部下颌下三角内、下颌骨下方、下颌舌骨肌浅面，为人体第二大唾液腺，大小与核桃相似。下颌下腺被下颌舌骨肌后侧游离缘分为浅、深两叶（图2.19和图2.21）。

小唾液腺位于口腔黏膜深面，亦分布于面部、唇、舌、扁桃体、颊及腭部（图2.22）。相较邻近肌肉，腮腺和下颌下腺呈高回声（图2.19和图2.21），而小唾液腺则呈低回声。口腔黏膜下小唾液腺呈现为边界清晰的圆形低回声结构（图2.23）。

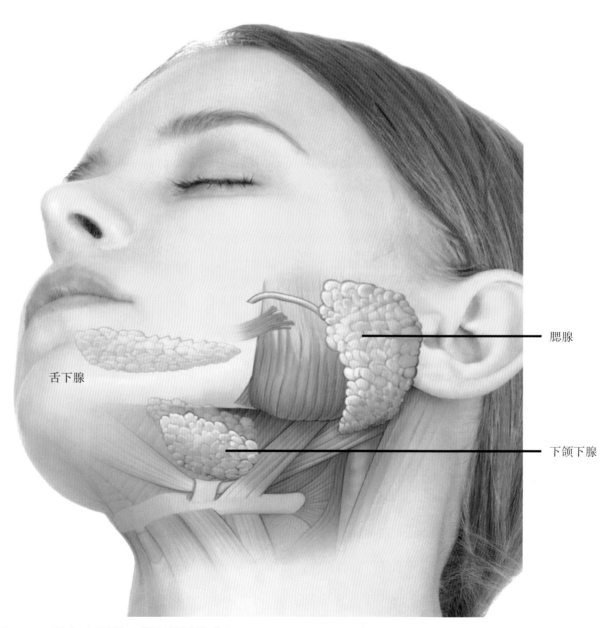

舌下腺

腮腺

下颌下腺

图2.19　三处主要唾液腺示意图（经允许引自© Kwan-Hyun Youn 2020）。

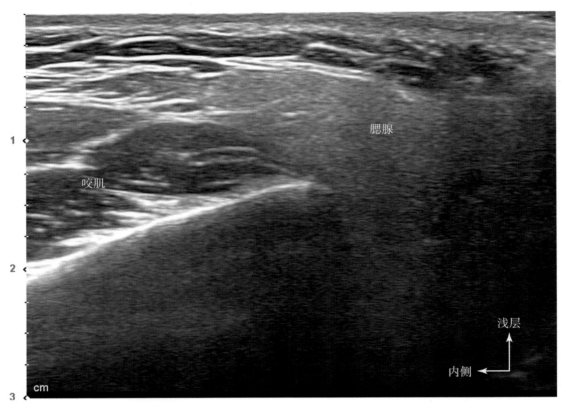

图2.20　腮腺声像图（横切面，15 MHz线阵探头）（经允许引自© Hee-Jin Kim 2020）。

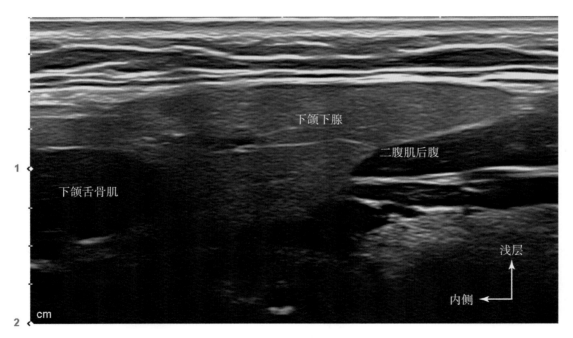

图2.21　下颌下腺声像图（横切面，15 MHz线阵探头）（经允许引自© Hee-Jin Kim 2020）。

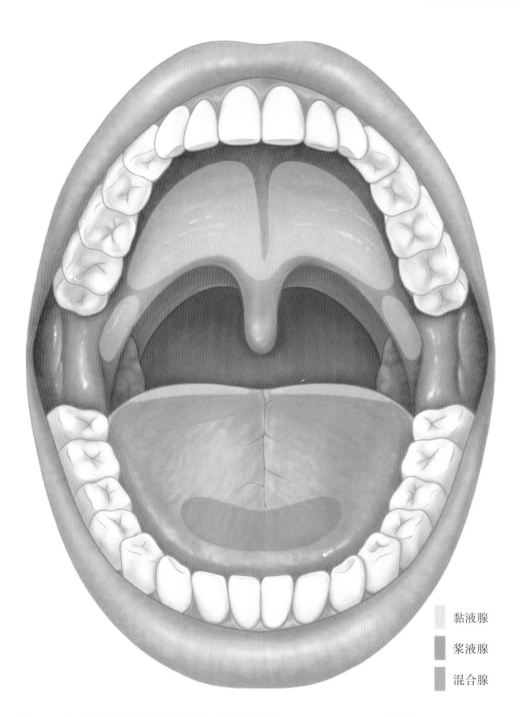

黏液腺

浆液腺

混合腺

图 2.22   小唾液腺位置和组成示意图（经允许引自 © Kwan-Hyun Youn 2020）。

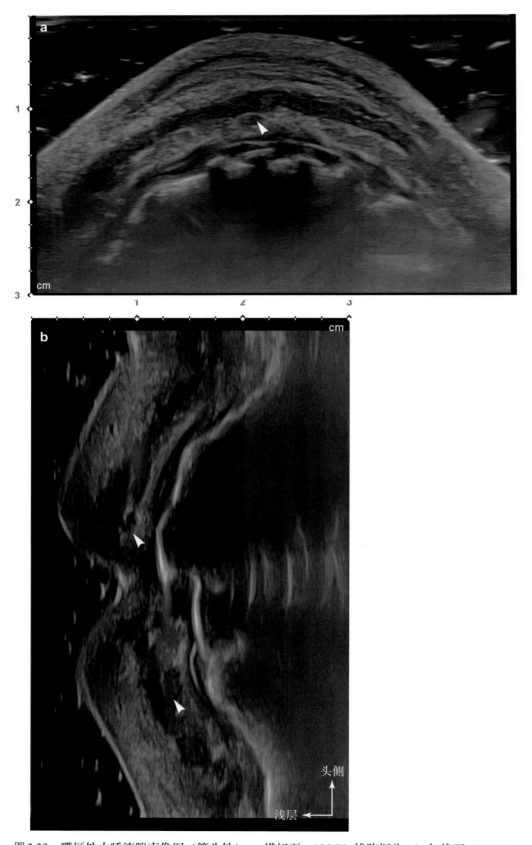

图 2.23 嘴唇处小唾液腺声像图（箭头处）。a. 横切面，15 MHz 线阵探头。b. 矢状面，15 MHz 线阵探头（经允许引自 © Hee-Jin Kim 2020）。

2.3 面颈部肌骨和筋膜超声图像

骨皮质呈一高回声线，伴后方声影（图2.24）。

超声图像中软骨呈低回声带，通常无可探及的血管。这些超声解剖学特征可见于鼻软骨（上外侧软骨、下外侧软骨）和耳软骨（图2.25）。

肌肉呈低回声，其内肌纤维和腱性结构在收缩及静息时呈现动态变化（图2.26）。肌腱由平行排列的胶原纤维束构成，呈高回声纤维网状结构（图2.27）。

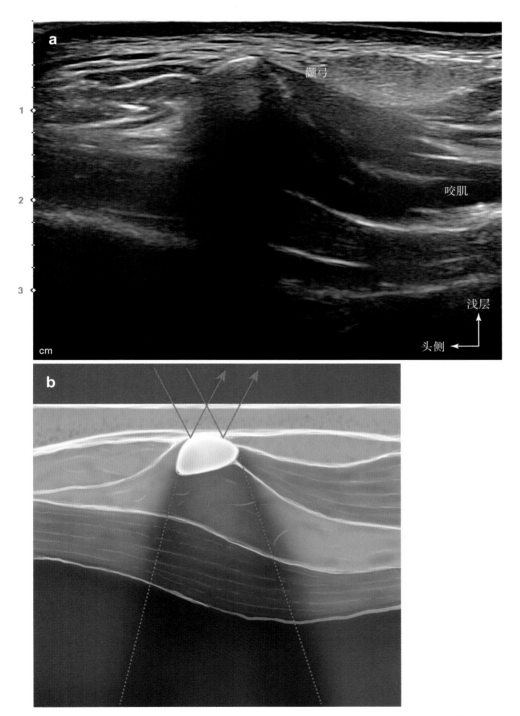

图2.24　骨骼和肌肉声像图。a. 颧弓（冠状面，15 MHz线阵探头）。b. 后方声影示意图（经允许引自 © Hee-Jin Kim and Kwan-Hyun Youn 2020）。

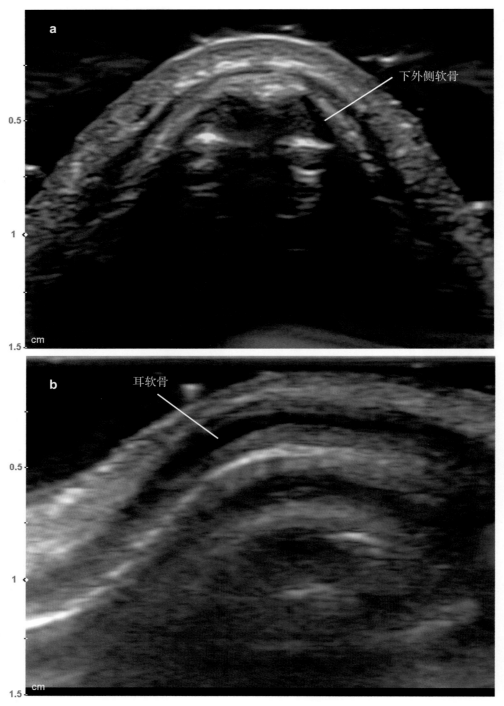

图 2.25 软骨声像图。a. 下外侧软骨（横切面，15 MHz 线阵探头）。b. 耳软骨（矢状面，15 MHz 线阵探头）（经允许引自 © Hee-Jin Kim 2020）。

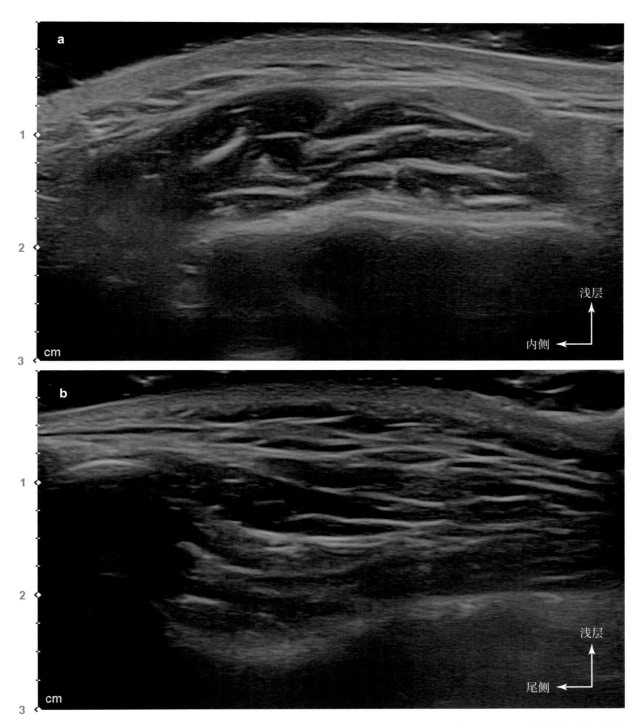

图 2.26 肌内纤维结构声像图。a. 咬肌（横切面，15 MHz 线阵探头）。b. 颞肌（冠状面，15 MHz 线阵探头）（经允许引自 © Hee-Jin Kim 2020）。

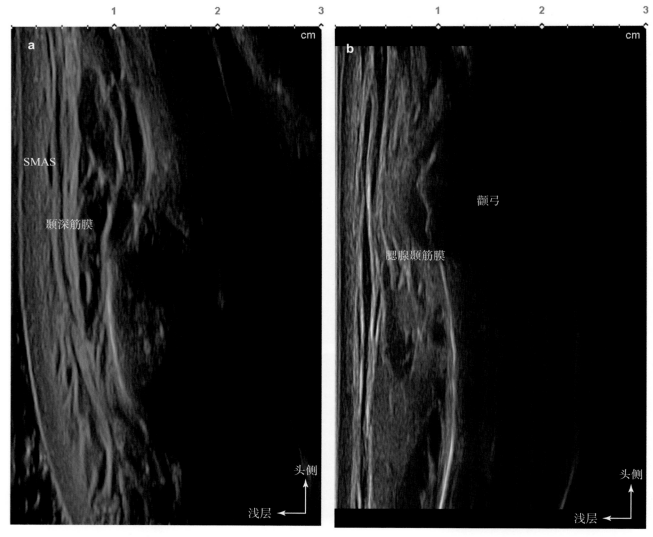

图 2.27　面部筋膜声像图。a. 颞部（冠状面，15 MHz 线阵探头）。b. 颧弓下区，包括腮腺（冠状面，15 MHz 线阵探头）（经允许引自 © Hee-Jin Kim 2020）。

2.4　面部表面标志点和参考线

2.4.1　表面解剖

额切迹和眶上孔：额切迹位于眶部内侧，沿眶上缘近眉间处可触及。眶上孔于额切迹稍外侧可触及。滑车上动脉和神经穿额切迹，眶上动脉和神经穿眶上孔进入额区。

眶下孔位于眶下缘和鼻翼水平线之垂线上 1/3 处，瞳孔与颏孔垂直连线内侧，眶下动脉和神经经眶下孔进入颊部。颏孔与眶下孔位于相同垂线上，口角平面下 2 cm 处，内有颏神经发出（图 2.28）。

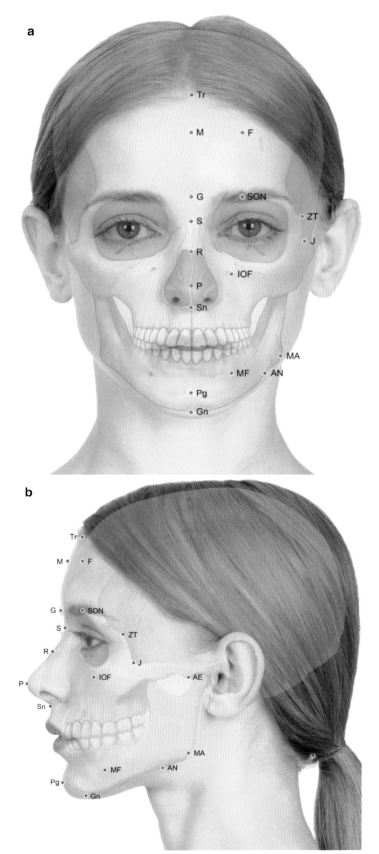

图2.28 面部主要解剖学标志。a. 正位。b. 侧位。Tr：发际中点（发际线）；M：额中点（双侧额结节中点）；G：眉间点（前额最突出点）；S：鼻根点（鼻额交界最低点）；R：鼻缝点（中线处鼻骨与软骨交界点）；P：鼻尖点（鼻尖最突出点）；Sn：鼻下点（鼻中隔下缘与上唇皮肤移行点）；Pg：颏前点（颏部软组织最突出点）；Gn：颏下点（颏部软组织最低点）；F：额结节；SON：眶上结节；IOF：眶下孔；MF：颏孔；ZT：颧结节（颧骨额突后侧最突出点）；J：颧点（颧骨额突与颞突之夹角点）；AE：关节突（下颌窝前颞骨突出点）；MA：下颌角；AN：下颌角前切迹（经允许引自 © Kwan-Hyun Youn 2020）。

2.4.2 面部超声检查表面标志点和参考线
（图2.29）

额颞区	
F1：额中点（双侧额结节中点）	T1：经眉水平线
F2：F1点与F3点中点	T2：经颧结节水平线
F3：眉间点	T3：经颧点垂线
F4：额结节	T4：经T3线与T5线中份垂线
F5：TL1线与PL1线交点	T5：经关节突垂线
F6：TL1线与PL2线交点	
F7：TL1线与PL3线交点	
F8：TL1线与PL4线交点	

眶周区	
P1：TL2线与PL1线交点	P6：TL3线与PL1线交点
P2：TL2线与PL2线交点	P7：TL3线与PL2线交点
P3：TL2线与PL3线交点	P8：TL3线与PL3线交点
P4：TL2线与PL4线交点	P9：TL3线与PL4线交点
P5：经外眦水平线与眶外侧缘交点	

中面部和鼻	
M1：TL4线与PL1线交点	N1：鼻根点（鼻根最低点）
M2：TL4线与PL2线交点	N2：鼻缝点（中线处鼻骨与软骨交界点）
M3：TL4线与PL3线交点	N3：鼻尖点（鼻尖最突出点）
M4：TL4线与PL4线交点	
M5：TL5线与PL1线交点	
M6：TL5线与PL2线交点	
M7：TL5线与PL3线交点	
M8：TL5线与PL4线交点	

口周区和唇	
O1：鼻下点与丘比特弓最低点（Ls1）间连线中点	Ls1：上唇唇红缘与中线交点
O2：Li1点与颏下点连线中点	Ls2–Ls3：经Ls2点与Ls3点连线斜切面
O3：颏前点	Ls1–Li1：经Ls1点与Li1点连线纵切面
O4：TL6线与PL2线交点	Ls2：上唇唇红缘与经口角至中线内1/3垂线交点
O5：TL6线与PL3线交点	Ls3：上唇唇红缘与经口角至中线外2/3垂线交点
O6：口角外1.5 cm处	Li1：下唇唇红缘与中线交点
O7：TL7线与PL3线交点	Li2–Li3：经Li2点与Li3点连线斜切面
O8：TL8线与PL1线交点（降下唇肌点）	Li2：下唇唇红缘与经口角至中线内1/3垂线交点
O9：TL8线与PL2线交点（降口角肌点）	Li3：下唇唇红缘与经口角至中线外2/3垂线交点
O10：TL8线与PL3线交点	
O11：下颌角前切迹	

咬肌区	
Ma1：咬肌前缘	Ma4：经咬肌上1/3线与Ma2线垂线
Ma2：经Ma1线与Ma3线中点之平行线	Ma5：经咬肌下1/3线与Ma2线垂线
Ma3：咬肌后缘	Ma6：经咬肌下缘与Ma2线垂线

上颈部浅层	
C1：颏下点	C3：下颌下三角
C2：C1点后2 cm处	C4：下颌角

参考线和点	
ML：正中矢状线	PL1：经内眦点垂线
TL1：经F2点水平线	PL2：经瞳孔中点垂线
TL2：经F3点水平线	PL3：经外眦点垂线
TL3：经眶下缘水平线	PL4：经眶外侧缘垂线
TL4：经TL3与TL5中份水平线	
TL5：经双侧鼻翼点水平线	A：颧结节
TL6：经O1点水平线	B：颧点
TL7：经双侧口角点水平线	C：关节突
TL8：经O2点与耳下点斜线	D：耳下点

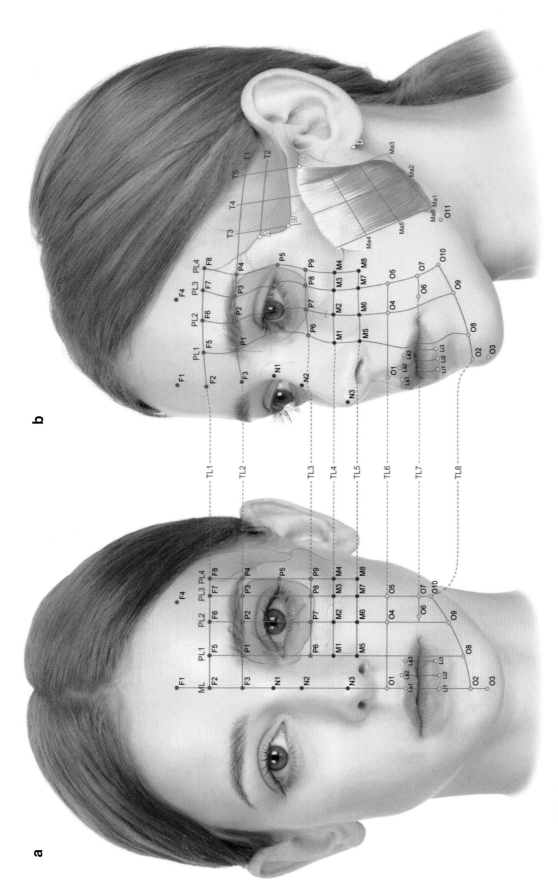

图 2.29　面部表面标志点和参考线。a. 正位。b. 斜位（经允许引自 © Kwan-Hyun Youn 2020）。

2.4.3 面部超声检查表面标志点和参考线
（图2.30和图2.31）

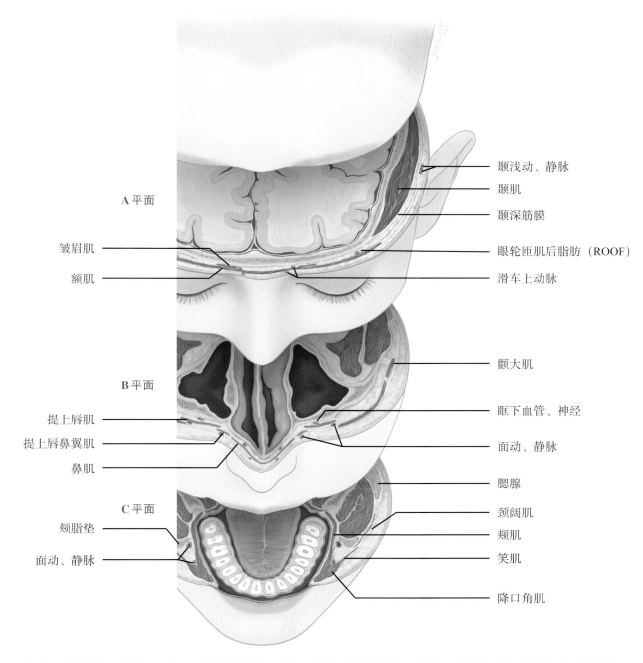

A 平面

皱眉肌
额肌

颞浅动、静脉
颞肌
颞深筋膜
眼轮匝肌后脂肪（ROOF）
滑车上动脉

B 平面

提上唇肌
提上唇鼻翼肌
鼻肌

颧大肌
眶下血管、神经
面动、静脉

C 平面

颊脂垫
面动、静脉

腮腺
颈阔肌
颊肌
笑肌
降口角肌

图2.30　头部三处横断面示意图（A 平面：经眉横断面；B 平面：经鼻下点横断面；C 平面：经双侧口角点横断面）（经允许引自 © Kwan-Hyun Youn 2020）。

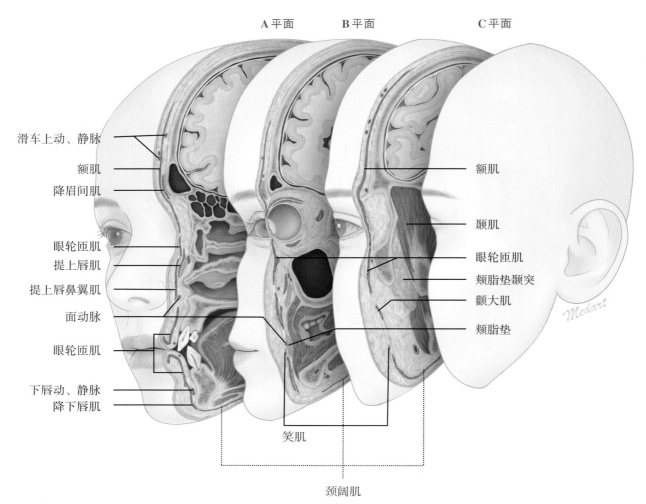

图2.31　头部三处矢状面示意图（A平面：经内眦矢状面；B平面：经瞳孔中点矢状面；C平面：经外眦矢状面）（经允许引自 © Kwan-Hyun Youn 2020）。

2.5　面部神经和血管超声图像

动、静脉呈现为无回声管状结构，其管径随解剖位置变化。压迫探头时，动脉形状不变，静脉则易被压瘪（图2.32~图2.35）。动脉频谱呈收缩和舒张周期，而静脉则表现为单相型血流（图2.36）。

神经呈现为具有高低混合回声的束状结构。短轴切面下其呈现为椭圆形高回声结构中混合低回声点，与卵巢超声影像类似（蜂窝状外观）（图2.37~图2.40）。

2.5.1　下颌角前切迹处血管（图 2.32）

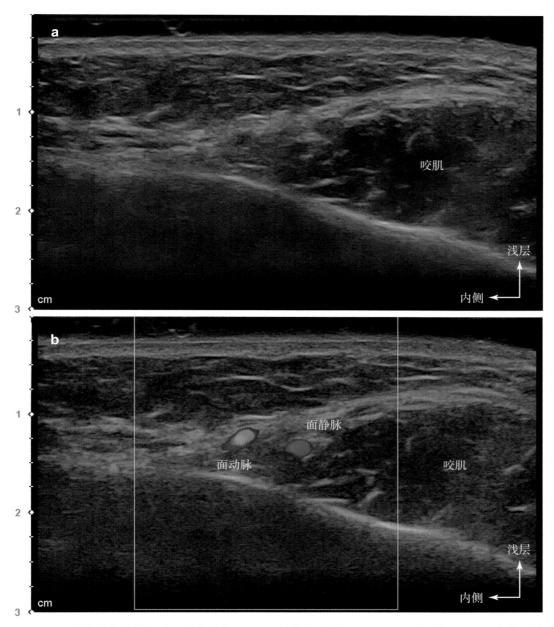

图 2.32　下颌角前切迹处面动、静脉声像图。a. B 型模式（横切面，15 MHz 线阵探头）。b. 多普勒模式（横切面，15 MHz 线阵探头）（经允许引自 © Hee-Jin Kim 2020）。

2.5.2 眼动脉穿出点（图2.33）

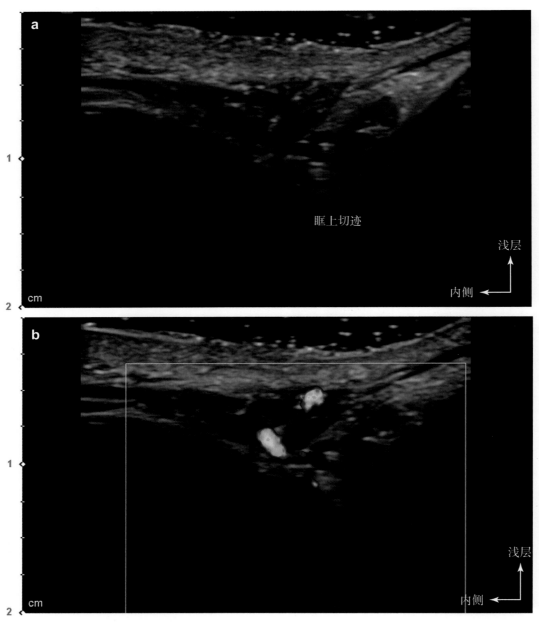

图2.33　眶上切迹处眼动脉穿出点声像图。a. B型模式（横切面，15 MHz线阵探头）。b. 多普勒模式（横切面，15 MHz线阵探头）（经允许引自 © Hee-Jin Kim 2020）。

2.5.3 颈动脉分支（图2.34）

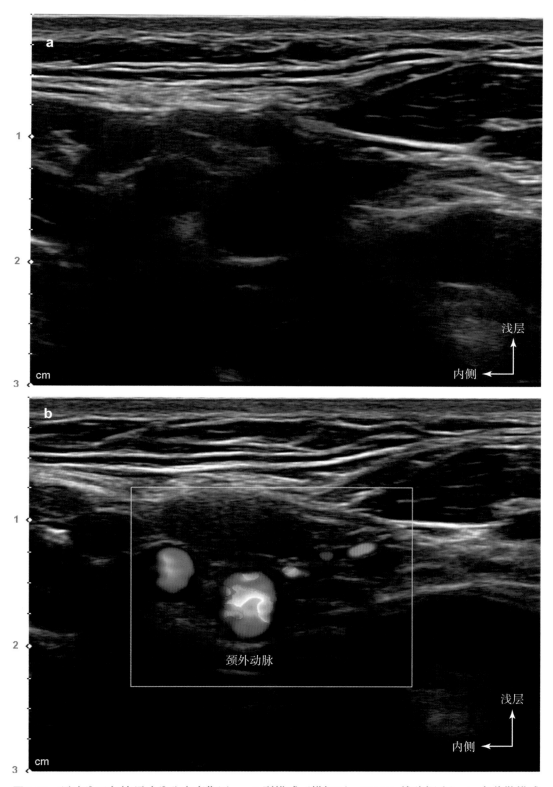

图2.34 颈动脉三角处颈动脉分支声像图。a. B型模式（横切面，15 MHz线阵探头）。b. 多普勒模式（横切面，15 MHz线阵探头）（经允许引自 © Hee-Jin Kim 2020）。

2.5.4　颞部前哨静脉（图2.35）

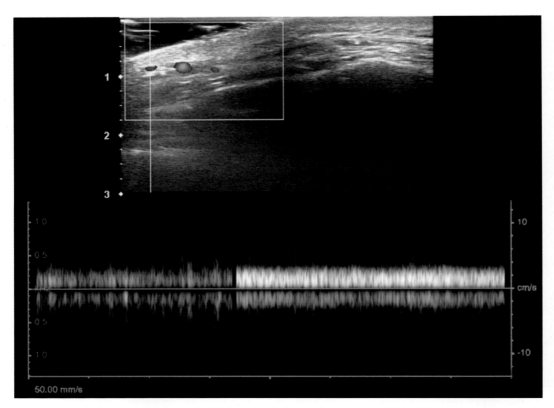

图2.35　颞区前哨静脉声像图。频谱多普勒模式（横切面，15 MHz线阵探头）（经允许引自© Hee-Jin Kim 2020）。

2.5.5 眶上切迹处血管、神经（图2.36）

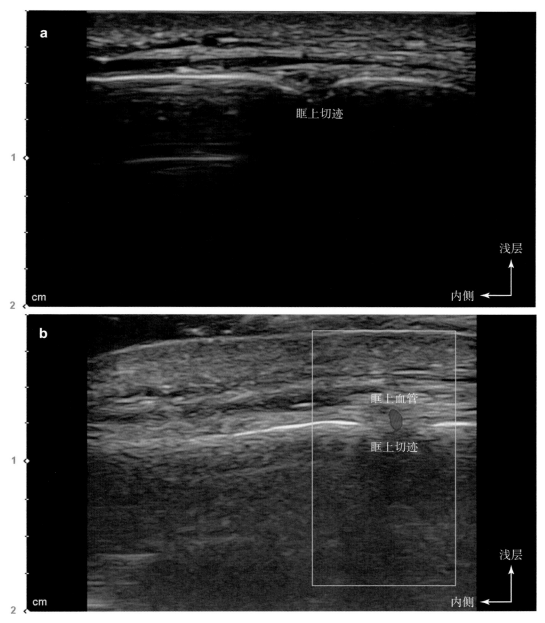

图2.36 眶上切迹处眶上血管、神经穿出点声像图。a. B型模式（横切面，15 MHz线阵探头）。b. 多普勒模式（横切面，15 MHz线阵探头）（经允许引自 © Hee-Jin Kim 2020）。

2.5.6 眶下孔处血管、神经（图2.37）

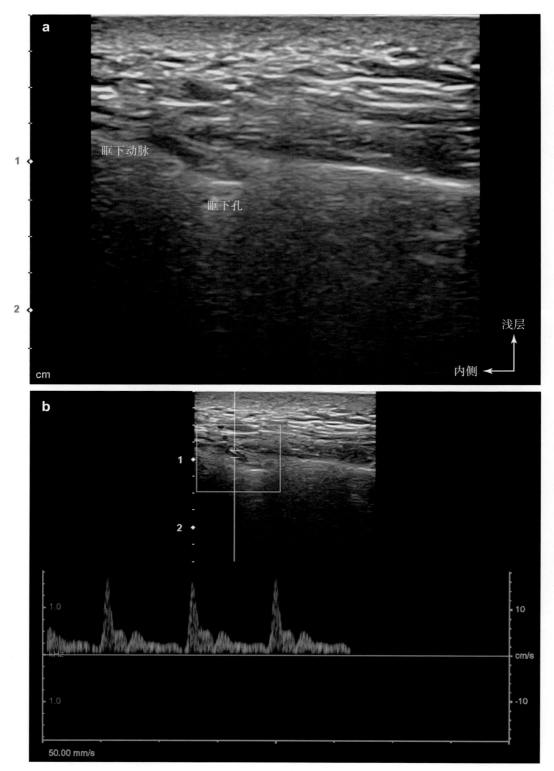

图2.37 眶下孔处眶下血管、神经声像图。a. B型模式（横切面，15 MHz线阵探头）。b. 多普勒模式（横切面，15 MHz线阵探头）（经允许引自 © Hee-Jin Kim 2020）。

2.5.7 颏孔及其神经（图 2.38）

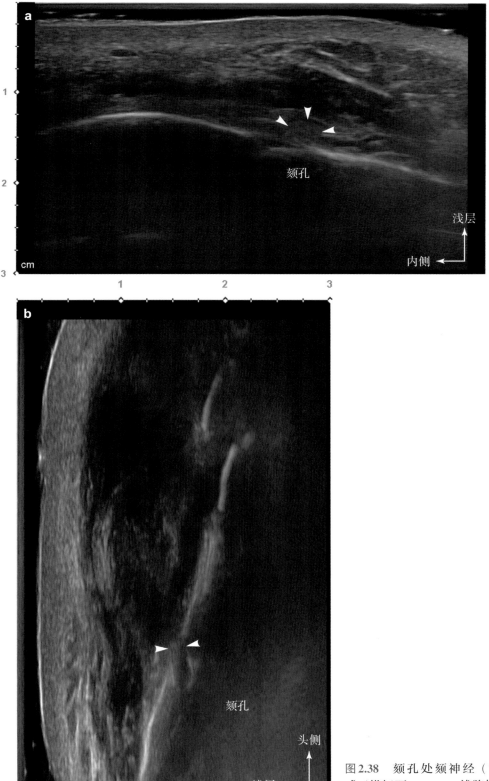

图 2.38   颏孔处颏神经（箭头处）声像图。a. B 型模式（横切面，15 MHz 线阵探头）。b. B 型模式（矢状面，15 MHz 线阵探头）（经允许引自 © Hee-Jin Kim 2020）。

2.5.8　腮腺内面神经（系列图像，图2.39）

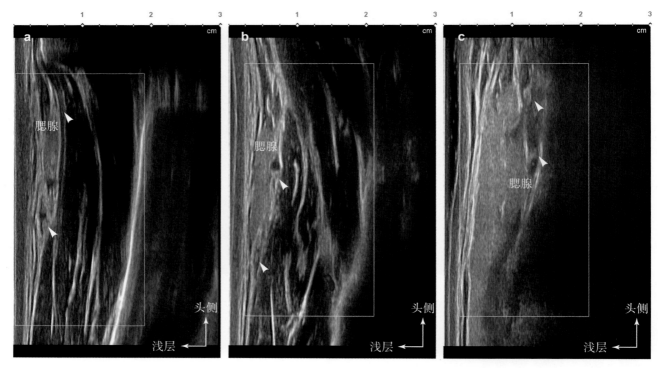

图2.39　腮腺处面神经（箭头处）声像图。a.腮腺前缘多普勒模式（冠状面，15 MHz 线阵探头）。b.腮腺中部多普勒模式（冠状面，15 MHz线阵探头）。c.腮腺后缘多普勒模式（冠状面，15 MHz线阵探头）（经允许引自 © Hee-Jin Kim 2020）。

2.6 面部结构动态变化时（表情变化和夹捏皮肤时）的超声图像

2.6.1 微笑表情下的颧大肌（图2.40）

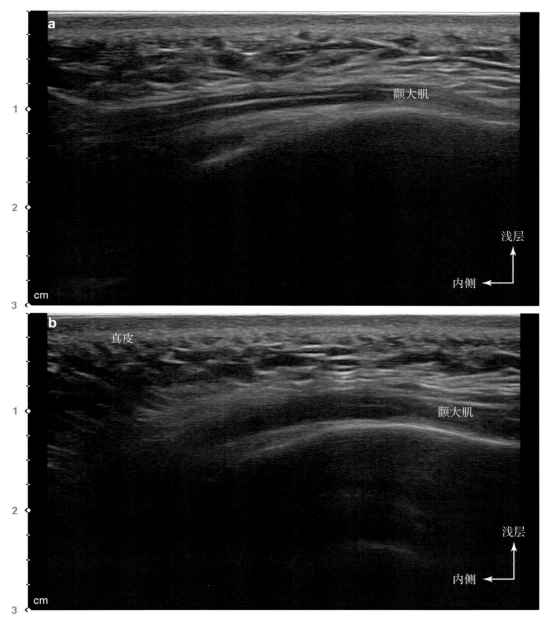

图2.40　颧大肌动态运动下声像图。a. 静息状态（斜切面，15 MHz线阵探头）。b. 笑容状态（斜切面，15 MHz线阵探头）（经允许引自 © Hee-Jin Kim 2020）。

2.6.2 酒窝形成（图 2.41）

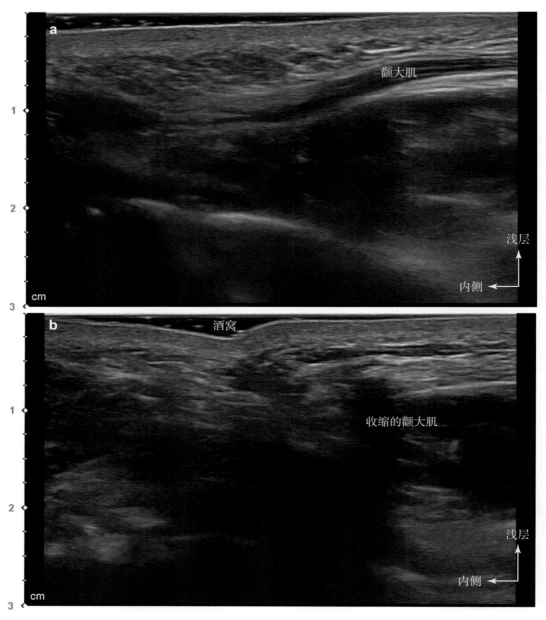

图 2.41　颧大肌收缩后酒窝形成声像图。a. 静息状态（斜切面，15 MHz线阵探头）。b. 笑容状态（斜切面，15 MHz线阵探头）（经允许引自 © Hee-Jin Kim 2020）。

2.6.3 微笑表情下的笑肌（图2.42）

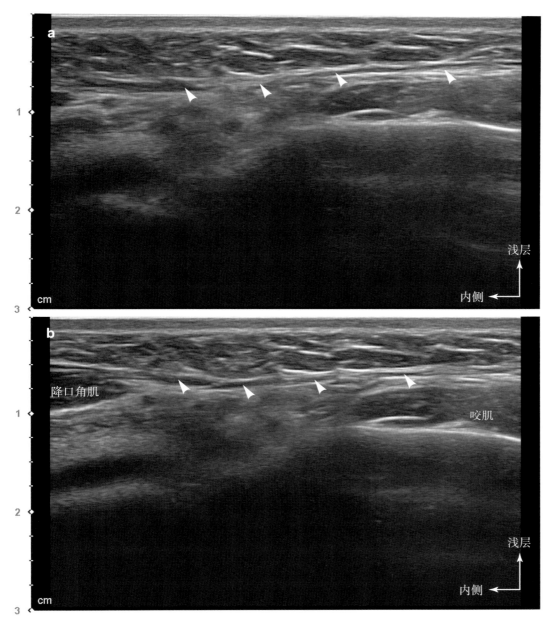

图2.42 笑肌（箭头处）动态运动声像图。a.静息状态（斜切面，15 MHz线阵探头）。b.笑容状态（斜切面，15 MHz线阵探头）（经允许引自© Hee-Jin Kim 2020）。

2.6.4　紧咬牙时（图2.43）

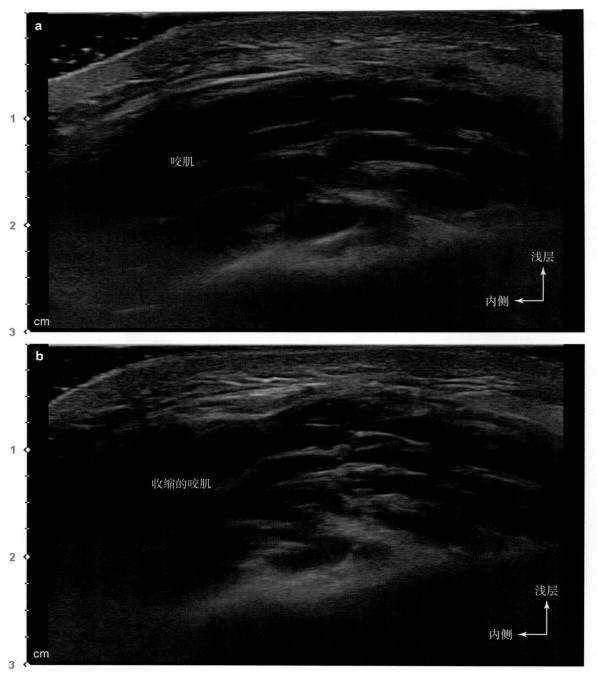

图2.43　咬肌动态运动声像图。a.静息状态（横切面，15 MHz线阵探头）。b.咀嚼状态（横切面，15 MHz线阵探头）。

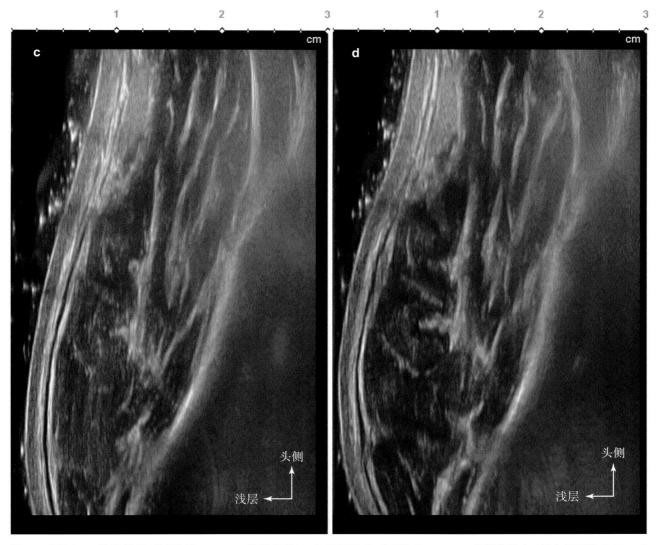

图 **2.43**（续）　c. 静息状态（冠状面，15 MHz 线阵探头）。d. 咀嚼状态（冠状面，15 MHz 线阵探头）（经允许引自 © Hee-Jin Kim 2020）。

2.6.5 皱纹形成（图2.44）

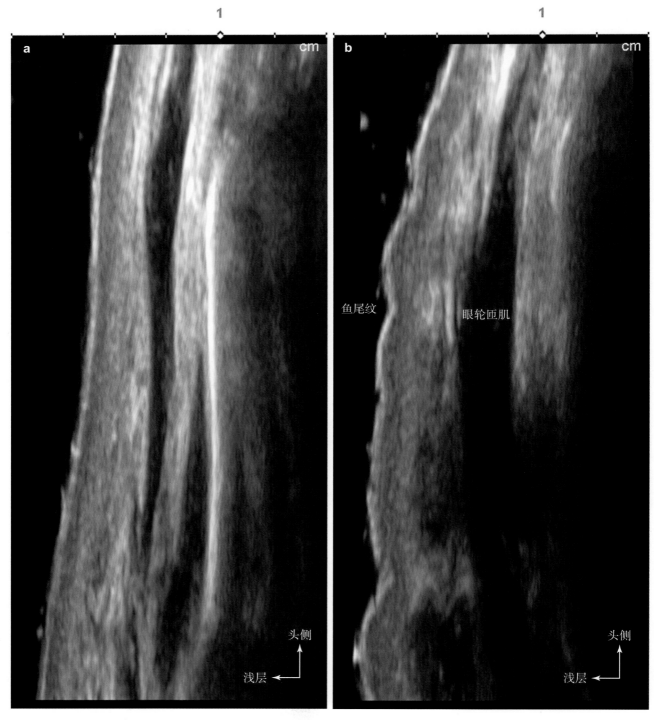

图2.44　眼轮匝肌收缩后鱼尾纹形成声像图。a. 静息状态（冠状面，15 MHz线阵探头）。b. 收缩状态（冠状面，15 MHz线阵探头）（经允许引自 © Hee-Jin Kim 2020）。

2.6.6　夹捏皮肤（图2.45）

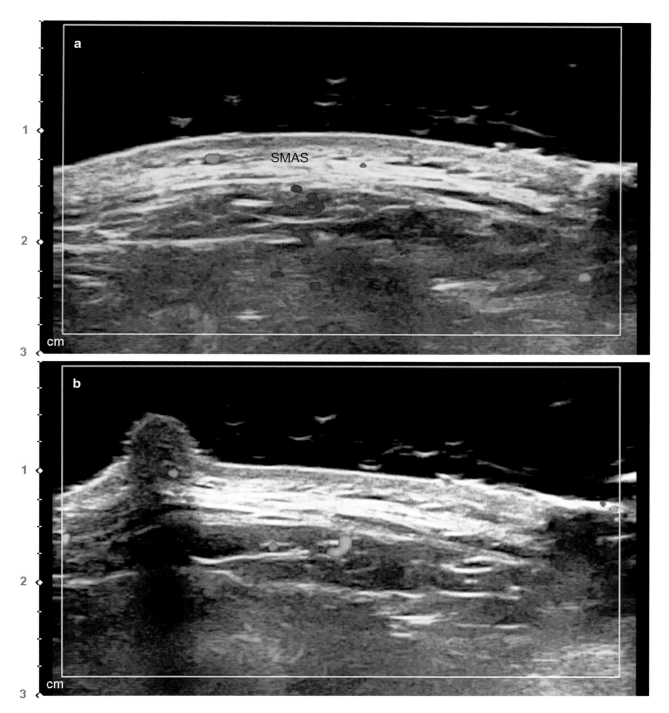

图2.45　夹捏颞部皮肤后声像图。a. 正常状态（横切面，15 MHz线阵探头）。b. 夹捏状态（横切面，15 MHz线阵探头）（经允许引自 © Hee-Jin Kim 2020）。

参考文献

[1] Bae JH, Choi DY, Lee JG, Tansatit T, Kim HJ. The risorius muscle: anatomic considerations with reference to botulinum neurotoxin injection for masseteric hypertrophy. Dermatol Surg. 2014;40(12):1334–9.

[2] Bae JH, Lee JH, Youn KH, Hur MS, Hu KS, Tansatit T, Kim HJ. Surgical consideration of the anatomic origin of the risorius in relation to facial planes. Aesthet Surg J. 2014;34:NP43–9.

[3] Bae JH, Youn KH, Hu KS, Lee JH, Tansatit T, Kim HJ. Clinical implications of the extension of platysmal fibers on the middle and lower faces. Plast Reconstr Surg. 2016;138(2):365–71.

[4] Choi DY, Bae JH, Youn KH, Kim W, Suwanchinda A, Tansatit T, Kim HJ. Topography of the dorsal nasal artery and its clinical implications for augmentation of the dorsum of the nose. J Cosmet Dermatol. 2018;17:637–42.

[5] Choi DY, Kim JS, Youn KH, Hur MS, Kim JS, Hu KS, Kim HJ. Clinical anatomic considerations of the zygomaticus minor muscle based on the morphology and insertion pattern. Dermatol Surg. 2014;40(8):858–63.

[6] Choi YJ, Kim JS, Gil YC, Phetudom T, Kim HJ, Tansatit T, Hu KS. Anatomic considerations regarding the location and boundary of the depressor anguli oris muscle with reference to botulinum toxin injection. Plast Reconstr Surg. 2014;134(5):917–21.

[7] Choi YJ, We YJ, Lee HJ, Lee KW, Gil YC, Hu KS, Tansatit T, Kim HJ. Three-dimensional evaluation of the depressor anguli oris and depressor labii inferioris for botulinum toxin injections. Aesthet Surg J. 2020.

[8] Choi YJ, Won SY, Lee JG, Hu KS, Kim ST, Tansatit T, Kim HJ. Characterizing the Lateral Border of the Frontalis for Safe and Effective Injection of Botulinum Toxin. Aesthet Surg J. 2016;36(3):344–8.

[9] Chung MS, Kim HJ, Kang HS, Chung IH. Locational relationship of the supraorbital notch or foramen and infraorbital and mental foramina in Koreans. Acta Anat. 1995;154:162–6.

[10] Con LY, Phothong W, Lee SH, Wanitphakdeedecha R, Koh I, Tansatit T, Kim HJ. Topographic Analysis of the Supratrochlear Artery and the Supraorbital Artery: Implication for Improving the Safety of Forehead Augmentation. Plast Reconstr Surg. 2017;139:620e.

[11] Cong LY, Choi YJ, Hu KS, Tansatit T, Kim HJ. Three-dimensional topography of the emerging point of the ophthalmic artery. Plast Reconstr Surg. 2019;143:32e–8e.

[12] Cong LY, Lee SH, Hu KS, Tansatit T, Kim HJ. Topographic anatomy of the inferior medial palpebral artery and its relevance to the pretarsal roll augmentation. Plast Reconstr Surg. 2016;138:430–6.

[13] Hu KS, Jin GC, Youn KH, Kwak HH, Koh KS, Fontaine C, Kim HJ. An anatomic study of the bifid zygomaticus major muscle. J Craniofac Surg. 2008;19(2):534–5.

[14] Hu KS, Kim ST, Hur MS, Park JH, Song WC, Koh KS, Kim HJ. Topography of the masseter muscle in relation to treatment with botulinum toxin type A. Oral Surg Oral Med Oral Pathol Oral Radiol Endod. 2010;110(2):167–71.

[15] Hu KS, Kwak HH, Song WC, Kang HJ, Kim HC, Fontaine C, Kim HJ. Branching patterns of the infraorbital nerve and topography within the infraorbital space. J Craniofac Surg. 2006;17(6):1111–5.

[16] Hu KS, Kwak J, Koh KS, Abe S, Fontaine C, Kim HJ. Topographic distribution area of the infraorbital nerve. Surg Radiol Anat. 2007;29(5):383–8.

[17] Hu KS, Yang SJ, Kwak HH, Park HD, Youn KH, Jung HS, Kim HJ. Location of the modiolus and the morphologic variations of the risorius and zygomaticus major muscle related to the facial expression in Koreans. Korean J Phys Anthropol. 2005;18:1–11.

[18] Hu KS, Yun HS, Hur MS, Kwon HJ, Abe S, Kim HJ. Branching patterns and intraosseous course of the mental nerve. J Oral Maxillofac Surg. 2007;65(11):2288–94.

[19] Hur MS, Hu KS, Cho JY, Kwak HH, Song WC, Koh KS, Lorente M, Kim HJ. Topography and location of the depressor anguli oris muscle with a reference to the mental foramen. Surg Radiol Anat. 2008;30(5):403–7.

[20] Hur MS, Hu KS, Kwak HH, Lee KS, Kim HJ. Inferior bundle (fourth band) of the buccinators and the incisivus labii inferioris muscle. J Craniofac Surg. 2011;22(1):289–92.

[21] Hur MS, Hu KS, Park JT, Youn KH, Kim HJ. New anatomical insight of the levator labii superioris alaeque nasi and the transverse part of the nasalis. Surg Radiol Anat. 2010;32(8):753–6.

[22] Hur MS, Hu KS, Youn KH, Song WC, Abe S, Kim HJ. New Anatomical profile of the nasal musculature: dilator naris vestibularis, dilator naris anterior, and alar part of the nasalis. Clin Anat. 2011;24(2):162–7.

[23] Hur MS, Kim HJ, Choi BY, Hu KS, Kim HJ, Lee KS. Morphology of the mentalis muscle and its relationship with the orbicularis oris and incisivus labii inferioris muscles. J Craniofac Surg. 2013;24(2):602–4.

[24] Hur MS, Youn KH, Hu KS, Song WC, Koh KS, Fontaine C, Kim HJ. New anatomic considerations on the levator labii superioris related with the nasal ala. J Craniofac Surg. 2010;21(1):258–60.

[25] Hwang WS, Hur MS, Hu KS, Song WC, Koh KS, Baik HS, Kim ST, Kim HJ, Lee KJ. Surface anatomy of the lip elevator muscles for the treatment of gummy smile using botulinum toxin. Angle Orthod. 2009;79(1):70–7.

[26] Jung DH, Kim HJ, Koh KS, Oh CS, Kim KS, Yoon JH, Chung IH. Arterial supply of the nasal tip in Asians. Laryngoscope. 2000;110(2):308–11.

[27] Jung W, Youn KH, Won SY, Park JT, Hu KS, Kim HJ. Clinical implications of the middle temporal vein with regard to temporal fossa augmentation. Dermatol Surg. 2014;40(6):618–23.

[28] Kim DH, Hong HS, Won SY, Kim HJ, Hu KS, Choi JH, Kim HJ. Intramuscular nerve distribution of the masseter muscle for botulinum toxin injection. J Craniofac Surg. 2010;21(2):588–91.

[29] Kim HJ, Hu KS, Kang MK, Hwang K, Chung IH. Decussation patterns of the platysma in Koreans. Br J Plast Surg. 2001;54(5):400–2.

[30] Kim HJ, Koh KS, Oh CS, Hu KS, Kang JW, Chung IH. Emerging patterns of the cervical cutaneous nerves in Asians. Int J Oral Maxillofac Surg. 2002;31(1):53–6.

[31] Kim HS, Lee KL, Gil YC, Hu KS, Tansatit T, Kim HJ. Topographic Anatomy of the Infraorbital Artery and its Clinical Implications for Nasolabial Fold Augmentation. Plast Reconstr Surg. 2018;142(3):273e–80e.

[32] Kim HS, Pae C, Bae JH, Hu KS, Chang BM, Tansatit T, Kim HJ. An anatomical study of the risorius in Asians and its insertion at the modiolus. Surg Radiol Anat. 2014;37(2):147–51.

[33] Kim YS, Choi DY, Gil YC, Hu KS, Tansatit T, Kim HJ. The

anatomical origin and course of the angular artery regarding its clinical implications. Dermatol Surg. 2014;40(10):1070–6.

[34] Kim YS, Lee KW, Kim JS, Gil YC, Tanvaa T, Shin DH, Kim HJ. Regional thickness of facial skin and superficial fat: application to the minimally invasive procedures. Clin Anat. 2020;32:1008–18.

[35] Koh KS, KIM HJ, Oh CS, Chung IH. Branching patterns and symmetry of the course of the facial artery in Koreans. Int J Oral Maxillofac Surg. 2003;32(4):414–8.

[36] Kwak HH, Hu KS, Youn KH, Jin KH, Shim KS, Fontaine C, Kim HJ. Topographic relationship between the muscle bands of the zygomaticus major muscle and the facial artery. Surg Radiol Anat. 2006;28(5):477–80.

[37] Kwak HH, Jo JB, Hu KS, Oh CS, Koh KS, Chung IH, Kim HJ. Topography of the third portion of the maxillary artery via the transantral approach in Asians. J Craniofac Surg. 2010;21(4):1284–9.

[38] Kwak HH, Ko SJ, Jung HS, Park HD, Chung IH, Kim HJ. Topographic anatomy of the deep temporal nerves, with references to the superior head of lateral pterygoid. Surg Radiol Anat. 2003;25(5-6):393–9.

[39] Kwak HH, Park HD, Youn KH, Hu KS, Koh KS, Han SH, Kim HJ. Branching patterns of the facial nerve and its communication with the auriculotemporal nerve. Surg Radiol Anat. 2004;26(6):494–500.

[40] Kwak HH, Park HD, Youn KH, Hu KS, Koh KS, Han SH, Kim HJ. Branching patterns of the facial nerve in Korean. Korean J Phys Anthrop. 2003;16:66–74.

[41] Lee HJ, Choi KS, Won SY, Prawit A, Hu KS, Kim ST, Tanvaa T, Kim HJ. Topographic relationship between the supratrochlear nerve and corrugator supercilii muscle for the botulinum toxin injections in chronic migraine. Toxins. 2015;7:2629–38.

[42] Lee HJ, Choi YJ, Lee KW, Kim HJ. Positional patterns among the auriculotemporal nerve, superficial temporal artery, and superficial temporal vein for use in decompression treatments for migraine. Sci Rep. 2018;8:16539.

[43] Lee HJ, Kang IW, Won SY, Lee JG, Hu KS, Tansatit T, Kim HJ. Description of a novel anatomical venous structure in the nasoglabellar area. J Craniofac Surg. 2014;25(2):633–5.

[44] Lee HJ, Won SY, O J, Hu KS, Mun SY, Yang HM, Kim HJ. The facial artery: a comprehensive anatomical review. Clin Anat. 2018;31:99–108.

[45] Lee JG, Yang HM, Choi YJ, Favero V, Kim YS, Hu KS, Kim HJ. Facial arterial depth and layered relationship with facial musculatures. Plast Reconstr Surg. 2015;135:437–44.

[46] Lee JG, Yang HM, Hu KS, Lee YI, Lee HJ, Choi YJ, Kim HJ. Frontal branch of the superficial temporal artery: anatomical study and clinical implications regarding injectable treatments. Surg Radiol Anat. 2015;37(1):61–8.

[47] Lee JH, Lee K, Jung W, Youn KH, Hu KS, Tansatit T, Kim HJ. A novel anatomical consideration on the exposed segment of the facial artery. Clin Anat. 2020;33:257–64.

[48] Lee JY, Kim JN, Kim SH, Choi HG, Hu KS, Kim HJ, Song WC, Koh KS. Anatomical verification and designation of the superficial layer of the temporalis muscle. Clin Anat. 2012;25(2):176–81.

[49] Lee JY, Kim JN, Yoo JY, Hu KS, Kim HJ, Song WC, Koh KS. Topographic anatomy of the masseter muscle focusing on the tendinous digitation. Clin Anat. 2012;25(7):889–92.

[50] Lee KL, Choi YJ, Gil YC, Hu KS, Tansatit T, Kim HJ. Locational relationship between the lateral border of the frontalis muscle and the superior temporal line. Plast Reconstr Surg. 2019;143:293e–298e.

[51] Lee KW, Kim SH, Gil YC, Hu KS, Kim HJ. Validity and reliability of a structured-light 3D scanner and an ultrasound imaging system for measurements of facial skin thickness. Clin Anat. 2017;30:878–86.

[52] Lee SH, Gil YC, Choi YJ, Tansatit T, Kim HJ, Hu KS. Topographic anatomy of superior labial artery for dermal filler injection. Plast Reconstr Surg. 2015;135:445–50.

[53] Lee SH, Lee HJ, Kim YS, Kim HJ, Hu KS. What's difference between the inferior labial artery and horizontal labiomental artery? Surg Radiol Anat. 2015;37(8):947–53.

[54] Lee SH, Lee HJ, Kim YS, Tansatit T, Kim HJ. Novel anatomic description of the course of the inferior palpebral vein from minimally invasive aesthetic treatments. Dermatol Surg. 2016;42:618–23.

[55] Lee SH, Lee M, Kim HJ. Anatomy-based image-processing analysis for the running pattern of the perioral artery for minimally invasive surgery. Br J Oral Maxillofac Surg. 2014;52(8):688–92.

[56] Lee YI, Yang HM, Pyeon HJ, Lee HK, Kim HJ. Anatomical and histological study of the arterial distribution in the columellar area, and the clinical implications. Surg Radiol Anat. 2014;36(7):669–74.

[57] Park JT, Youn KH, Hu KS, Kim HJ. Medial muscular band of the orbicularis oculi muscle. J Craniofac Surg. 2012;23(1):195–7.

[58] Park JT, Youn KH, Hur MS, Hu KS, Kim HJ, Kim HJ. Malaris muscle, the lateral muscular band of orbicularis oculi muscle. J Craniofac Surg. 2011;22(2):659–62.

[59] Park KH, Kim YK, Woo SJ, Kang SW, Lee WK, Choi KS, Kwak HW, Yoon IH, Huh K, Kim JW. Iatrogenic occlusion of the ophthalmic artery after cosmetic facial filler injections: a national survey by the Korean Retina Society. JAMA Ophthalmol. 2014;132(6):714–23.

[60] Rho NK, Chang YY, Chao YY, Furuyama N, Huang P, Kerscher M, Kim HJ, Park JY, Peng P, Rummaneethorn P, Rzany B, Sundaram H, Wong CH, Yang Y, Prasetyo AD. Consensus recommendations for optimal augmentation of the asian face with hyaluronic acid and calcium hydroxylapatite fillers. Plast Reconstr Surg. 2015;136(5):940–56.

[61] Shim KS, Hu KS, Kwak HH, Youn KH, Koh KS, Fontaine C, Kim HJ. An anatomy of the insertion of the zygomaticus major muscle in human focused on the muscle arrangement at the mouth corner. Plast Reconstr Surg. 2008;121(2):466–73.

[62] Song WC, Kim SH, Paik DJ, Han SH, Hu KS, Kim HJ, Koh KS. Location of the infra-orbital and mental foramen with reference to the soft tissue landmarks. Plast Reconstr Surg. 2007;120:1343–7.

[63] Won SY, Kim DH, Yang HM, Park JT, Kwak HH, Hu KS, Kim HJ. Clinical and anatomical approach using Sihler's staining technique (whole mount nerve stain). Anat Cell Biol. 2011;44(1):1–7.

[64] Won SY, Yang HM, Woo HS, Chang KY, Youn KH, Kim HJ, Hu KS. Neuroanastomosis and the innervation territory of the mental nerve. Clin Anat. 2014;27(4):598–602.

[65] Yang HM, Hu KS, Kim HJ. Nervous communication and facial expression muscles. Korean J Phys Anthropol. 2013;26:1–12.

[66] Yang HM, Jung W, Won SY, Youn KH, Hu KS, Kim HJ. Anatomical study of medial zygomaticotemporal vein and its clinical implication regarding the injectable treatments. Surg Radiol Anat. 2014;37(2):175–80.

[67] Yang HM, Kim HJ, Park HW, Sohn HJ, Ok HT, Moon JH,

Woo SH. Revisiting the topographic anatomy of the marginal mandibular branch of facial nerve relating to the surgical approach. Aesthet Surg J. 2016;36(9):977–82.

[68] Yang HM, Kim HJ. Anatomical study of the corrugator supercilii muscle and its clinical implication with botulinum toxin A injection. Surg Radiol Anat. 2013;35(9):817–21.

[69] Yang HM, Lee JG, Hu KS, Gil YC, Choi YJ, Lee HK, Kim HJ. New anatomical insights of the course and branching patterns of the facial artery: clinical implications regarding injectable treatments to the nasolabial fold and nasojugal groove. Plast Reconstr Surg. 2014;133(5):1077–82.

[70] Yang HM, Lee YI, Lee JG, Choi YJ, Lee HJ, Lee SH, Hu KS, Kim HJ. Topography of superficial arteries on the face. J Physiol Anthropol. 2013;26:131–40.

[71] Yang HM, Won SY, Kim HJ, Hu KS. Sihler staining study of anastomosis between the facial and trigeminal nerves in the ocular area and its clinical implications. Muscle Nerve. 2013;48(4):545–50.

[72] Yang HM, Won SY, Kim HJ, Hu KS. Sihler's staining study of the infraorbital nerve and its clinical complication. J Craniofac Surg. 2014;25(6):2209–13.

[73] Yang HM, Won SY, Lee JG, Han SH, Kim HJ, Hu KS. Sihler-stain study of buccal nerve distribution and its clinical implications. Oral Surg Oral Med Oral Pathol Oral Radiol Endod. 2012;113(3):334–9.

[74] Youn KH, Park JT, Park DS, Koh KS, Kim HJ, Paik DJ. Morphology of the zygomaticus minor and its relationship with the orbicularis oculi muscle. J Craniofac Surg. 2012;23(2):546–8.

[75] Yu SK, Lee MH, Kim HS, Park JT, Kim HJ, Kim HJ. Histomorphologic approach for the modiolus with reference to reconstructive and aesthetic surgery. J Craniofac Surg. 2013;24(4):1414–7.

3

额颞部超声解剖
US Anatomy of the Forehead and Temple

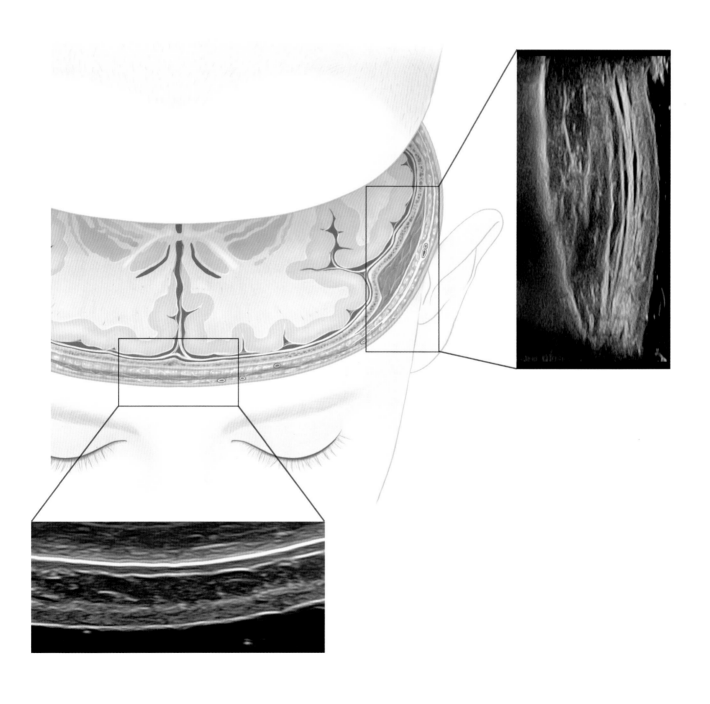

3.1 额颞部临床解剖

额部位于发际线与眉之间。额肌广泛分布于此区，其收缩司面部表情功能，且随年龄增长导致皱纹形成。

额肌呈双侧对称矩形，起自帽状腱膜并向下延伸，内侧部分止于降眉间肌，稍外侧止于皱眉肌，外侧则止于眼轮匝肌（图3.1）。

目前额肌外侧缘具体位置在教科书中仍无共识。迄今，我们倾向性地认为额肌外侧缘位于颞线。事实上，解剖和超声数据表明，在大多数人群中（约84%）额肌外侧缘远离颞线。图3.2中额肌外侧缘位于颞线外1 cm，这一发现与超声检查一致。

前额感觉主要由滑车上神经和眶上神经支配。滑车上神经主要分布于眶上缘以上区域，亦分布于双侧内眦间和上睑内侧部分区域。眶上神经出眶后，于皱眉肌下浅出，走行于其浅面。滑车上神经于眶上缘上1~1.5 cm处于额肌下逐渐浅出至皮下。眶上神经支配经内眦垂直线外侧区域，大多数情况下，眶上神经自眶上孔（或眶上切迹）穿出后，分为三支或更多小分支走行于皱眉肌深面。眶上神经经于眶上缘2~3 cm处经额肌逐渐浅出至皮下（图3.3）。

同样，滑车上动脉和眶上动脉与同名神经伴行，为眉间、上眼睑及前额区域供血。此外，起源于鼻背动脉的正中动脉和起源于内眦动脉的旁正中动脉供应正中矢状线周围区域。侧位观可见额支起源于颞浅动脉后于经外眦垂线（PL3线）眉上2 cm处进入额区，最终与眶上动脉分支相互吻合（图3.4）。

头皮各层（包括皮肤、皮下组织、肌肉及疏松结缔组织）厚度分布见表3.1。毫无疑问，头皮各层中，第三层即肌肉层最厚，尤其前额下部，F3点（眉间点）和F5点（TL1线与PL1线交点）肌肉厚度甚至超过2 mm。前额软组织总厚度为4.3~5.3 mm，平均为（4.7 ± 0.3）mm。男性头皮软组织各点厚度均显著高于女性，平均差值为0.4 mm，男性为（4.9 ± 0.1）mm，女性为（4.5 ± 0.1）mm（图3.5）。

颞窝为颅骨两侧凹陷区，熟知颞窝解剖结构为临床操作所必需。就解剖而言，颞线为其上界和后界，额骨和颧骨为前界，蝶骨颞下嵴为下界，颧弓为其外侧界。颞窝血供丰富且层次复杂，皮肤和皮下组织位于最浅层，其深面为颞浅筋膜，即额肌和SMAS之延续。SMAS下脂肪层亦称无名筋膜，位

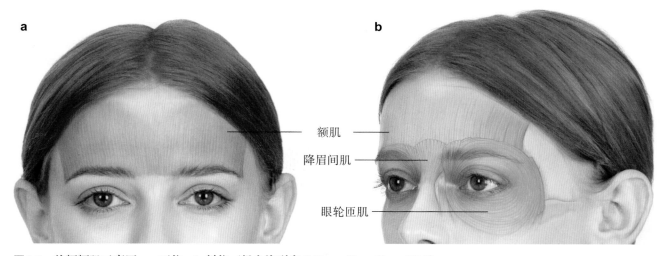

a   **b**

额肌

降眉间肌

眼轮匝肌

图3.1　前额额肌示意图。a.正位。b.斜位（经允许引自 © Kwan-Hyun Youn 2020）。

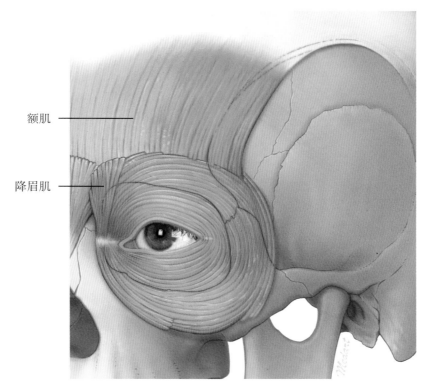

图 3.2 额肌外侧缘示意图。多数人额肌外侧缘位于颞线外侧 1 cm，虚线为颞线（经允许引自 © Kwan-Hyun Youn 2020）。

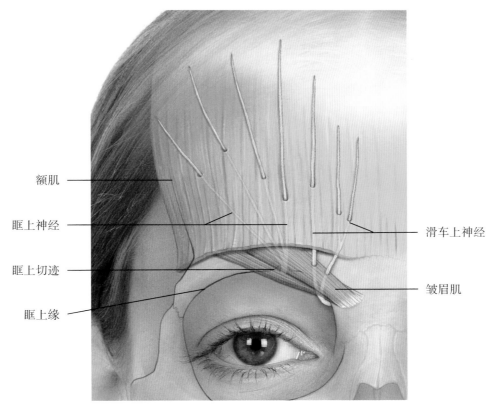

图 3.3 滑车上神经和眶上神经走行示意图（经允许引自 © Kwan-Hyun Youn 2020）。

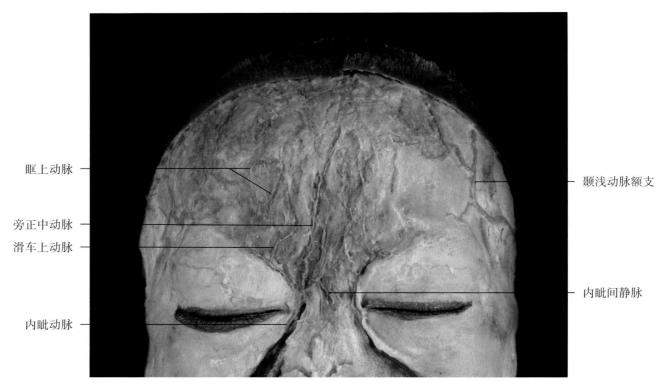

图3.4   滑车上动脉和眶上动脉分布模式（额部、眉间区域）（经允许引自 © Hee-Jin Kim 2020）。

表3.1   额部各参考点软组织厚度

		F1 点	F2 点	F4 点	F5 点	F6 点	F7 点
皮肤	男	1.1 ± 0.2	1.3 ± 0.2	1.1 ± 0.2	1.1 ± 0.2	1.1 ± 0.1	1.1 ± 0.1
	女	1.0 ± 0.1	1.2 ± 0.2	1.0 ± 0.2	1.0 ± 0.2	0.9 ± 0.1	1.0 ± 0.2
皮下组织	男	0.8 ± 0.3	0.9 ± 0.3	0.8 ± 0.3	1.0 ± 0.3	0.9 ± 0.2	0.8 ± 0.2
	女	0.7 ± 0.2	0.7 ± 0.2	0.8 ± 0.2	0.8 ± 0.2	0.8 ± 0.3	0.6 ± 0.2
腱膜层（额肌）	男	1.8 ± 0.4	2.2 ± 0.5	1.5 ± 0.4	2.2 ± 0.4	1.8 ± 0.4	1.7 ± 0.3
	女	1.7 ± 0.4	2.1 ± 0.5	1.8 ± 0.5	2.2 ± 0.5	1.8 ± 0.5	1.4 ± 0.3
疏松结缔组织	男	0.8 ± 0.2	0.8 ± 0.2	1.0 ± 0.2	1.2 ± 0.2	1.3 ± 0.2	1.5 ± 0.3
	女	0.7 ± 0.1	0.7 ± 0.1	0.7 ± 0.1	1.0 ± 0.1	1.2 ± 0.4	1.4 ± 0.3
总计	男	4.5 ± 0.7	5.2 ± 0.7	4.5 ± 0.6	5.4 ± 0.6	5.0 ± 0.6	5.0 ± 0.6
	女	4.1 ± 0.6	4.6 ± 0.6	4.3 ± 0.7	5.1 ± 0.7	4.7 ± 0.9	4.4 ± 0.7

注：数据采用均数 ± 标准差表示（单位：mm）。

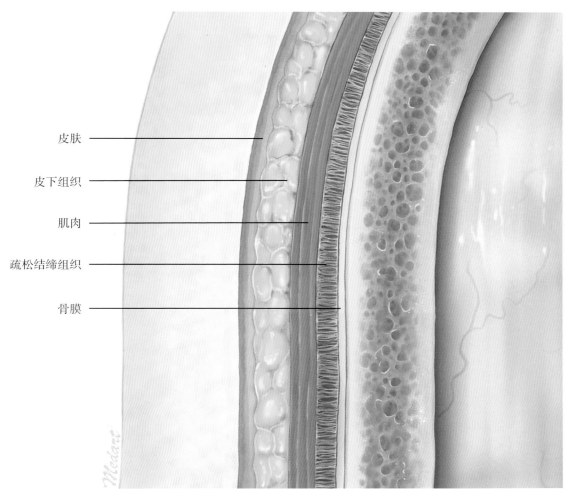

图 3.5 额部层次示意图（经允许引自 © Kwan-Hyun Youn 2020）。

皮肤

皮下组织

肌肉

疏松结缔组织

骨膜

于颞浅筋膜深面，向下则为颞深筋膜层（颞肌筋膜）。颞深筋膜分为两层，并附着于颧弓，颞中静脉走行于两层间脂肪垫内，我们将在超声解剖部分再次详细讨论这一结构。颞肌则位于颞深筋膜深层与颞窝骨面之间（图 3.6）。

位于深层的颞肌为颞区主要肌肉。颞肌收缩可提下颌骨，以闭嘴或维持闭嘴后持续张力状态（紧咬牙）。颞肌起源于颞深筋膜深层，向下附着于下颌骨冠突内侧面和下颌支额侧缘，呈起点宽阔但附着止点狭窄的扇形，前部纤维垂直走行，而后部则为水平方向。起源于上颌动脉的颞深动脉前、后支负责颞肌血供，分布于颞肌前、中部（图 3.7）。

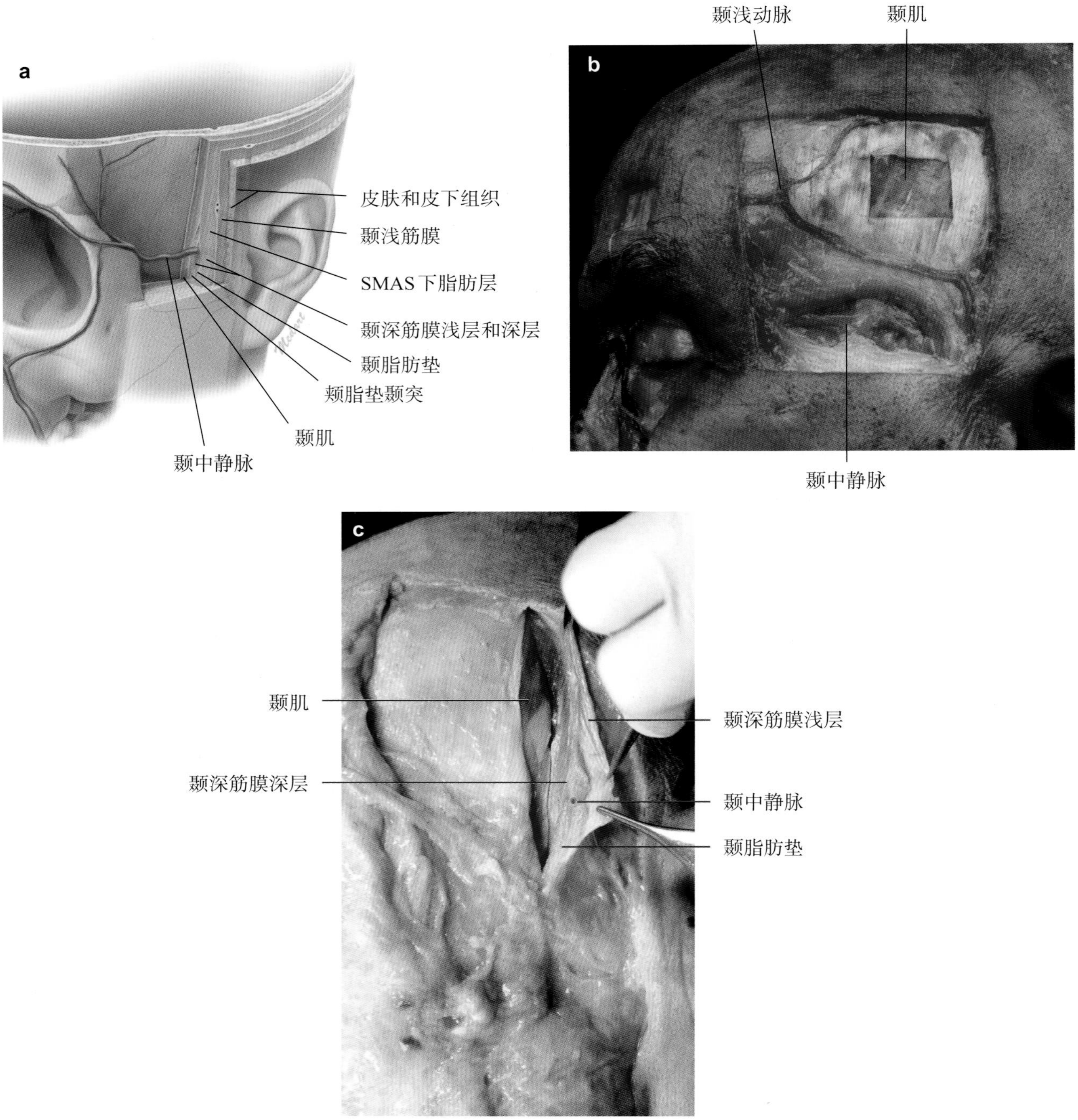

图3.6　颞部解剖层次。a. 颞部层次分布示意图（含血管和脂肪室）。b. 尸体解剖图。c. 切开颞深筋膜浅层后可见颞浅脂肪垫（经允许引自 © Hee-Jin Kim and Kwan-Hyun Youn 2020）。

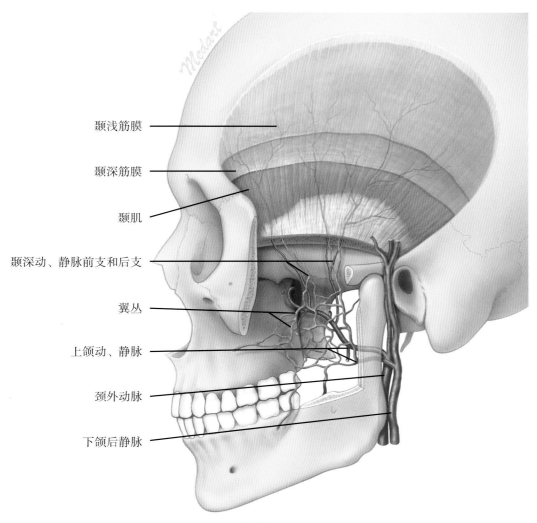

颞浅筋膜

颞深筋膜

颞肌

颞深动、静脉前支和后支

翼丛

上颌动、静脉

颈外动脉

下颌后静脉

图3.7　颞深动、静脉在颞肌中分布（经允许引自© Kwan-Hyun Youn 2020）。

3.1.1　额颞部超声检查表面标志点和参考线（图3.8）

额颞区	
F1：额中点（双侧额结节中点）	T1：经眉水平线
F2：F1点与F3点中点	T2：经颞结节水平线
F3：眉间点	T3：经颧点垂线
F4：额结节	T4：经T3线与T5线中份垂线
F5：TL1线与PL1线交点	T5：经关节突垂线
F6：TL1线与PL2线交点	
F7：TL1线与PL3线交点	
F8：TL1线与PL4线交点	

3.1.2 额部超声检查表

（续表）

目标结构	可探及目标结构的表面标志点	目标结构	可探及目标结构的表面标志点
颞线	F8	ROOF	F6，F7，F8
颧弓	T3，T4，T5	颊脂肪垫	T2，T3，T4，T5
额肌	F1，F2，F3，F4，F5，F6，F7，F8	眶上动脉和神经	F4，F5，F6，F7，F8
降眉间肌	F3	滑车上动脉和神经	F1，F2，F3，F5
颞浅筋膜（SMAS）	F8，T1，T2，T3，T4，T5	正中和旁正中动脉	F1，F2，F3
SMAS下脂肪层	F8，T1，T2，T3	颞浅动脉（额支）	F7，F8
颞深筋膜	T1，T2，T3，T4，T5	颞深血管	T1，T2

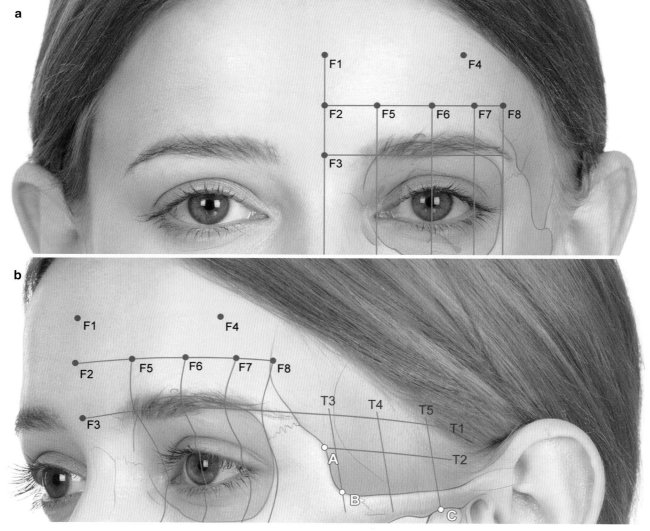

图3.8 额颞部超声检查表面标志点和参考线。a. 前位。b. 斜位（经允许引自 © Kwan-Hyun Youn 2020）。

3.2 额颞部超声图像

3.2.1 超声解剖图像

前额表皮层因含角质成分而在超声图像中呈高回声。与表皮层相比，真皮层回声信号更高。皮下组织层因脂肪小叶而表现为不规则低回声，其线状纤维间隔可呈稍高回声线。额肌位于皮下层深面，呈低回声。疏松结缔组织层超声影像因部位而异，如额部下外侧眼轮匝肌后脂肪层呈稍高回声，而其他区域则为低回声（图3.9~图3.12）。

正如前文所述，颞部层次丰富且分明。超声图

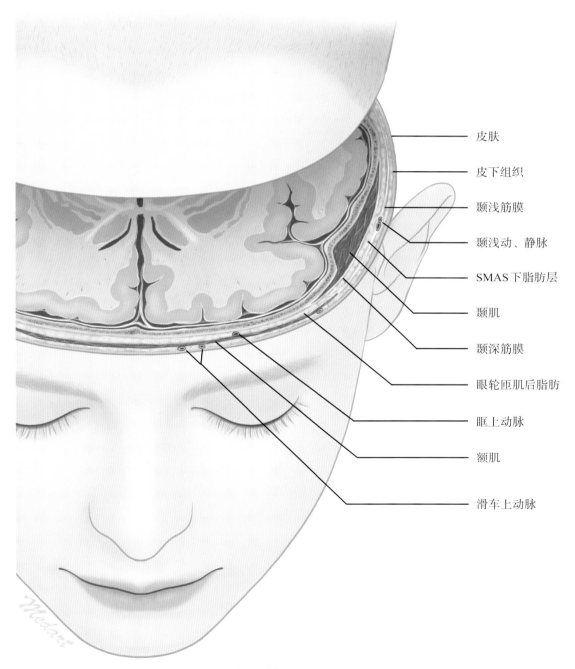

	皮肤
	皮下组织
	颞浅筋膜
	颞浅动、静脉
	SMAS下脂肪层
	颞肌
	颞深筋膜
	眼轮匝肌后脂肪
	眶上动脉
	额肌
	滑车上动脉

图3.9　额颞部经TL1线横断面示意图（经允许引自 © Kwan-Hyun Youn 2020）。

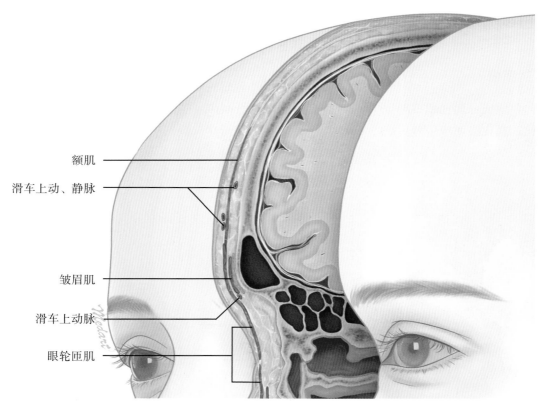

额肌

滑车上动、静脉

皱眉肌

滑车上动脉

眼轮匝肌

图3.10 额部经PL1线矢状面示意图（内眦）（经允许引自© Kwan-Hyun Youn 2020）。

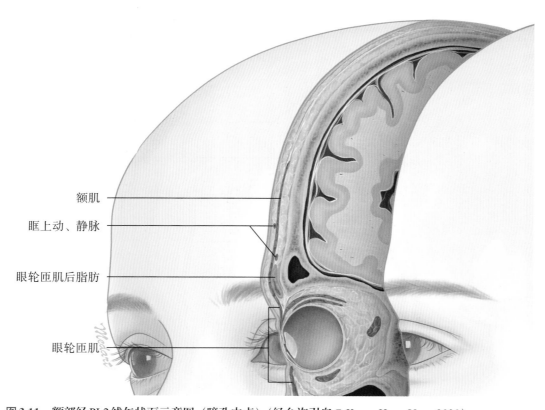

额肌

眶上动、静脉

眼轮匝肌后脂肪

眼轮匝肌

图3.11 额部经PL2线矢状面示意图（瞳孔中点）（经允许引自© Kwan-Hyun Youn 2020）。

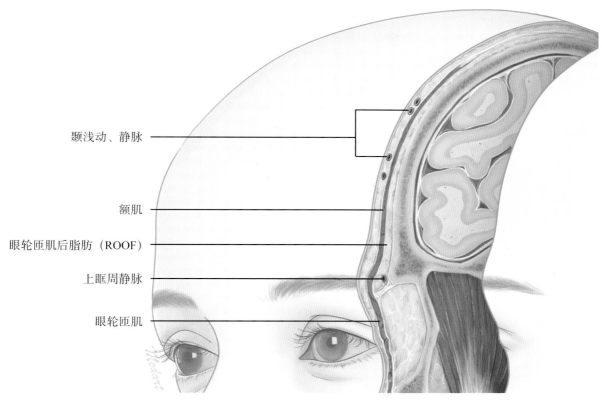

颞浅动、静脉

额肌

眼轮匝肌后脂肪（ROOF）

上眶周静脉

眼轮匝肌

图3.12　额部经PL3线矢状面示意图（外眦）（经允许引自 © Kwan-Hyun Youn 2020）。

像中表皮层为一高回声带，其下真皮和皮下层可见不规则稍低回声影像，皮下层深面颞浅筋膜呈现为高回声，颞浅筋膜下稍低回声为SMAS下脂肪层（无名筋膜）。颞区超声图像中最明显的高回声带为颞深筋膜，其在上颞区为单层，至颧弓上3~3.5 cm处移行为浅、深两层，其间有脂肪分布（颞浅脂垫），颞中静脉（呈无回声）走行其中。多数人颞深筋膜浅层不附着于颧弓上缘，而向下走行延续为腮腺咬肌筋膜。颞肌位于颞深筋膜深层深面，其浅层为腱膜，深层为肌腹（图3.13）。

3.2.2　B型模式和多普勒模式超声图像

F1：额中点（双侧额结节中点）

F1点为双侧额结节连线中点。此处接近额肌肌腹于内侧分为左右两部之移行点；因此，对F1点进行超声扫查时，无法明确第三层结构究竟为额肌还是帽状腱膜。而其他结构，如皮肤、皮下层及疏松结缔组织层在此点均清晰可见（图3.14a、c）。

多普勒模式下可探及额中线区域血管，如正中动脉和旁正中动脉（图3.14b、d）。

F2：F1点与F3点中点

F2点为F1点与F3点（眉间点）连线中点。此处额肌可被探及，因额肌纤维于皮下层穿入并附着于皮肤，故皮下层与额肌间界限不清。其余层次超声影像如常，相较其他点无明显差别（图3.15a）。多普勒模式下可探及滑车上动脉、正中动脉及旁正中动脉等中线区域血管（图3.15b）。

F3：眉间点

F3点为眉间所在，此处可见高回声表皮层，深面为较厚的皮下脂肪层。皮下层深面可见降眉间肌，超声图像中其深度为（3.8±0.7）mm（图3.16）。在多数情况下（79.7%），此点横切面超声图像上降眉间肌与相邻其他面部表情肌易于区分。然而，部分个体因降眉间肌为左右两部，而在中线处不能明确探及，呈一薄的等回声带（图3.17a、c）。超声图像中我们亦可观察到双侧皱眉肌穿入降

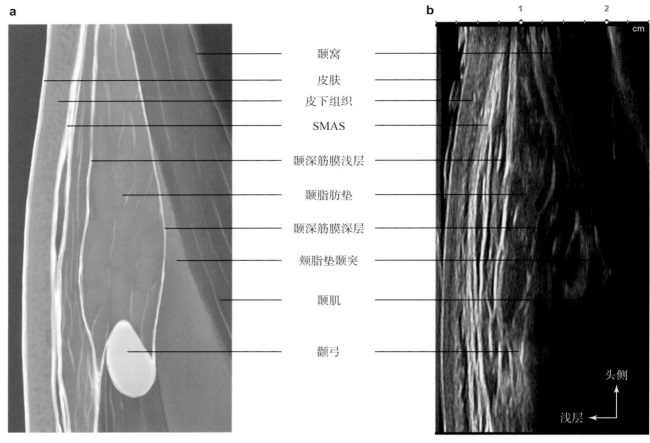

图 3.13　颞部筋膜层次。a. 解剖示意图。b. 超声图像（**经允许引自** © Hee-Jin Kim and Kwan-Hyun Youn 2020）。

图中标注（由上至下）： 颞窝　皮肤　皮下组织　SMAS　颞深筋膜浅层　颞脂肪垫　颞深筋膜深层　颊脂垫颞突　颞肌　颧弓

头侧　浅层

眉间肌深面。

F4：额结节

F4 点为额结节点，此处主要结构为额肌。多普勒模式下可见走行于额肌浅面或肌内的眶上动脉浅支及颞浅动脉额支（图 3.18）。

F5：TL1 线与 PL1 线交点

F5 点为 TL1 线与 PL1 线交点，超声图像中此处层次分明。额肌较厚且呈高回声（图 3.19a）。多普勒模式图像显示此点滑车上动脉走行分布情况如下：仅额肌浅层（滑车上动、静脉浅支）为 45%，仅额肌深层（滑车上动、静脉深支）为 20%，同时分布于额肌浅深层（滑车上动、静脉浅支和深支）为 35%（图 3.19b、c）。

F6：TL1 线与 PL2 线交点

F6 点为 TL1 线与 PL2 线交点。与 F5 点处相比，此处肌肉较薄，而疏松结缔组织层则更厚（图 3.20a）。F6 点处多普勒模式图像显示眶上动、静脉深支走行于额肌深面（图 3.20b），并逐渐向上外侧移行，于 F6 点上方 3 cm 处穿出额肌，移行为眶上动脉浅支（图 3.20c）。

F7：TL1 线与 PL3 线交点

F7 点为 TL1 线与 PL3 线交点，此处结构与 F6 点相似。F7 点外侧可见额颞交界区的颞线。在此区域可见 ROOF 层。超声图像中 F7 点处疏松结缔组织层与 F2、F5、F6 点回声形态略异（图 3.21a）。多普勒模式超声图像显示颞浅动脉额支走行于额肌浅面（图 3.21b）。

F8：TL1 线与 PL4 线交点

F8 点为 TL1 线与 PL4 线交点，亦经颞线（颞嵴）。如前所述，此处五层结构亦层次分明，增厚的 ROOF 层可在此点探及，额肌外侧缘位于颞线（或颞嵴）外 1 cm 处。ROOF 向外侧延续为 SMAS 下脂肪层（图 3.22a）。额肌向外侧与颞浅筋膜相延续，其均属 SMAS 层（图 3.22a、c）。与面部其他

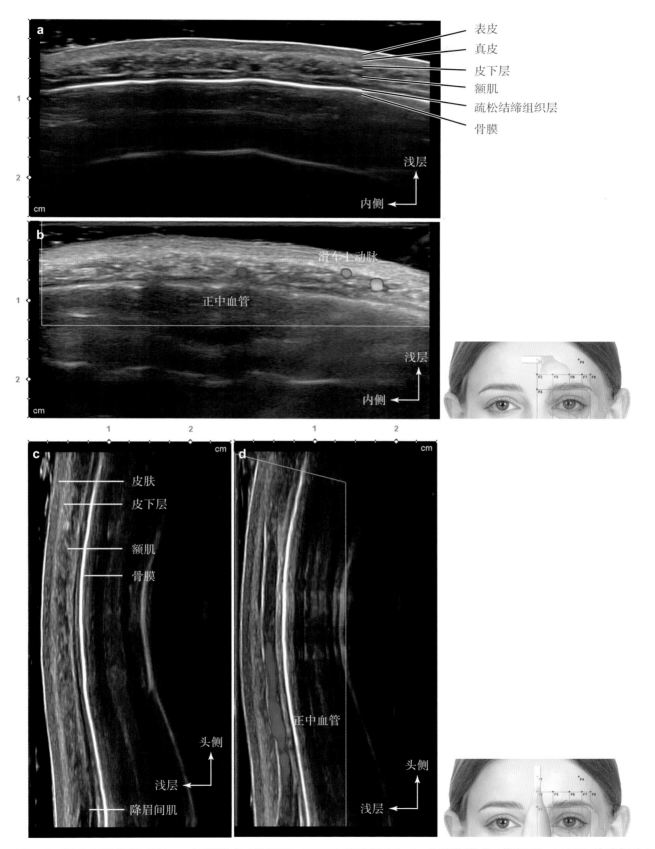

图3.14　额中点声像图（F1）。a. B型模式（横切面，15 MHz线阵探头）。b. 多普勒模式（横切面，15 MHz线阵探头）。c. B型模式（矢状面，15 MHz线阵探头）。d. 多普勒模式（矢状面，15 MHz线阵探头）（经允许引自 © Hee-Jin Kim 2020）。

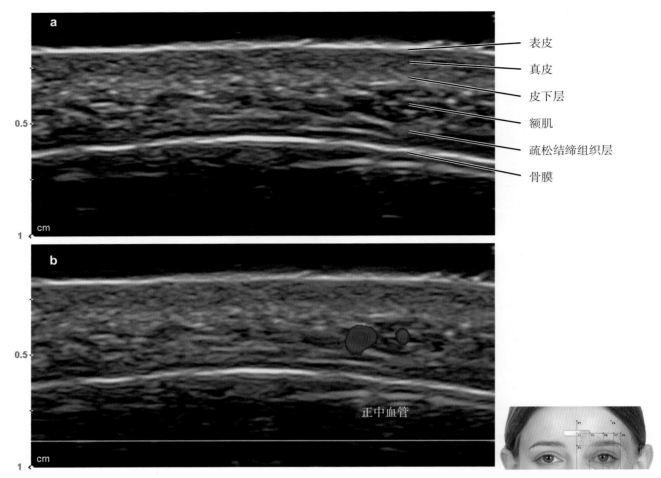

图**3.15**   F1点与F3点中点声像图（F2）。a. B型模式（横切面，15 MHz线阵探头）。b. 多普勒模式（横切面，15 MHz线阵探头）（经允许引自 © Hee-Jin Kim 2020）。

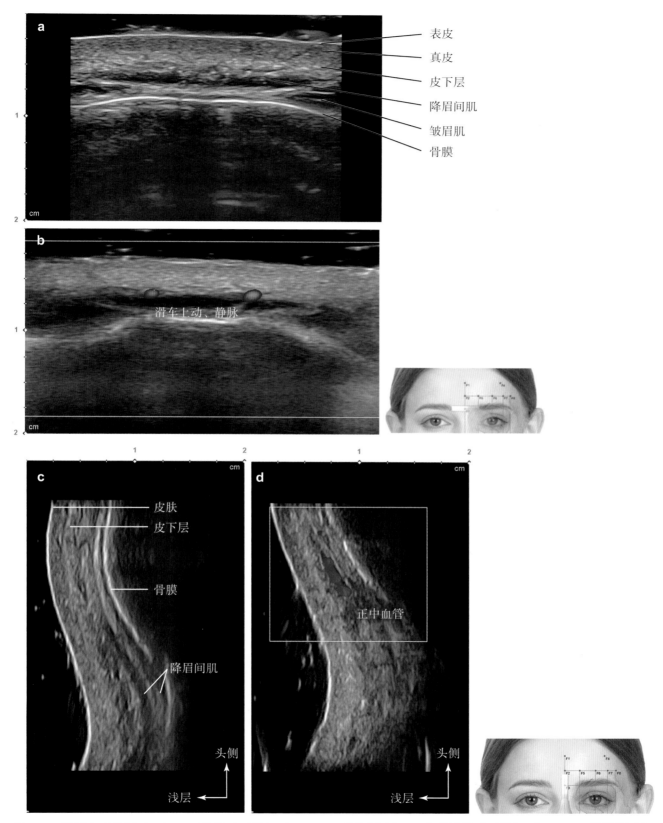

图3.16 眉间点声像图（F3）。a. B型模式（横切面，15 MHz线阵探头）。b. 多普勒模式（横切面，15 MHz线阵探头）。c. B型模式（矢状面，15 MHz线阵探头）。d. 多普勒模式（矢状面，15 MHz线阵探头）（经允许引自 © Hee-Jin Kim 2020）。

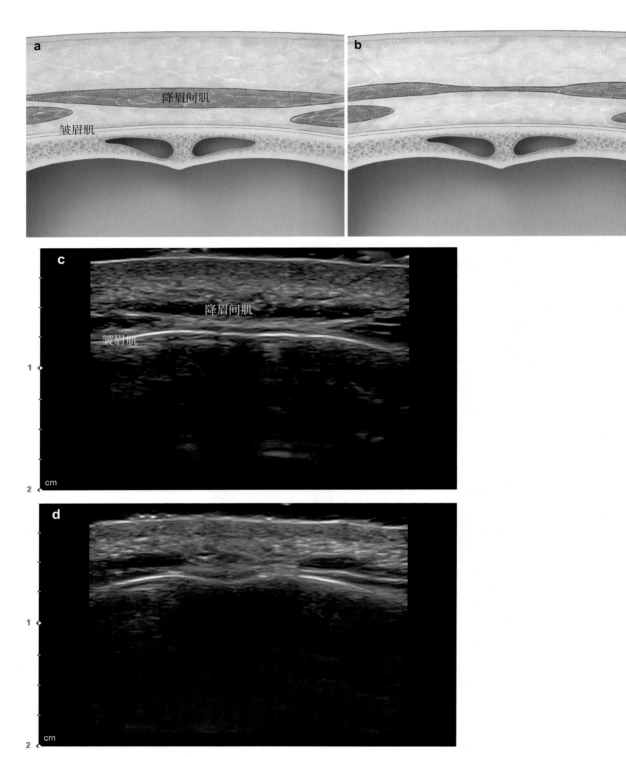

图3.17　两种不同类型的降眉间肌声像图（横切面）。a、c. Ⅰ型降眉间肌示意图和声像图。b、d. Ⅱ型降眉间肌示意图和声像图（经允许引自 © Hee-Jin Kim and Kwan-Hyun Youn 2020）。

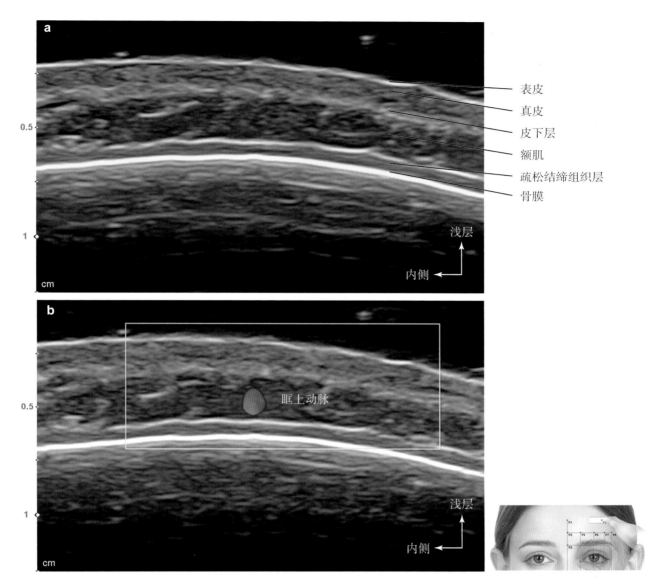

图3.18　额结节声像图（F4）。a. B型模式（横切面，15 MHz线阵探头）。b. 多普勒模式（横切面，15 MHz线阵探头）（经允许引自 © Hee-Jin Kim 2020）。

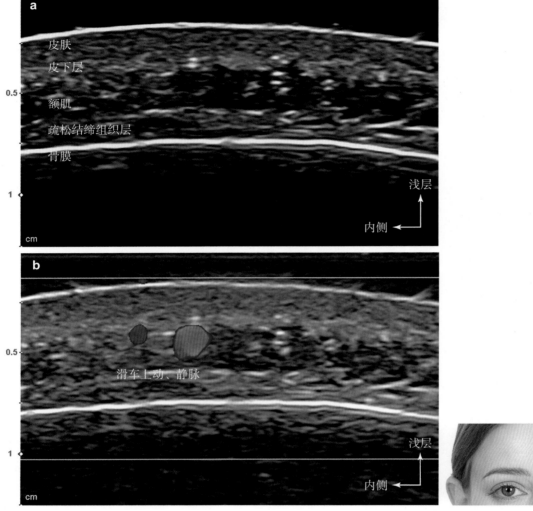

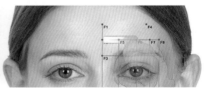

图3.19   TL1线与PL1线交点声像图（F5）。a. B型模式（横切面，15 MHz线阵探头）。b. 多普勒模式（横切面，15 MHz线阵探头）。

部位组织层次不同，上颞区由皮肤、皮下脂肪、颞浅筋膜、SMAS下脂肪、颞深筋膜及颞肌组成。在多普勒模式超声图像中，颞浅动脉额支位于额肌和颞浅筋膜内，此处颞浅血管出现率为88%（图3.22b）。

T1：经眉水平线

我们定义经眉水平线为T1线。颞窝各层结构与皮肤表面并非平行，因此我们建议临床医生调整探头角度以垂直扫查而获得最佳图像。

相较凹陷的颞窝，颞嵴为一个突出结构。低回声额肌向两侧颞线外延伸，而与之相延续的颞浅筋膜则呈现为高回声。颞浅筋膜下的高回声颞深筋膜

起源于颞线，颞浅筋膜下（颞深筋膜浅面）可见低回声SMAS下脂肪层。在多普勒模式图像中可见颞深动脉前支走行于颞肌内（图3.23a、b）。

T2：经颧结节水平线

经颧结节水平线定义为T2线。颧结节为颧骨眶部表面轻微隆起部分，该骨性标志易触及。

此点最深层可探及低回声颞肌；颞肌腱膜部为高回声，颞深脂肪垫（颊脂垫颞突）为低回声。与T1处图像不同，颞深筋膜在此分为浅、深两层，其间为颞脂肪垫（图3.24a）。

多普勒模式下可探及颞深动脉前支和后支，偶可见颞中静脉。一般而言，颞中静脉走行于颧弓上

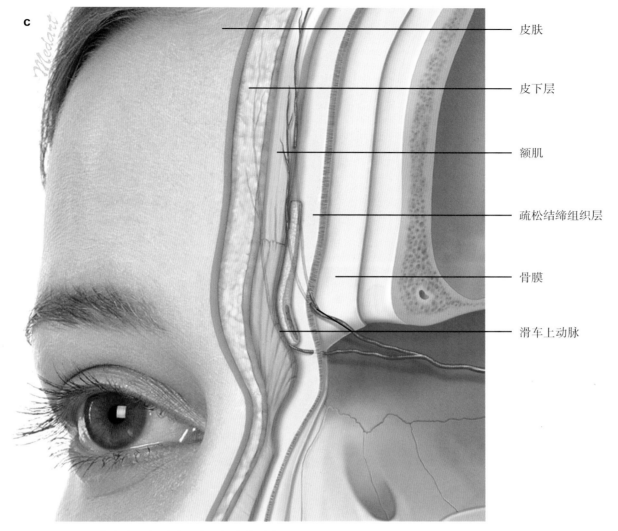

c

皮肤

皮下层

额肌

疏松结缔组织层

骨膜

滑车上动脉

图 3.19（续） c. 额部和眉间动脉分布（经允许引自 © Hee-Jin Kim and Kwan-Hyun Youn 2020）。

约 20 mm，我们可将示指置于颧弓上缘以预估其位置。面部静脉系统，包括前哨静脉、下睑静脉及眶周静脉，均汇入颞中静脉，最后被颞浅静脉引流（图 3.24b）。

T3：经颧点垂线

经颧点垂线定义为 T3 线。此处超声图像中，因颧弓占据下 2/3，可反射所有回声，因此颞窝内结构无法显示。颧弓上为可观察到的高回声 SMAS 及颞深筋膜浅层，但超声图像中区分这两层结构较为困难。颞深筋膜深面为低回声颊脂垫，脂肪垫深处可及低回声颞肌，而颞骨则位于图像最深层（图 3.25）。

T4：经 T3 线与 T5 线中份垂线

经 T3、T5 线中份的垂线定义为 T4 线。T4 线与 T3 线超声图像类似，可见颧弓后声影。此处颞部典型解剖层次结构可被清晰显示，包括 SMAS，SMAS 下脂肪，颞深筋膜浅、深层，颊脂垫颞突，以及颞肌。SMAS 及颞深筋膜浅层之间可见低回声 SMAS 下脂肪，超声图像还清晰可见部分颞深筋膜浅层跨颧弓向下延伸至腮腺区域（图 3.26）。

T5：经关节突垂线

经颞下颌关节关节突垂线定义为 T5 线。SMAS 及颞深筋膜浅、深层等筋膜结构在此紧密融合，超声下很难区分各层次（图 3.27）。

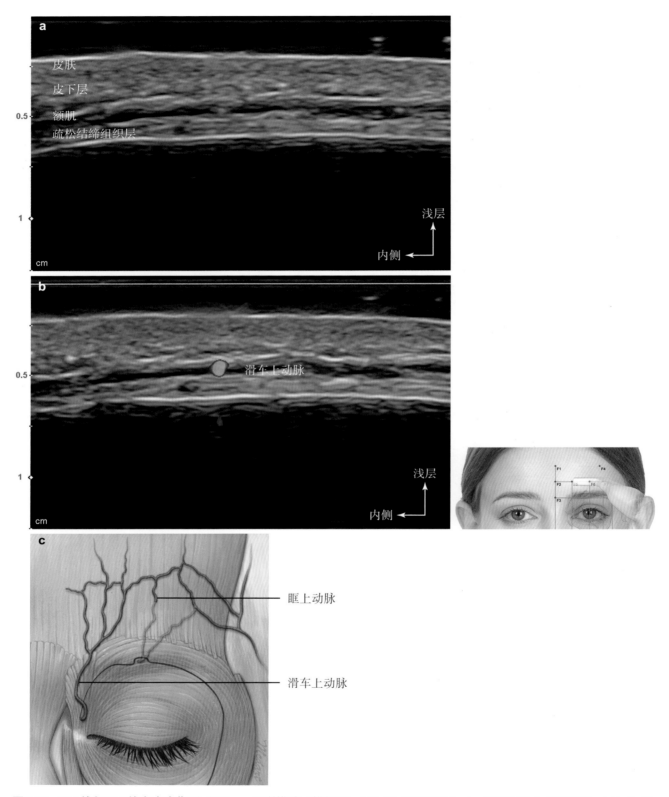

图3.20 TL1线与PL2线交点声像图（F6）。a. B型模式（横切面，15 MHz线阵探头）。b. 多普勒模式（横切面，15 MHz线阵探头）。c. 额部动脉分布（经允许引自 © Hee-Jin Kim and Kwan-Hyun Youn 2020）。

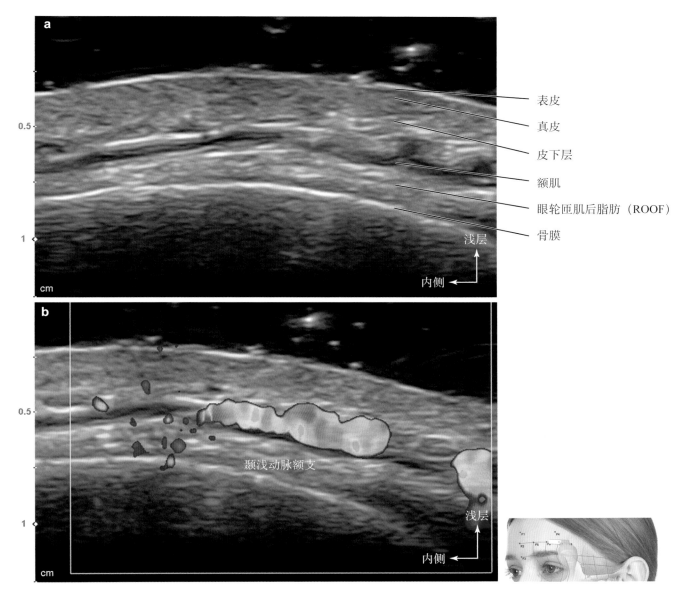

表皮

真皮

皮下层

额肌

眼轮匝肌后脂肪（ROOF）

骨膜

浅层

内侧

颞浅动脉额支

浅层

内侧

图 3.21　TL1 线与 PL3 线交点声像图（F7）。a. B 型模式（横切面，15 MHz 线阵探头）。b. 多普勒模式（横切面，15 MHz 线阵探头）（经允许引自 © Hee-Jin Kim 2020）。

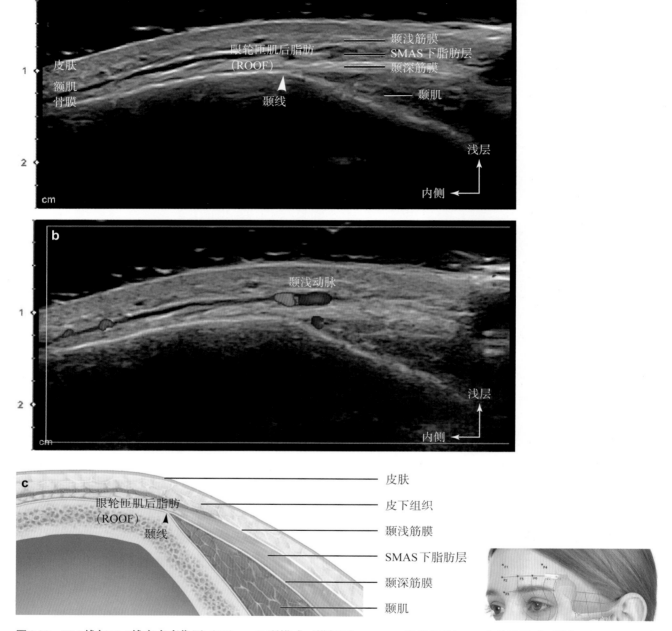

图3.22　TL1线与PL4线交点声像图（F8）。a. B型模式（横切面，15 MHz线阵探头）。b. 多普勒模式（横切面，15 MHz线阵探头）。c. 相应示意图（经允许引自 © Hee-Jin Kim and Kwan-Hyun Youn 2020）。

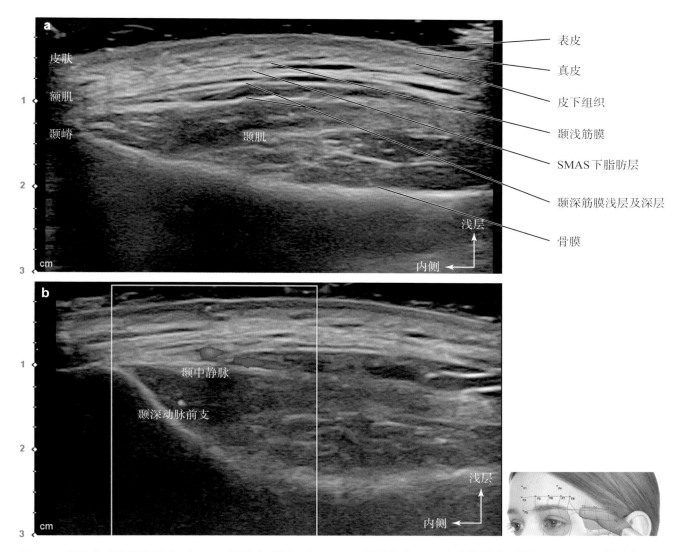

图3.23　经眉水平线声像图（T1）。a. B型模式（横切面，15 MHz线阵探头）。b. 多普勒模式（横切面，15 MHz线阵探头）（经允许引自 © Hee-Jin Kim 2020）。

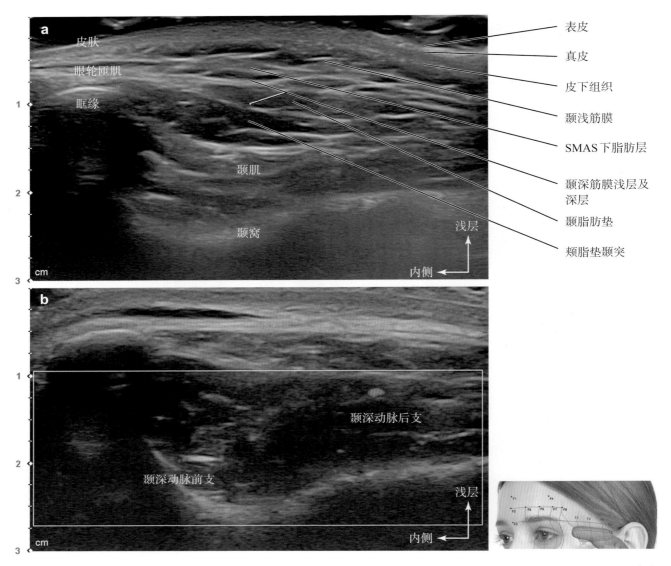

图3.24　经颧结节水平线声像图（T2）。a. B型模式（横切面，15 MHz线阵探头）。b. 多普勒模式（横切面，15 MHz线阵探头）（经允许引自 © Hee-Jin Kim 2020）。

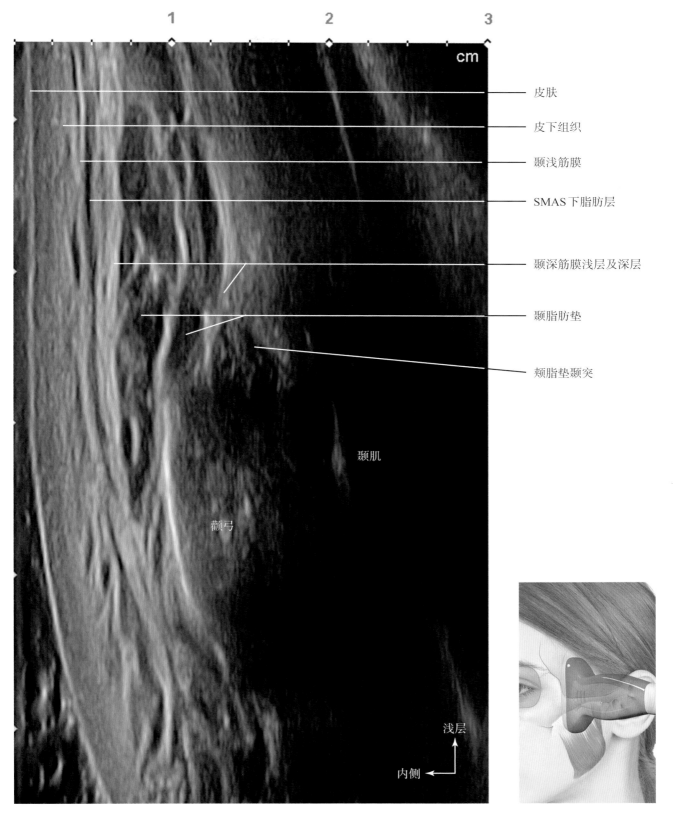

图 3.25　经颧点垂线声像图（T3）。B 型模式（冠状面，15 MHz 线阵探头）（经允许引自 © Hee-Jin Kim 2020）。

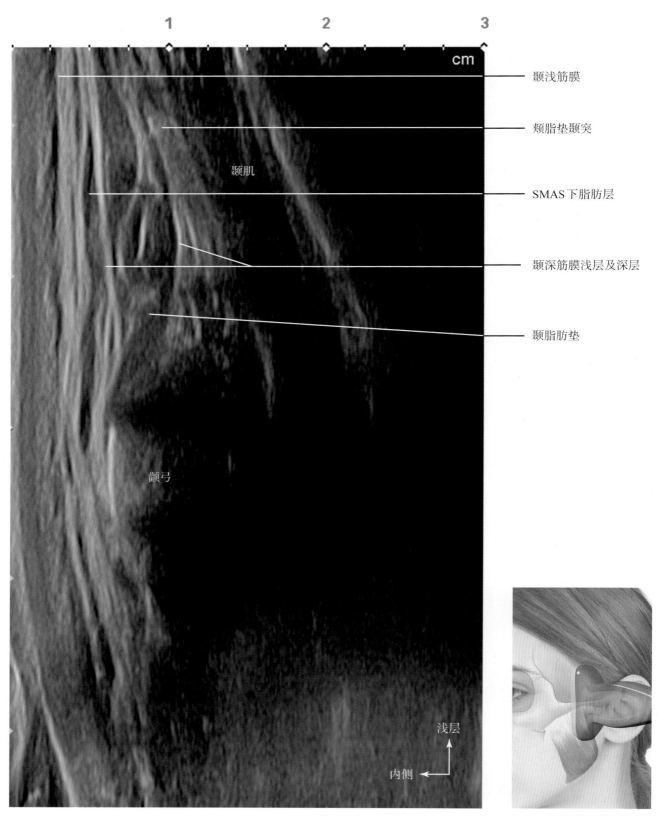

颞浅筋膜

颊脂垫颞突

颞肌

SMAS下脂肪层

颞深筋膜浅层及深层

颞脂肪垫

颧弓

浅层

内侧

图 3.26　经 T3 线与 T5 线中份垂线声像图（T4）。B 型模式（冠状面，15 MHz 线阵探头）（经允许引自 © Hee-Jin Kim 2020）。

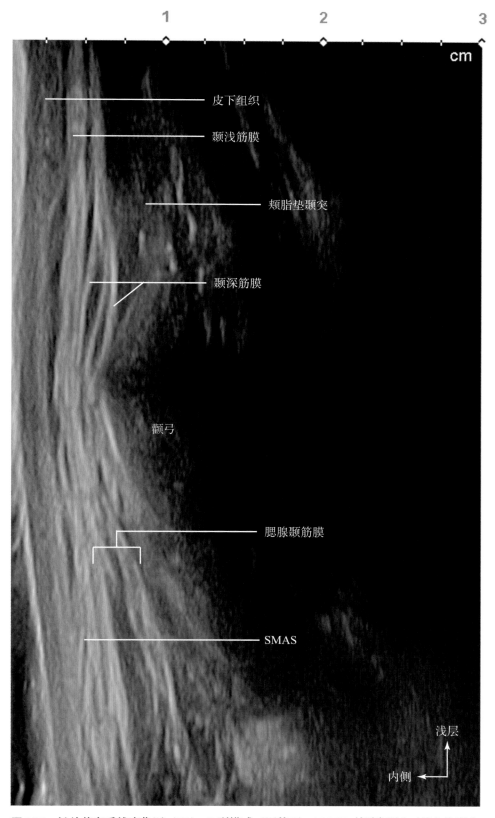

皮下组织

颞浅筋膜

颊脂垫颞突

颞深筋膜

颧弓

腮腺颞筋膜

SMAS

浅层

内侧

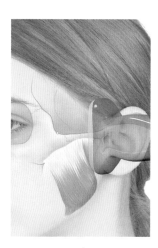

图3.27 经关节突垂线声像图（T5）。B型模式（冠状面，15 MHz线阵探头）（经允许引自 © Hee-Jin Kim 2020）。

参考文献

[1] Choi YJ, Lee KW, Gil YC, Hu KS, Kim HJ. Ultrasonographic analyses of the forehead region for injectable treatments. Ultrasound Med Biol. 2019;45:2641–8.

[2] Choi YJ, Won SY, Lee JG, Hu KS, Kim ST, Tansatit T, Kim HJ. Characterizing the lateral border of the frontalis for safe and effective injection of botulinum toxin. Aesthet Surg J. 2016;36: 344–8.

[3] Cong LY, Lee SH, Tansatit T, Hu KS, Kim HJ. Topographic anatomy of the inferior medial palpebral artery and Its relevance to the pretarsal roll augmentation. Plast Reconstr Surg. 2016;138: 430e–6e.

[4] Cong LY, Phothong W, Lee SH, Wanitphakdeedecha R, Koh I, Tansatit T, Kim HJ. Topographic analysis of the supratrochlear artery and the supraorbital artery: implication for improving the safety of forehead augmentation. Plast Reconstr Surg. 2017;139:620e.

[5] Frankel AS, Kamer FM. Chemical browlift. Arch Otolaryngol Head Neck Surg. 1998;124:321–3.

[6] Gil YC, Lee SH, Shin KJ, Song WC, Koh KS, Shin HJ. Three-dimensional topography of the supratrochlear nerve with reference to the lacrimal caruncle, and its danger zone in Asians. Dermatol Surg. 2017;43:1458–65.

[7] Gil YC, Shin KJ, Lee SH, Song WC, Koh KS, Shin HJ. Topography of the supraorbital nerve with reference to the lacrimal caruncle: danger zone for direct browplasty. Br J Ophthalmol. 2017;101:940–5.

[8] Huilgol SC, Carruthers A, Carruthers JD. Raising eyebrows with botulinum toxin. Dermatol Surg. 1999;25:373–5.

[9] Hur MS. Anatomical relationships of the procerus with the nasal ala and the nasal muscles: transverse part of the nasalis and levator labii superioris alaeque nasi. Surg Radiol Anat. 2017;39:865–9.

[10] Jung W, Youn KH, Won SY, Park JT, Hu KS, Kim HJ. Clinical implications of the middle temporal vein with regard to temporal fossa augmentation. Dermatol Surg. 2014;40:618–23.

[11] Kwak HH, Ko SJ, Jung HS, Park HD, Chung IH, Kim HJ. Topographic anatomy of the deep temporal nerves, with references to the superior head of lateral pterygoid. Surg Radiol Anat. 2003; 25:393–6.

[12] Lee HJ, Choi KS, Won SY, Apinuntrum P, Hu KS, Kim ST, Tansatit T, Kim HJ. Topographic relationship between the supratrochlear nerve and corrugator supercilii muscle--can this anatomical knowledge improve the response to botulinum toxin injections in chronic migraine. Toxins. 2015;17(7):2629–38.

[13] Lee HJ, Choi YJ, Lee KW, Kim HJ. Positional patterns among the auriculotemporal nerve, superficial temporal artery, and superficial temporal vein for use in decompression treatments for migraine. Sci Rep. 2018;8(8):16539.

[14] Lee HJ, Kang IW, Won SY, Lee JG, Hu KS, Tansatit T, Kim HJ. Description of a novel anatomic venous structure in the nasoglabellar area. J Craniofac Surg. 2014;25:633–5.

[15] Lee HJ, Lee KW, Tansatit T, Kim HJ. Three-dimensional territory and depth of the corrugator supercilii: application to botulinum neurotoxin injection. Clin Anat. 2020.

[16] Lee JG, Yang HM, Hu KS, Lee YI, Lee HJ, Choi YJ, Kim HJ. Frontal branch of the superficial temporal artery: anatomical study and clinical implications regarding injectable treatments. Surg Radiol Anat. 2015;37:61–8.

[17] Lee JY, Kim JN, Kim SH, Choi HG, Hu KS, Kim HJ, Song WC, Koh KS. Anatomical verification and designation of the superficial layer of the temporalis muscle. Clin Anat. 2012;25:176–81.

[18] Lee KL, Choi YJ, Gil YC, Hu KS, Tansatit T, Kim HJ. Locational relationship between the lateral border of the frontalis muscle and the superior temporal line. Plast Reconstr Surg. 2019;143:293e–8e.

[19] Park JT, Youn KH, Hur MS, Hu KS, Kim HJ, Kim HJ. Malaris muscle, the lateral muscular band of orbicularis oculi muscle. J Craniofac Surg. 2011;22:659–62.

[20] Song WC, Choi HG, Kim SH, Kim SH, Hu KS, Kim HJ, Koh KS. Topographic anatomy of the zygomatic arch and temporal fossa: a cadaveric study. J Plast Reconstr Aesthet Surg. 2009;62:1375–8.

[21] Song WC, Kim SJ, Kim SH, Hu KS, Kim HJ, Koh KS. Asymmetry of the palpebral fissure and upper eyelid crease in Koreans. J Plast Reconstr Aesthet Surg. 2007;60:251–5.

[22] Yang HM, Jung W, Won SY, Youn KH, Hu KS, Kim HJ. Anatomical study of medial zygomaticotemporal vein and its clinical implication regarding the injectable treatments. Surg Radiol Anat. 2015;37:175–80.

[23] Yang HM, Kim HJ. Anatomical study of the corrugator supercilii muscle and its clinical implication with botulinum toxin A injection. Surg Radiol Anat. 2013;35:817–21.

眶周区超声解剖

US Anatomy of the Periorbital Region

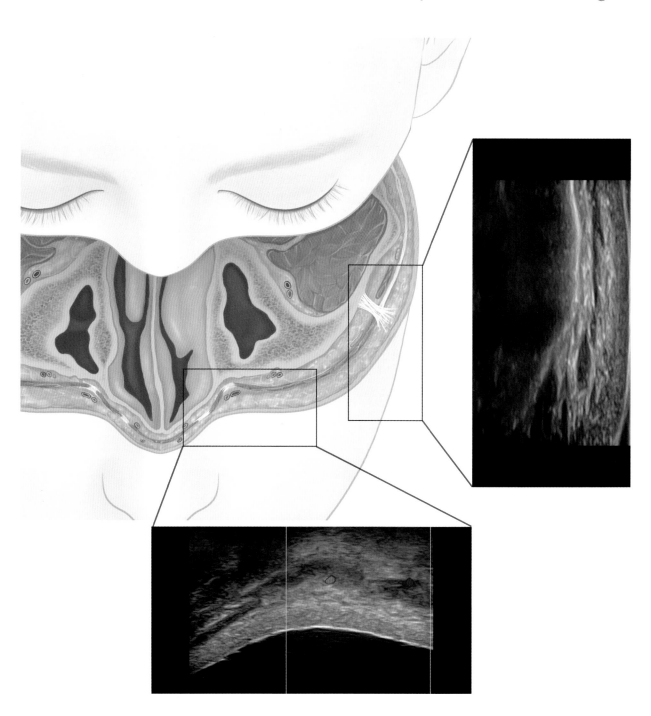

4.1 眶周区临床解剖

眼轮匝肌所覆盖部位为眶周区,该区域从上下睑延伸至眉。眼轮匝肌决定眼的外形并参与面部表情形成,其为椭圆形宽阔扁平的薄层肌肉,主要功能为闭合眼睑,此外还起到保护眼球的作用。眼轮匝肌依分布区域差异可分为眶部和睑部,睑部亦可分为眶隔前和睑板前两部分(图4.1),其分别位于眶隔和睑板浅面。睑部眼轮匝肌不自主收缩闭合眼睑时,内眦处会形成纵行皱纹。

眶部眼轮匝肌起于眶上缘和下缘,走行至内外眦韧带腱部、额肌下缘、降眉间肌、皱眉肌及皮肤。在亚洲人群中,外眦到眼轮匝肌外侧缘平均距离为3.1 cm。眼轮匝肌外侧肌束和内侧肌束出现率分别为54%和64%(图4.2)。

眼轮匝肌为结构最复杂的面部肌肉之一,其与多个邻近肌肉均有重叠(如皱眉肌、降眉间肌、额肌、颧大肌、颧小肌),这些肌肉直接或间接交织在一起,共同参与面部表情运动。在89%的亚洲人群中,颧小肌与眼轮匝肌直接延续。

皱眉肌位于眼轮匝肌深面,起自额骨眉弓部内侧骨膜,向上外侧走行,最终与额肌融合。皱眉肌可分为横行肌腹和斜行肌腹。横行肌腹起源于斜行肌腹的上外侧,其大部分纤维附着于额肌(图4.3)和眼轮匝肌眶部上外侧纤维。横行肌腹位于斜行肌腹深面,较斜行肌腹而言,横行肌腹为近水平走行。皱眉肌和部分额肌收缩会形成眉间区纵行皱纹。一般而言,皱眉肌起自内眦间水平线上方16 mm,前正中线外侧4~14 mm处,而后皱眉肌纤维与额肌相互交织并止于真皮层,其通常位于内眦间水平线上30 mm,前正中线外16~35 mm处。在亚洲人群中,皱眉肌纵向平均长度为15 mm;而在高加索人群中,这一长度为21 mm。

降眉肌为一分布于眉间区扇形肌肉,起自上颌骨额突和额骨鼻部,并与皱眉肌和眼轮匝肌内侧纤维相交织(图4.1)。

额切迹位于眶上缘内侧,为一明确的骨性标志。此外,眶上切迹(或眶上孔)位于额切迹外

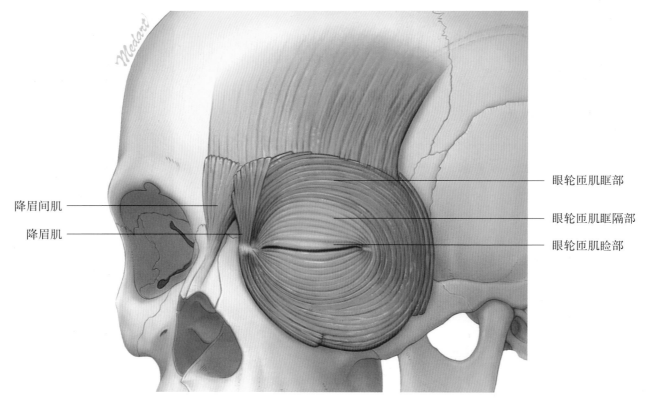

降眉间肌 ——

降眉肌 ——

—— 眼轮匝肌眶部

—— 眼轮匝肌眶隔部

—— 眼轮匝肌睑部

图 4.1　眶周肌肉示意图(**经允许引自** © *Kwan-Hyun Youn 2020*)。

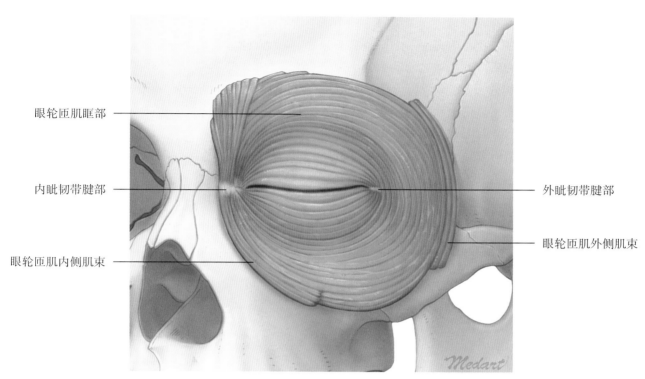

图 4.2　眼轮匝肌和内外侧肌束示意图（经允许引自 © Kwan-Hyun Youn 2020）。

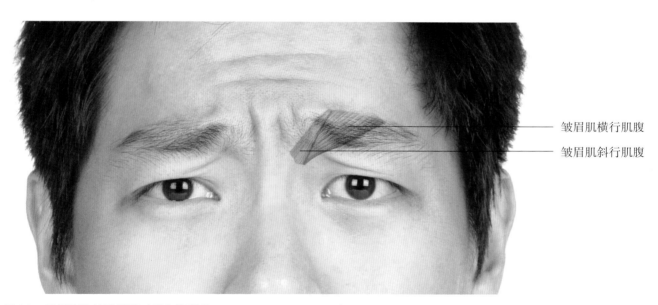

图 4.3　眉间纹及其皱眉肌（经允许引自 © Kwan-Hyun Youn 2020）。

侧。滑车上血管神经束穿额切迹，而眶上血管神经束则穿眶上切迹（或眶上孔）。

内眦血管走行于内眦内侧区域。面动脉分出侧鼻动脉后继续向头侧移行为内眦动脉，至内眦处后发出终末细小分支分布于鼻内侧和眼睑。在25%的人群中，内眦动脉起源于眼动脉而非面动脉。此外，内眦静脉由眶上静脉和滑车上静脉在内眦区汇合而成，而后内眦静脉分别回流至眼上静脉和面静脉，面静脉于深面向下继续走行（图4.4）。较内眦动脉而言，内眦静脉于内眦处走行更深。下睑静脉通常位于中面部眼轮匝肌下脂肪（SOOF）内。SOOF位于颧前间隙，其以眼轮匝肌支持韧带为上界，颧皮韧带为下界，浅面为眼轮匝肌，深面为颧骨。在58%的人群中，下睑静脉位于眼轮匝肌外侧部深面。

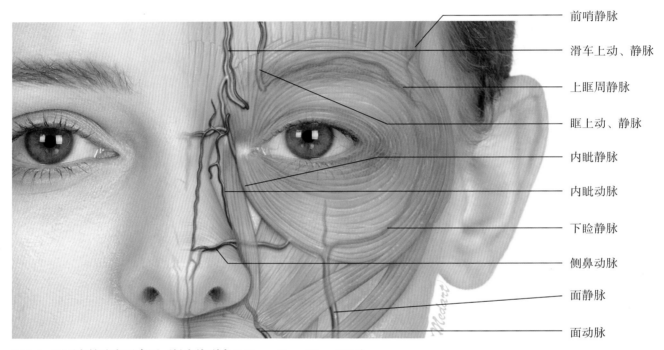

图4.4 眶周血管分布示意图（经允许引自 © Kwan-Hyun Youn 2020）。

- 前哨静脉
- 滑车上动、静脉
- 上眶周静脉
- 眶上动、静脉
- 内眦静脉
- 内眦动脉
- 下睑静脉
- 侧鼻动脉
- 面静脉
- 面动脉

4.1.1 眶周区超声检查表面标志点和参考线（图4.5）

眶周区域	
P1：TL2线与PL1线交点	P6：TL3线与PL1线交点
P2：TL2线与PL2线交点	P7：TL3线与PL2线交点
P3：TL2线与PL3线交点	P8：TL3线与PL3线交点
P4：TL2线与PL4线交点	P9：TL3线与PL4线交点
P5：经外眦水平线与眶外侧缘交点	

4.1.2 眶周区超声检查表

（续表）

目标结构	可探及目标结构的表面标志点	目标结构	可探及目标结构的表面标志点
眼轮匝肌	P1，P2，P3，P4，P5，P6，P7，P8，P9	颞深筋膜	P4
皱眉肌	P1，P2	ROOF	P2，P3，P4
颞肌	P4	SOOF	P8，P9
提上唇肌	P7	内眦动、静脉	P6
提上唇鼻翼肌	P6	颞深动脉前支	P4
颧小肌	P9	滑车上动脉和神经	P1
额肌	P4	眶上动脉和神经	P2
SMAS	P4	眶周静脉	P4

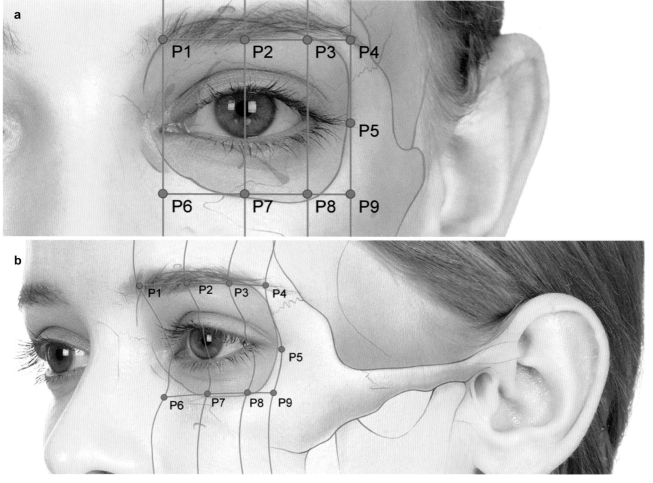

图 4.5　眶周区超声检查面部表面标志点和参考线。a. 正位。b. 右斜位（经允许引自 © Kwan-Hyun Youn 2020）。

4.2 眶周区超声图像

4.2.1 超声解剖图像

在眶周区超声图像中，表皮呈一较薄线状高回声，真皮则呈稍高回声线。相较眼睑区，眉部皮下层呈现为更厚的不规则低回声。眼轮匝肌位于皮下组织层深面，呈低回声。SOOF表现为稍高回声，而位于眉外侧的眶上血管多为无回声。眶上切迹（或眶上孔）处的眶上神经呈现为蜂巢状（图4.6~图4.11）。

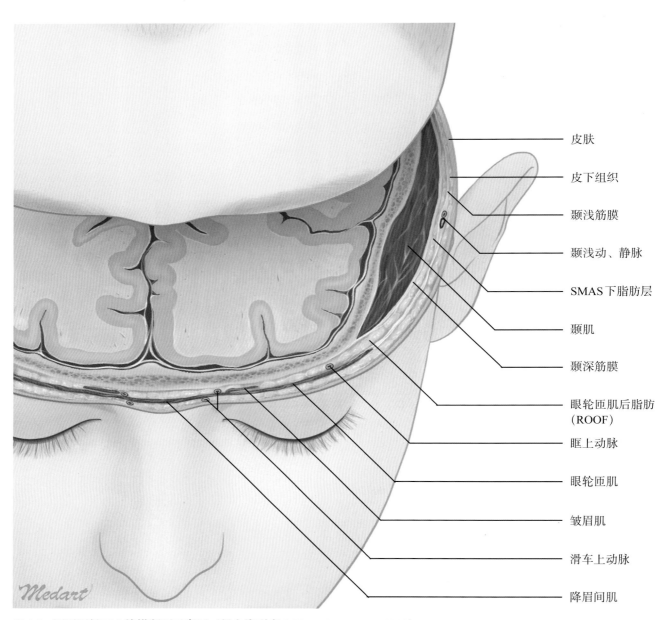

皮肤

皮下组织

颞浅筋膜

颞浅动、静脉

SMAS下脂肪层

颞肌

颞深筋膜

眼轮匝肌后脂肪（ROOF）

眶上动脉

眼轮匝肌

皱眉肌

滑车上动脉

降眉间肌

图 4.6 眶周区经TL2线横断面示意图（经允许引自© Kwan-Hyun Youn 2020）。

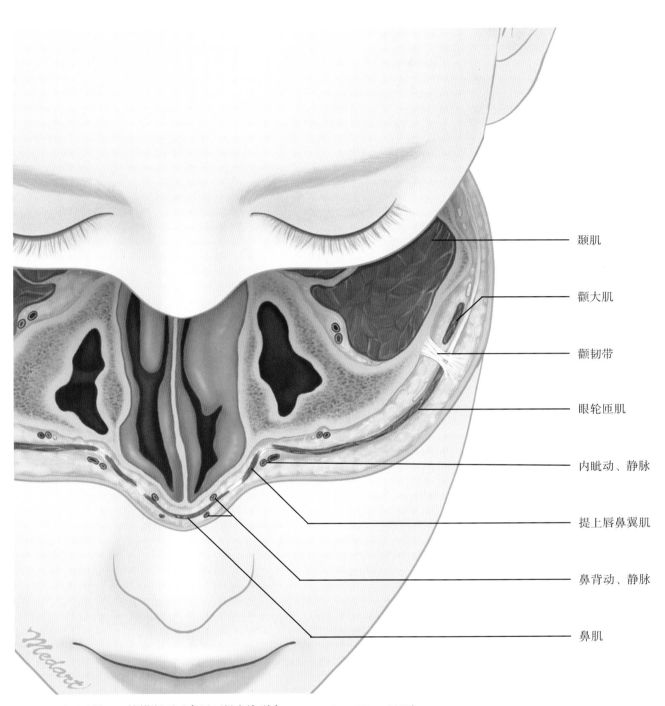

颞肌

颧大肌

颧韧带

眼轮匝肌

内眦动、静脉

提上唇鼻翼肌

鼻背动、静脉

鼻肌

图 4.7　眶周区经 TL3 线横断面示意图（经允许引自 © Kwan-Hyun Youn 2020）。

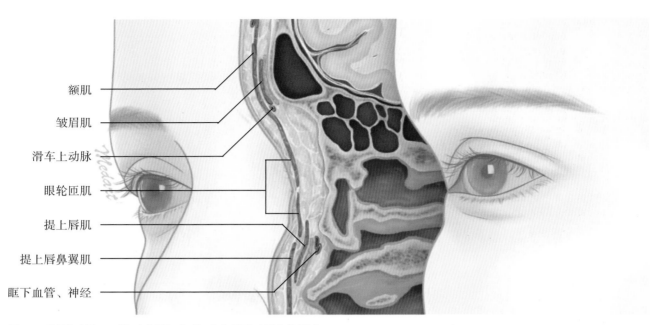

额肌
皱眉肌
滑车上动脉
眼轮匝肌
提上唇肌
提上唇鼻翼肌
眶下血管、神经

图 4.8 眶周区经 PL1 线（内眦）矢状面示意图（经允许引自 © Kwan-Hyun Youn 2020）。

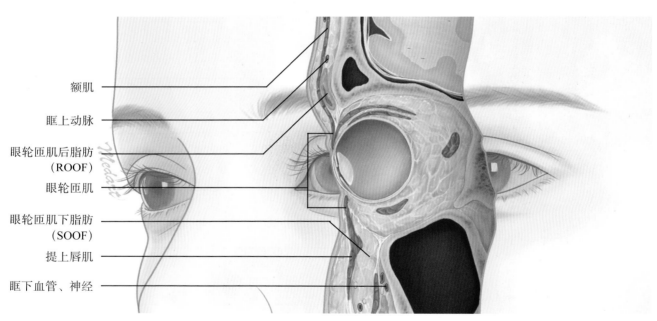

额肌
眶上动脉
眼轮匝肌后脂肪（ROOF）
眼轮匝肌
眼轮匝肌下脂肪（SOOF）
提上唇肌
眶下血管、神经

图 4.9 眶周区经 PL2 线（瞳孔中点）矢状面示意图（经允许引自 © Kwan-Hyun Youn 2020）。

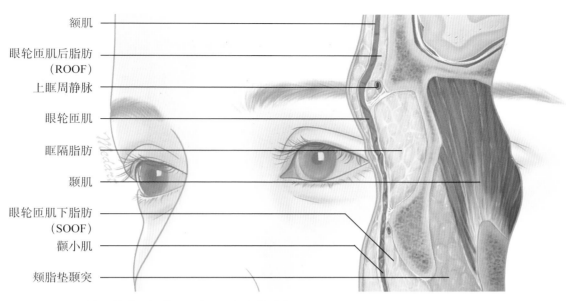

额肌

眼轮匝肌后脂肪
（ROOF）

上眶周静脉

眼轮匝肌

眶隔脂肪

颞肌

眼轮匝肌下脂肪
（SOOF）

颧小肌

颊脂垫颞突

图 4.10　眶周区经 PL3 线（外眦）矢状面示意图（经允许引自 © Kwan-Hyun Youn 2020）。

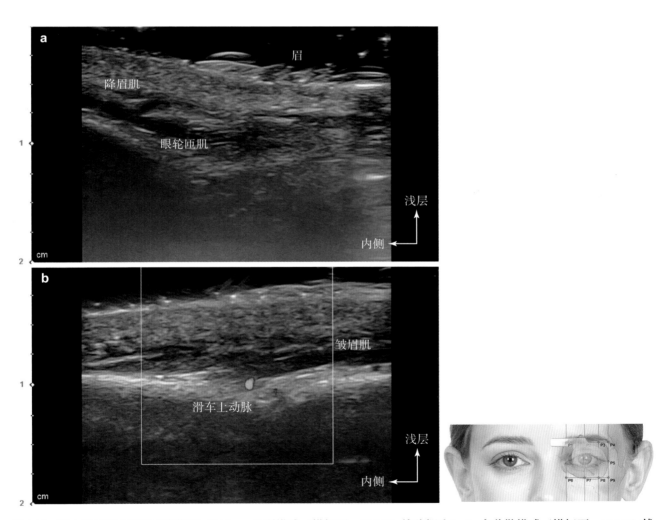

图 4.11　TL2 线与 PL1 线交点声像图（P1）。a. B 型模式（横切面，15 MHz 线阵探头）。b. 多普勒模式（横切面，15 MHz 线阵探头）。

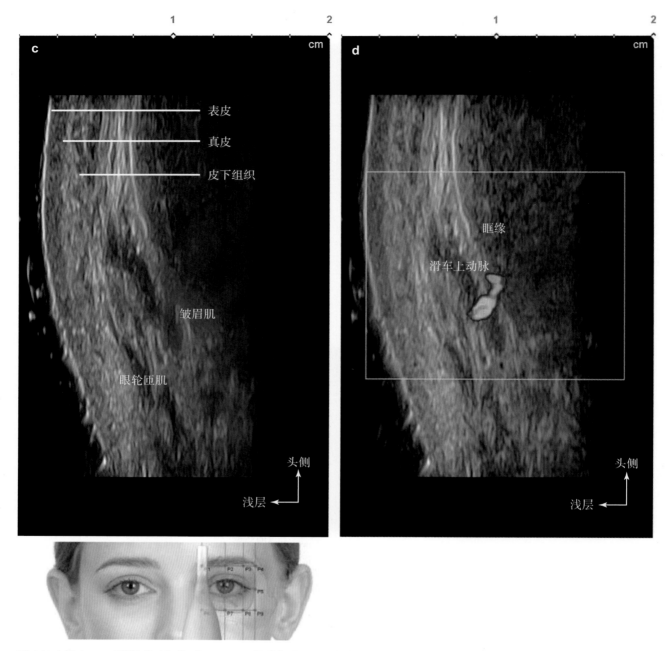

图 4.11（续） c. B 型模式（矢状面，15 MHz 线阵探头）。d. 多普勒模式（矢状面，15 MHz 线阵探头）（经允许引自 © Hee-Jin Kim 2020）。

4.2.2 B型模式和多普勒模式超声图像

P1：TL2线与PL1线交点

眉部毛发丰富，因此难以获得高质量超声图像。然而，超声图像可显示眼睑皮肤在向下移行中逐渐变薄，眉内侧皮下层较周围区域更厚。调整探头角度后，可见深面眼球。皮肤深面可见低回声眼轮匝肌，眼轮匝肌深面为降眉肌起点。扇形降眉肌位于眼轮匝肌内侧眉间区，并与眼轮匝肌内侧部分纤维相交错。多普勒模式下可见滑车上动脉位于皱眉肌深面、骨膜层浅面，该点距皮肤深度（4.5±1.1）mm处可见眼动脉浅出

（图4.11）。

P2：TL2线与PL2线交点

不同于P1点，此处眼轮匝肌和皱眉肌清晰可见。眼轮匝肌后脂肪（ROOF）位于肌肉与额骨骨膜之间。多普勒模式下，可探及眶上血管位于眶上切迹或眶上孔处，蜂巢样外观的眶上神经位于血管神经束内（图4.12）。

P3：TL2线与PL3线交点

此处较厚的眼轮匝肌清晰可见。眼轮匝肌后脂肪（ROOF）位于其深面，超声图像上呈沿眉弓分布的强回声带。睑部眼轮匝肌下偶见眶隔。与眶上缘相比，上睑处皮下脂肪偏薄（图4.13）。

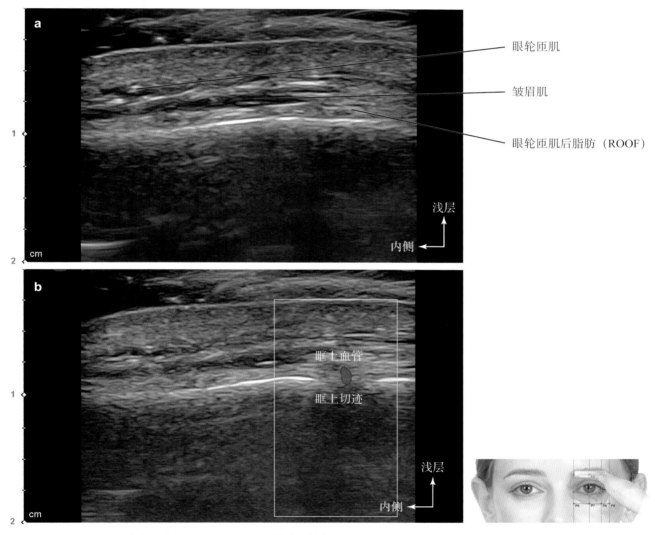

眼轮匝肌

皱眉肌

眼轮匝肌后脂肪（ROOF）

浅层

内侧

眶上血管

眶上切迹

浅层

内侧

图4.12　TL2线与PL2线交点声像图（P2）。a. B型模式（横切面，15 MHz线阵探头）。b. 多普勒模式（横切面，15 MHz线阵探头）。

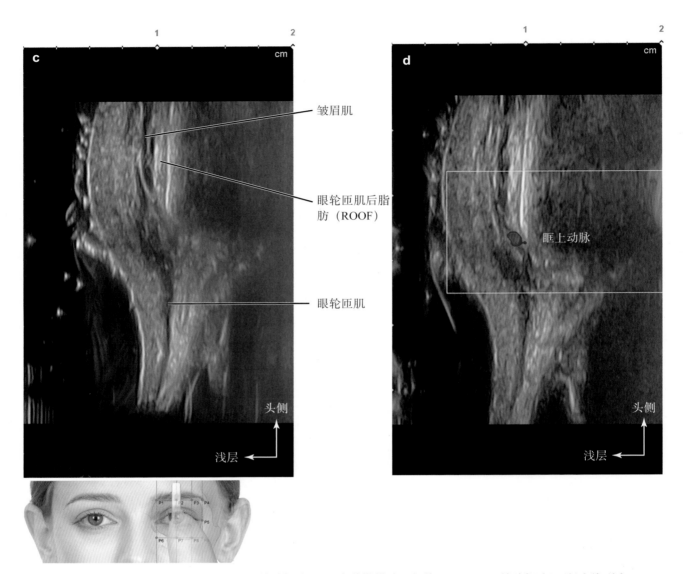

图 4.12（续） c. B 型模式（矢状面，15 MHz 线阵探头）。d. 多普勒模式（矢状面，15 MHz 线阵探头）（经允许引自 © Hee-Jin Kim 2020）。

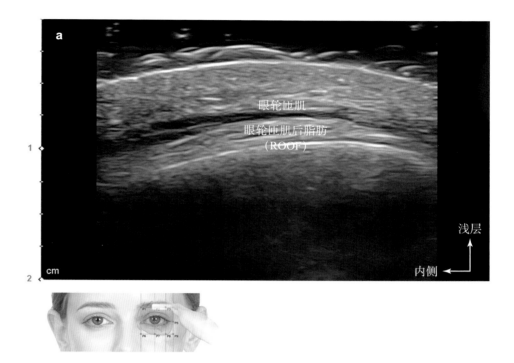

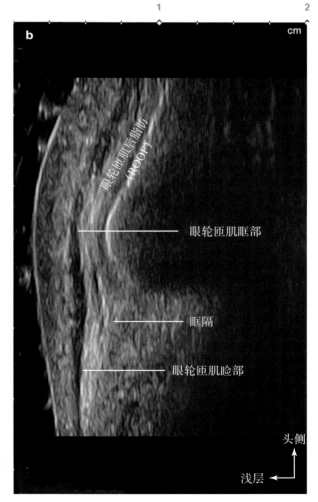

图 **4.13** TL2线与PL3线交点声像图（P3）。a. B型模式（横切面，15 MHz线阵探头）。b. B型模式（矢状面，15 MHz线阵探头）（经允许引自 © Hee-Jin Kim 2020）。

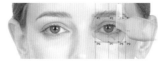

P4：TL2线与PL4线交点

此处皮下层深面的眼轮匝肌外侧缘呈高回声，眼轮匝肌深面ROOF和SMAS下脂肪呈不规则高回声。在前颞区，可见颞肌被单层颞深筋膜所覆盖。多普勒模式下可见颞深动脉，此外咀嚼时此动脉亦可见。长轴切面可见前哨静脉，其可位于眼轮匝肌深面或浅面（图4.14）。

P5：经外眦水平线与眶外侧缘交点

皮肤深面眼轮匝肌呈低回声，向外侧移动探头，其逐渐增厚且在前颞可及眼轮匝肌外侧缘。眶外侧脂肪室位于眶外侧缘以内，此处颞浅脂肪室向下逐渐增厚，呈不规则高回声。多普勒模式下可探及位于眼轮匝肌深面的泪腺动脉分支和眶周静脉（图4.15）。此外，亦可见下睑静脉沿眶外侧缘深面走行。

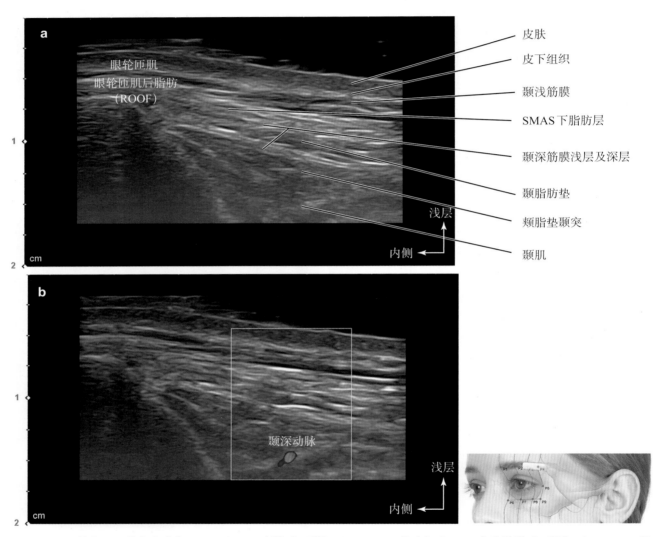

图4.14 TL2线与PL4线交点声像图（P4）。a. B型模式（横切面，15 MHz线阵探头）。b. 多普勒模式（横切面，15 MHz线阵探头）。

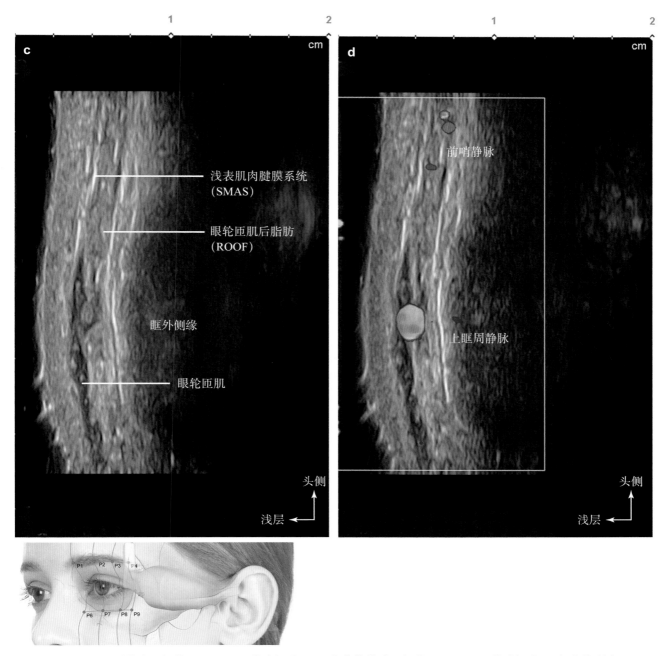

图4.14（续）　c.B型模式（矢状面，15 MHz线阵探头）。d.多普勒模式（矢状面，15 MHz线阵探头）（经允许引自© Hee-Jin Kim 2020）。

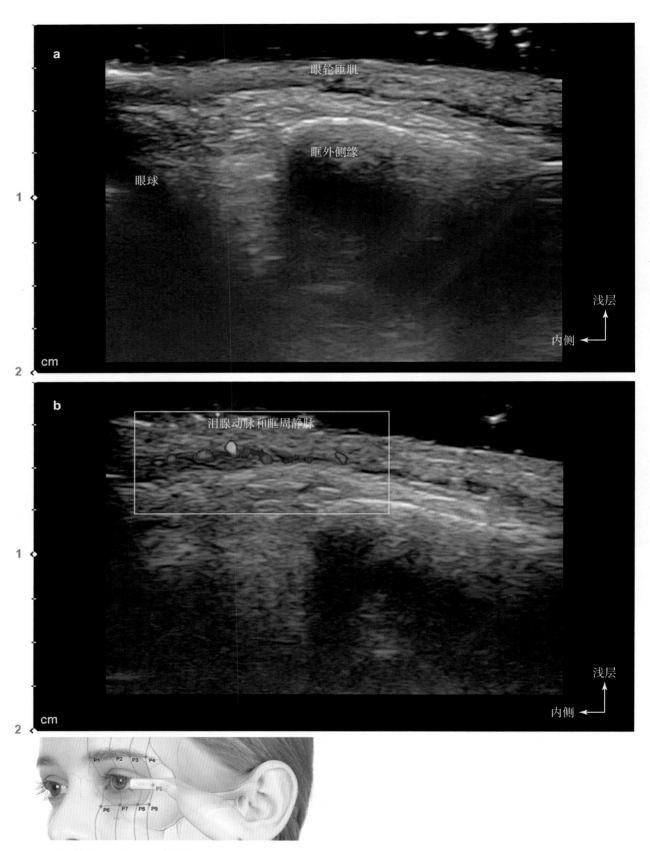

图 4.15　经外眦水平线与眶外侧缘交点声像图（P5）。a. B 型模式（横切面，15 MHz 线阵探头）。b. 多普勒模式（横切面，15 MHz 线阵探头）。

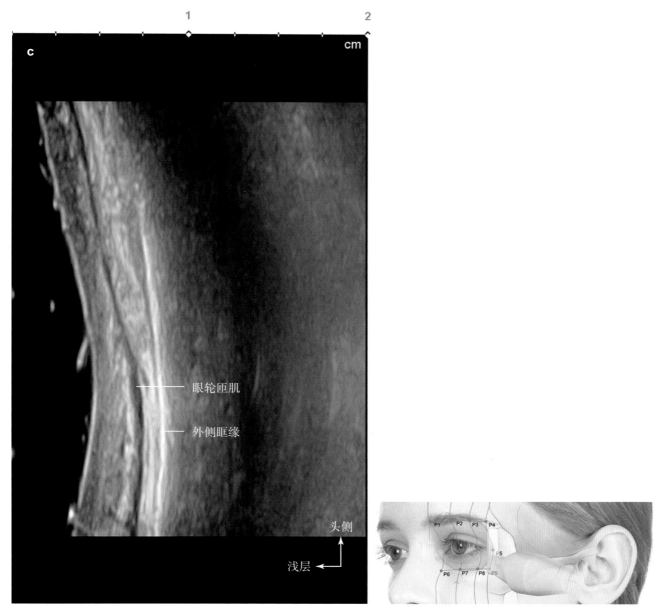

图4.15（续） c. B型模式（矢状面，15 MHz线阵探头）（经允许引自 © Hee-Jin Kim 2020）。

P6: TL3线与PL1线交点

P6为TL3线与PL1线交点, 此处距皮肤深度0.5~1 cm处可见眼轮匝肌 (眶部、内侧肌束) 和提上唇鼻翼肌, 超声图像中由内至外这些结构均可显示。内眦血管走行于眼轮匝肌肌束内侧, 动脉走行较浅, 静脉则较深 (图4.16)。

P7: TL3线与PL2线交点

P7为TL3线与PL2线交点, 此处可探及睑部和

眶部眼轮匝肌移行区以及提上唇肌起点。睑部眼轮匝肌处皮肤较面部其他区域薄。皮肤层深面皮下组织呈不规则高回声。睑部眼轮匝肌深面为SOOF, 在老年人中这些脂肪多呈突出状态。眼轮匝肌深面眶隔难以显示。提上唇肌内侧部超声下呈低回声, 纵切面下其内侧距眶下缘5 mm, 外侧则为10 mm。多普勒模式下可见面静脉位于提上唇肌浅面 (图4.17)。

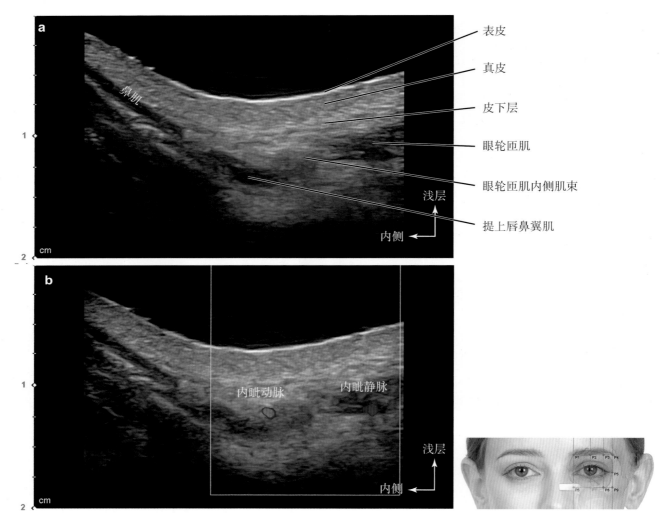

图4.16 TL3线与PL1线交点声像图 (P6)。a. B型模式 (横切面, 15 MHz线阵探头)。b. 多普勒模式 (横切面, 15 MHz线阵探头)。

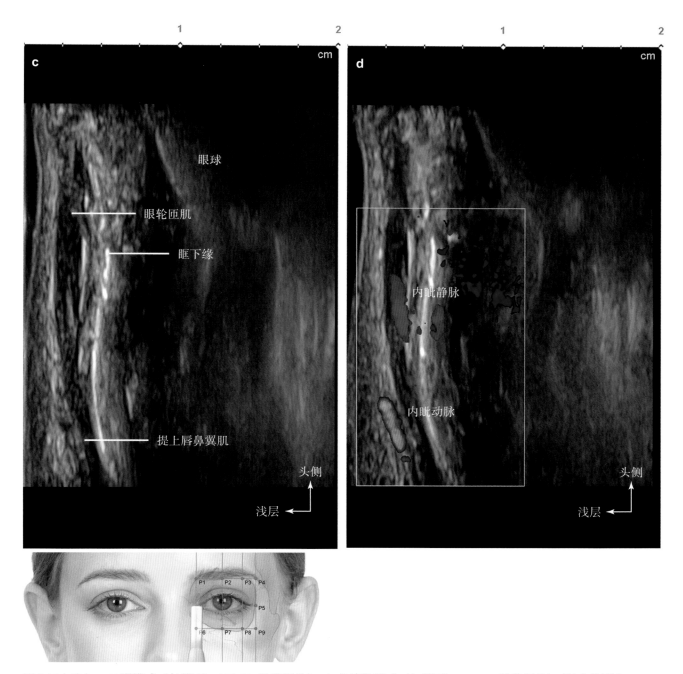

图4.16（续） c. B型模式（矢状面，15 MHz线阵探头）。d. 多普勒模式（矢状面，15 MHz线阵探头）（经允许引自© Hee-Jin Kim 2020）。

P8：TL3线与PL3线交点

P8为TL3线与PL3线交点，与P6、P7点相比，P8点处眶部眼轮匝肌最厚。此外，P8点皮肤和皮下脂肪层也相对较厚。眼轮匝肌在超声下呈低回声，而位于肌肉深面的SOOF则呈线状高回声（图4.18）。

P9：TL3线与PL4线交点

P9点为TL3线与PL4线交点，眶部眼轮匝肌下侧和外侧在超声下清晰显示为低回声。此处皮下脂肪层明显厚于面部其他部位。超声下可见附着于真皮的线状高回声眼轮匝肌纤维。SOOF外侧部和颧小肌起点位于眼轮匝肌深面（图4.19）。

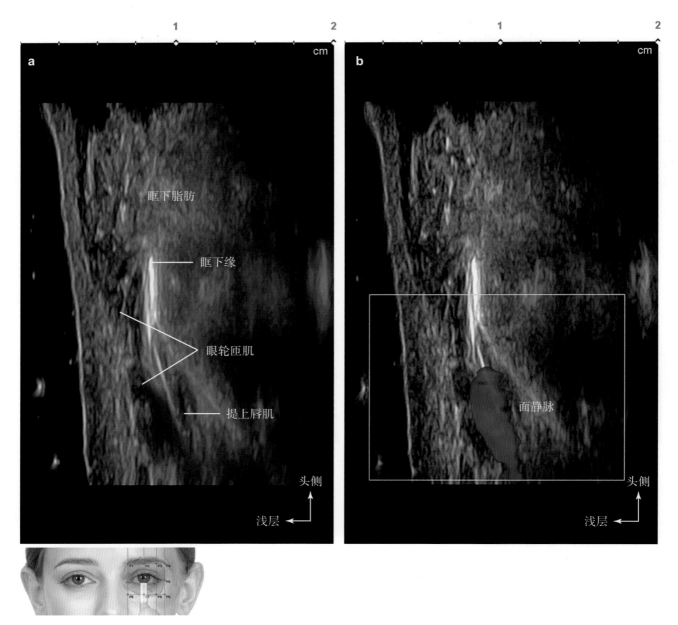

图4.17　TL3线与PL2线交点声像图（P7）。a. B型模式（矢状面，15 MHz线阵探头）。b. 多普勒模式（矢状面，15 MHz线阵探头）（经允许引自 © Hee-Jin Kim 2020）。

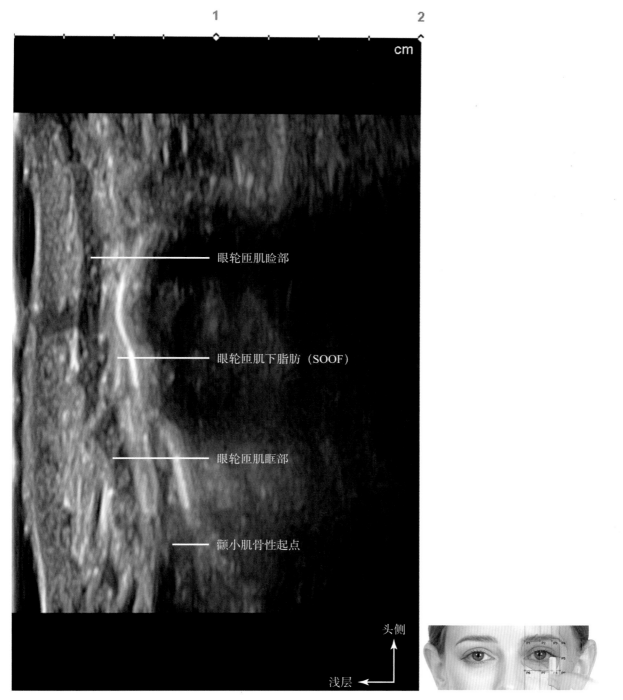

图 4.18 TL3 线与 PL3 线交点声像图（P8）。B 型模式（矢状面，15 MHz 线阵探头）（经允许引自 © Hee-Jin Kim 2020）。

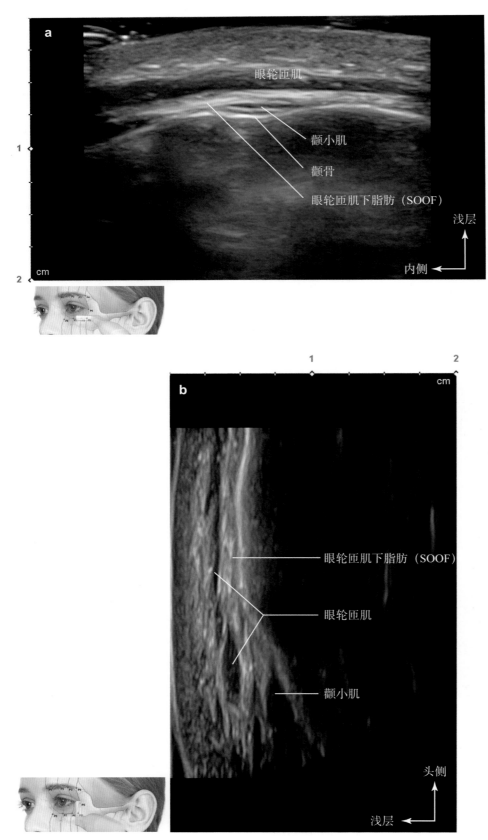

图 **4.19**　TL3 线与 PL4 线交点声像图（P9）。a. B 型模式（横切面，15 MHz 线阵探头）。
b. B 型模式（矢状面，15 MHz 线阵探头）（经允许引自 © Hee-Jin Kim 2020）。

参考文献

[1] Chung MS, Kim HJ, Kang HS, Chung IH. Locational relationship of the supraorbital notch or foramen and infraorbital and mental foramina in Koreans. Acta Anat. 1995;154:162–6.

[2] Choi DY, Kim JS, Youn KH, Hur MS, Kim JS, Hu KS, Kim HJ. Clinical anatomic considerations of the zygomaticus minor muscle based on the morphology and insertion pattern. Dermatol Surg. 2014;40(8):858–63.

[3] Choi YJ, Won SY, Lee JG, Hu KS, Kim ST, Tansatit T, Kim HJ. Characterizing the lateral border of the frontalis for safe and effective injection of botulinum toxin. Aesthet Surg J. 2016;36(3):344–8.

[4] Hur MS, Hu KS, Park JT, Youn KH, Kim HJ. New anatomical insight of the levator labii superioris alaeque nasi and the transverse part of the nasalis. Surg Radiol Anat. 2010;32(8):753–6.

[5] Hur MS, Youn KH, Hu KS, Song WC, Koh KS, Fontaine C, Kim HJ. New anatomic considerations on the levator labii superioris related with the nasal Ala. J Craniofac Surg. 2010;21(1):258–60.

[6] Kang HJ, Yoon KH, Hur MS, Kim YH, Kwak HH, Park JT, Hu KS, Kim HJ. Morphological patterns of the zygomaticus minor and its relationship with the orbicularis oculi muscle. In: 27th Annual Meeting of the American Association of Clinical Anatomists & International Society for Plastination. 19–24 July, 2010, Hawaii, USA; 2010. p. 125.

[7] Kim HJ, Yoon KH, Hur MS, Kim YH, Kwak HH, Park JT, Hu KS, Kim HJ. Positional relationship between the orbital rim and orbicularis oculi muscle. In: 27th Annual Meeting of the American Association of Clinical Anatomists & International Society for Plastination. 19–24 July, 2010, Hawaii, USA; 2010. p. 127.

[8] Lee HJ, Choi KS, Won SY, Apinuntrum P, Hu KS, Kim ST, Tansatit T, Kim HJ. Topographic relationship between the supratrochlear nerve and corrugator supercilii muscle for the botulinum toxin injections in chronic migraine. Toxins. 2015;7:2629–38.

[9] Lee JY, Kim JN, Kim SH, Choi HG, Hu KS, Kim HJ, Song WC, Koh KS. Anatomical verification and designation of the superficial layer of the temporalis muscle. Clin Anat. 2012;25(2):176–81.

[10] Lee KL, Choi YJ, Gil YC, Hu KS, Tansatit T, Kim HJ. Locational relationship between the lateral border of the frontalis muscle and the superior temporal line. Plast Reconstr Surg. 2019;143:293e–8e.

[11] Park JT, Yoon KH, Kim YH, Kwak HH, Hu KS, Kim HJ. An anatomic study of lateral muscular band of orbicularis oculi muscle. In: 27th Annual Meeting of the American Association of Clinical Anatomists & International Society for Plastination. 19–24 July, 2010, Hawaii, USA; 2010. p. 148.

[12] Park JT, Youn KH, Hu KS, Kim HJ. Medial muscular band of the orbicularis oculi muscle. J Craniofac Surg. 2012;23(1):195–7.

[13] Park JT, Youn KH, Hur MS, Hu KS, Kim HJ. Malaris muscle, the lateral muscular band of orbicularis oculi muscle. J Craniofac Surg. 2011;22(2):659–62.

[14] Park JT, Youn KH, Lee JG, Hu KS, Kim HJ. An anatomical study of the medial muscular band of the orbicularis oculi muscle. In: 11th Congress of European Association of Clinical Anatomy. 29 June to 1 July, 2011, Padova, Italia; 2011. p. 82.

[15] Yang HM, Kim HJ. Anatomical study of the corrugator supercilii muscle and its clinical implication with Botulinum toxin A injection. Surg Radiol Anat. 2013;35:817–21.

[16] Youn KH, Park JT, Park DS, Koh KS, Kim HJ, Paik DJ. Morphology of the zygomaticus minor and its relationship with the orbicularis oculi muscle. J Craniofac Surg. 2012;23(2):546–8.

[17] Cong LY, Phothong W, Lee SH, Wanitphakdeedecha R, Koh IS, Tansatit T, Kim HJ. Topographic analysis of the supratrochlear artery and the supraorbital artery: implication for improving the safety of forehead augmentation. Plast Reconstr Surg. 2017;139:620e.

[18] Cong LY, Choi YJ, Hu KS, Tansatit T, Kim HJ. Three-dimensional topography of the emerging point of the ophthalmic artery. Plast Reconstr Surg. 2019;143:32e–8e.

[19] Kim YS, Choi DY, Gil YC, Hu KS, Tansatit T, Kim HJ. The anatomical origin and course of the angular artery regarding its clinical implications. Dermatol Surg. 2014;40(10):1070–6.

中面部和鼻超声解剖

US Anatomy of the Midface and Nose

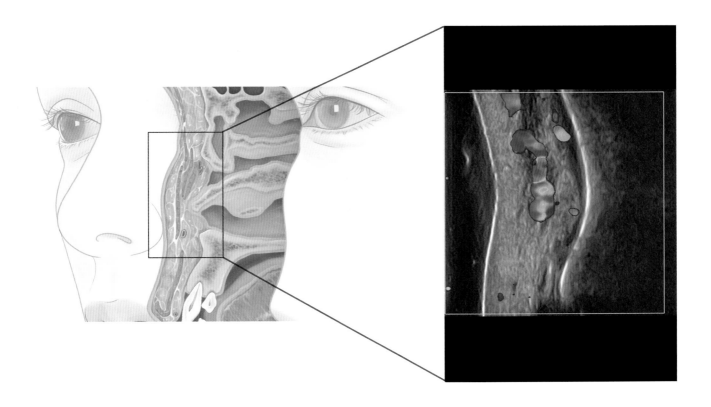

5.1 中面部和鼻临床解剖

中面部是指包括鼻、颊在内的面部中1/3区域，其上缘为眶下缘延伸至颧弓上缘。中面部由上颌骨、颧骨及丰富的颧颊部浅层脂肪构成。这些饱满的结构使人看起来更年轻。反之，脂肪容量丢失和软组织下垂使中面部老化显而易见。

中面部主要表情肌有五对：颧小肌、颧大肌、提上唇肌、提上唇鼻翼肌及眼轮匝肌眶部的下半部分（图5.1）。以上肌肉司面部主要表情。皱纹（动态纹和静态纹）随年龄增长而出现，并因肌肉反复收缩而明显。

提上唇鼻翼肌、提上唇肌及颧小肌是上唇提肌，主要功能为提上唇，司高兴和悲伤表情。这些肌肉可分为浅、深两层。颧小肌和提上唇鼻翼肌位于浅层，而提上唇肌则位于深层，其位于鼻翼外侧，与口轮匝肌纤维融合，以形成鼻唇沟（图5.2）。

泪沟及其延伸鼻颧沟周围血管丰富，如下睑和内眦静脉，这些静脉位于骨膜浅面，眼轮匝肌深面，即眶周肌肉深面。内眦动脉绕颧前区，沿眼轮匝肌下内侧缘上行。换言之，内眦动脉通常沿鼻颧沟向内延伸至眶下区，于泪沟处浅出（图5.3）。

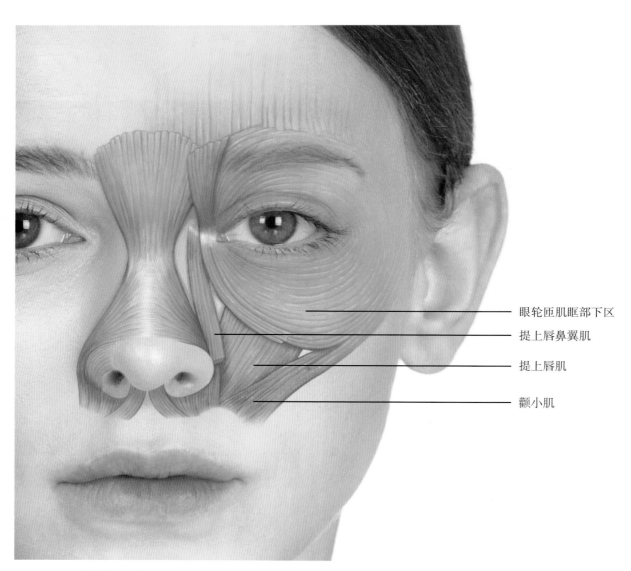

眼轮匝肌眶部下区

提上唇鼻翼肌

提上唇肌

颧小肌

图5.1　中面部肌群示意图（经允许引自 © Kwan-Hyun Youn 2020）。

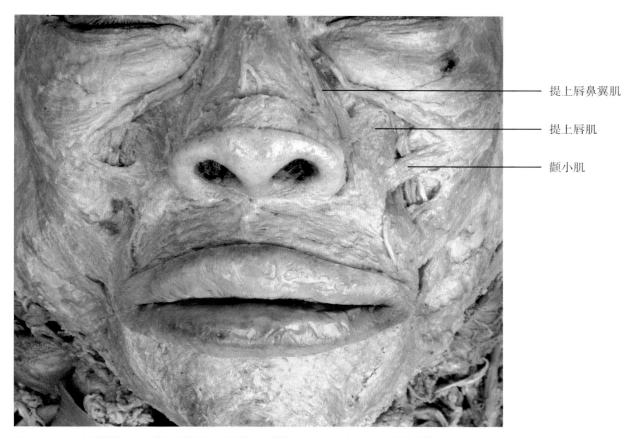

图 5.2 主要上唇提肌。肌群包括提上唇鼻翼肌、提上唇肌及颧小肌（经允许引自 © Hee-Jin Kim 2020）。

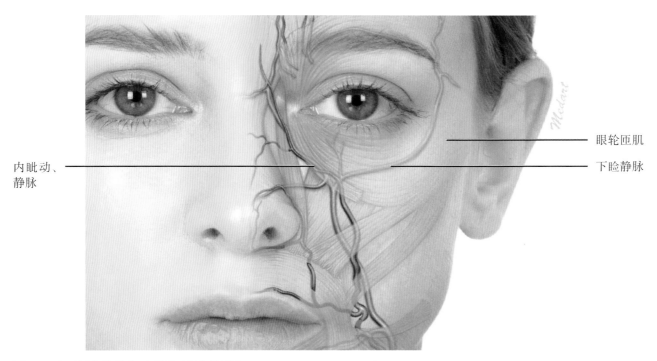

图 5.3 中面部血管分布示意图（经允许引自 © Kwan-Hyun Youn 2020）。

眶下间隙位于提上唇肌深面，由提上唇肌起点、眼轮匝肌下缘、提上唇鼻翼肌内侧及提口角肌外缘围成。眶下血管神经穿行于眶下间隙内的颊内侧深脂肪室，眶下动脉出眶下孔后分为下睑支、外鼻支及上唇支。眶下动脉一般位于眶下神经浅面（73.8%），这些分支浅出后部分与面动脉吻合（图5.4）。

颧动脉分颧面支和颧颞支两支，分别起源于贯通颧骨内外侧面的颧面孔和颧颞孔。颧面支供应颧区和颊区皮下层，而颧颞支则供应颞区前部浅层（图5.5）。

眶下神经支配中面部、眶下区、部分鼻区及上唇一般感觉，为该区域主要感觉神经，共分出五

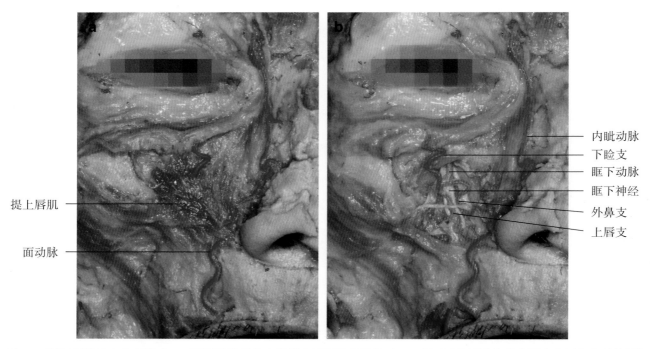

图5.4 眶下动脉分支分布模式。a. 眶下动脉眼睑支穿提上唇肌进入眼睑区。b. 眶下动脉唇支和鼻支进入上唇和鼻翼外侧相应区域（经允许引自 © Hee-Jin Kim 2020）。

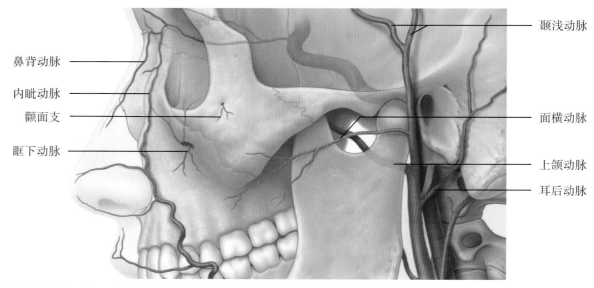

图5.5 颧颞区血管分布示意图（经允许引自 © Kwan-Hyun Youn 2020）。

支：下睑神经，呈扇形分布支配下眼睑；外鼻支，支配鼻翼；内鼻支，支配包括鼻中隔在内的人中区域；上唇神经内、外侧支，支配中线至口角的上唇区域。

　　眶下三角由眶下孔、鼻翼最外侧点及口角连线而成，此区域的一般感觉常由上唇支支配（图5.6）。外鼻由眶下神经支配，但部分区域由起源于眼神经的鼻睫神经外鼻支支配。

　　面神经颊支向内侧延伸，部分可延伸至颊区，与眶下神经上唇支重叠，其支配眶下上3/4区域，司提上唇鼻翼肌、提上唇肌、颧小肌运动。然而，部分分支亦延伸至颧大肌、笑肌及眼轮匝肌上部（图5.7）。

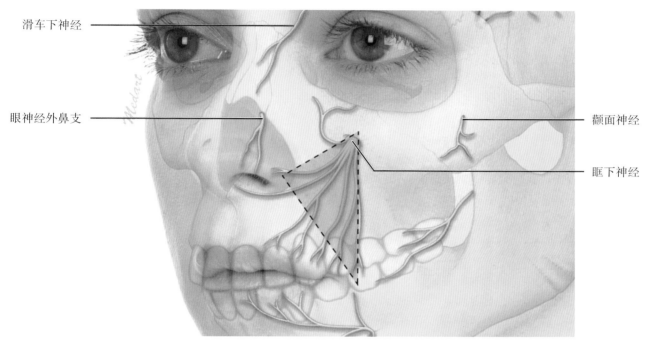

图5.6　中面部和鼻感觉神经分布示意图（蓝色阴影区域为眶下三角）（经允许引自© Kwan-Hyun Youn 2020）。

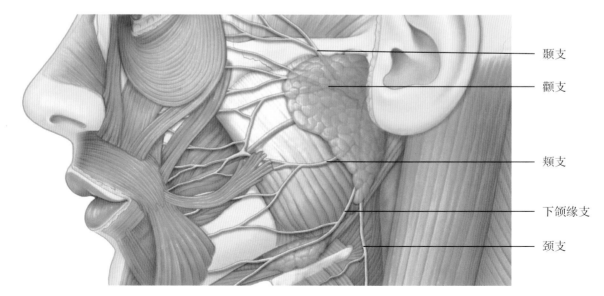

图5.7　中面部和鼻运动神经分布示意图（经允许引自© Kwan-Hyun Youn 2020）。

鼻部结构复杂，由各具特征的亚单位组成。不同部位皮肤和皮下组织厚度、解剖结构均不相同。一般而言，其层次包括皮肤、浅层脂肪、纤维肌肉层、深层脂肪及骨膜（或软骨膜）五层。纤维肌层位于浅、深脂肪层之间，该纤维肌层为侧面部SMAS之延续（图5.8）。鼻周围肌包括鼻肌、降鼻中隔肌、降眉间肌及其他附着于鼻孔的肌肉。

降眉间肌为一锥形肌，起自鼻骨和上外侧软骨，向上附着于鼻根与眉间皮肤，其纤维在附着区与邻近额肌纤维交织。鼻肌分为两部分：横部（司下压鼻孔）和翼部（司扩张鼻孔）。横部为一三角形肌肉，起源于上颌骨尖牙窝，并附着于下外侧软骨；翼部为一小方形肌肉，起自上颌骨侧切牙区域，并附着鼻翼软骨下部（图5.9）。

降鼻中隔肌位于唇中线深部，起自上颌骨切牙窝，并附着于鼻中隔活动部，其主要功能为下拉鼻尖和张开鼻孔。此外，鼻翼为提上唇鼻翼肌（100%）、提上唇肌（90%）及颧小肌（28%）部分肌纤维的附着点（图5.1和图5.9）。

侧鼻动脉和鼻背动脉为供给外鼻的两支动脉血管，侧鼻动脉起源于面动脉，而鼻背动脉则是眼动脉的分支。鼻小柱支起源于上唇动脉，供应鼻小柱和鼻尖。鼻翼下缘动脉起源于侧鼻动脉，走行于下鼻部分。鼻背动脉为一细小动脉分支，走行于骨性鼻背纤维肌层浅面，沿鼻背向下外侧走行，至软骨鼻区则走行于纤维肌层下（图5.10）。

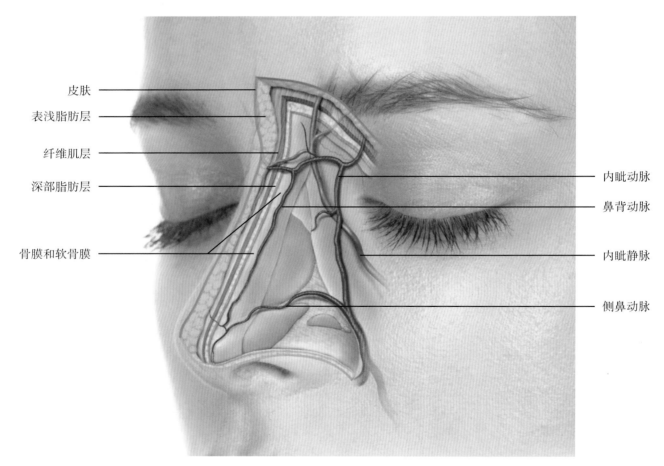

皮肤

表浅脂肪层

纤维肌层

深部脂肪层

骨膜和软骨膜

内眦动脉

鼻背动脉

内眦静脉

侧鼻动脉

图5.8　鼻部解剖层次（经允许引自© Kwan-Hyun Youn 2020）。

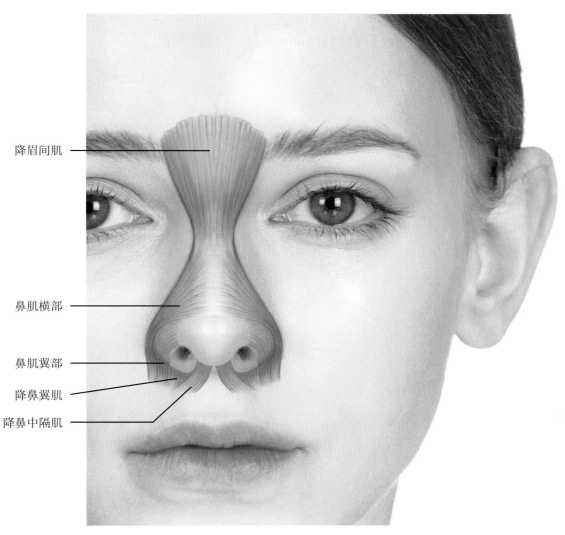

降眉间肌

鼻肌横部

鼻肌翼部

降鼻翼肌

降鼻中隔肌

图5.9　鼻和鼻周肌群示意图（经允许引自 © Kwan-Hyun Youn 2020）。

5.1.1 中面部和鼻超声检查表面标志点和参考线（图5.11）

中面部和鼻	
M1：TL4线与PL1线交点	N1：鼻根点（鼻根最低点）
M2：TL4线与PL2线交点	N2：鼻缝点（中线处鼻骨与软骨交界点）
M3：TL4线与PL3线交点	N3：鼻尖点（鼻尖最突出点）
M4：TL4线与PL4线交点	
M5：TL5线与PL1线交点	
M6：TL5线与PL2线交点	
M7：TL5线与PL3线交点	
M8：TL5线与PL4线交点	

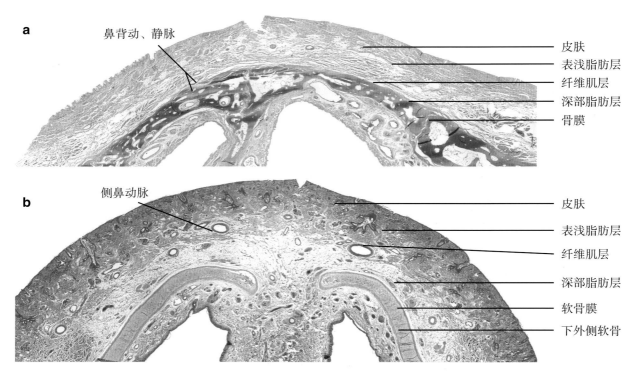

图5.10　外鼻组织学层次。a. 骨性鼻部。b. 软骨鼻部（经允许引自 © Hee-Jin Kim 2020）。

5.1.2　中面部和鼻超声检查表

目标结构	可探及目标结构的表面标志点
眼轮匝肌	M2，M3，M4
眼轮匝肌内侧肌束	M1
颧大肌	M4，M7，M8
提上唇鼻翼肌	M1，M5
提上唇肌	M2，M5，M6
颧小肌	M3，M6，M7
降眉间肌	N1
鼻肌	N2，M1，M5
内眦动、静脉	M1，M5
面动脉穿支	M4，M8
眶下动、静脉	M2，M6
侧鼻动脉	N3
鼻背动脉	N1，N2
面静脉	M2，M6
内眦间静脉	N1
SOOF	M3，M4
颊内侧深脂肪室	M5，M6
颧弓韧带	M4
颊浅脂肪室	M3

5.2　中面部和鼻超声图像

5.2.1　超声解剖图像

中面部表皮和真皮较额部和眶周厚。超声图像显示表皮呈均一高回声线，真皮则为稍高回声。中面部皮肤厚度因位置而异，最厚处位于眶下区（1.97 mm），最薄处位于鼻根和鼻背（1.51 mm）。眶下区皮肤厚度相对一致，从1.82 mm至1.97 mm不等。然而，皮下脂肪层厚度在该区域差异显著。

中面部皮下脂肪层较上面部厚，呈不规则低回声，厚度倾向于自上而下逐渐增加。此外，皮下脂肪从内侧（2.39~6.51 mm）向外侧（3.47~7.84 mm）逐渐增厚。鼻根点和鼻缝点皮肤厚度分别为1.36 mm和1.42 mm；皮下脂肪厚度分别为1.61 mm和0.85 mm。

低回声肌组织位于皮下层深面，其附着于真皮处可见少许低回声线。高回声线状限制韧带则不常被探及。

在颧骨区域，眼轮匝肌下部和SOOF呈稍高回声。SOOF为位于眶下缘下外侧深部脂肪结构，其

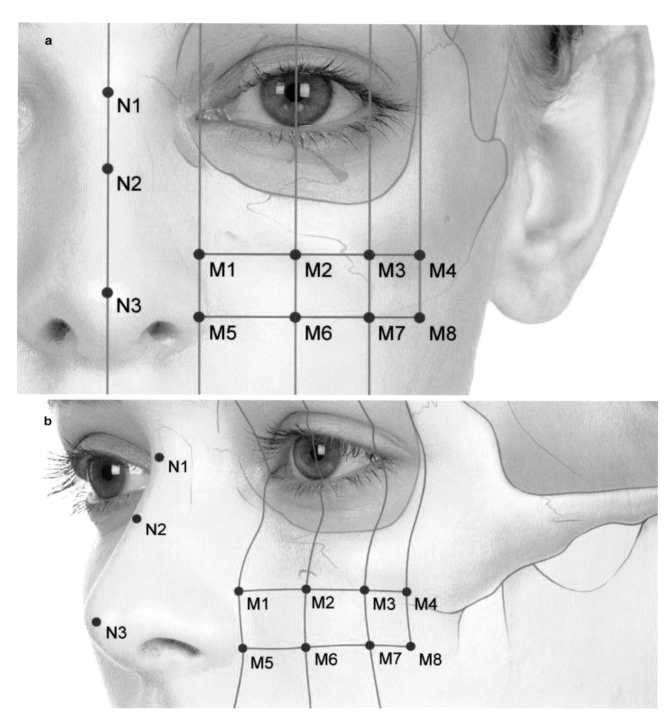

图5.11 鼻和中面部超声检查表面标志点和参考线。a.正位观。b.斜位观（经允许引自© Kwan-Hyun Youn 2020）。

间可见部分无回声血管。

在前颌区域，提上唇肌深面与骨膜浅面之间可见界限清楚的眶下间隙，其内为颊内侧深脂肪室、

眶下血管及眶下神经分支，颊内侧深脂肪室呈无回声，血管神经束呈蜂窝状外观（图5.12~图5.16）。

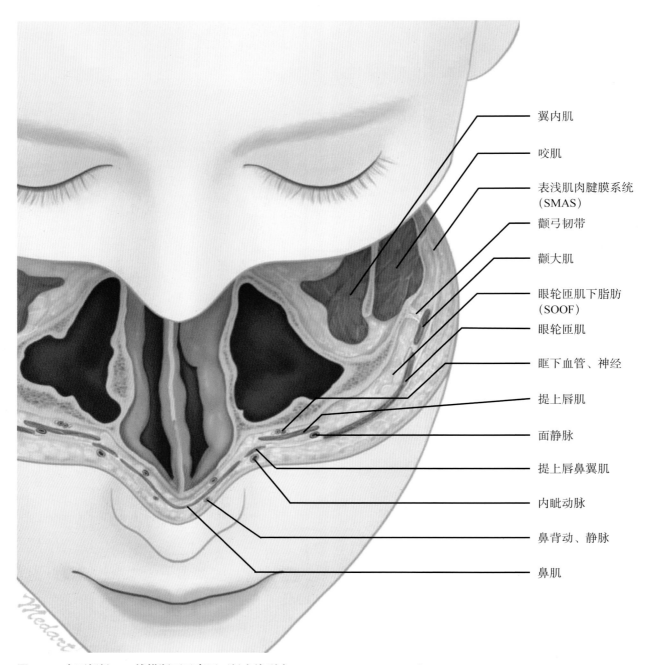

翼内肌

咬肌

表浅肌肉腱膜系统
（SMAS）

颧弓韧带

颧大肌

眼轮匝肌下脂肪
（SOOF）

眼轮匝肌

眶下血管、神经

提上唇肌

面静脉

提上唇鼻翼肌

内眦动脉

鼻背动、静脉

鼻肌

图5.12　中面部经TL4线横断面示意图（经允许引自© Kwan-Hyun Youn 2020）。

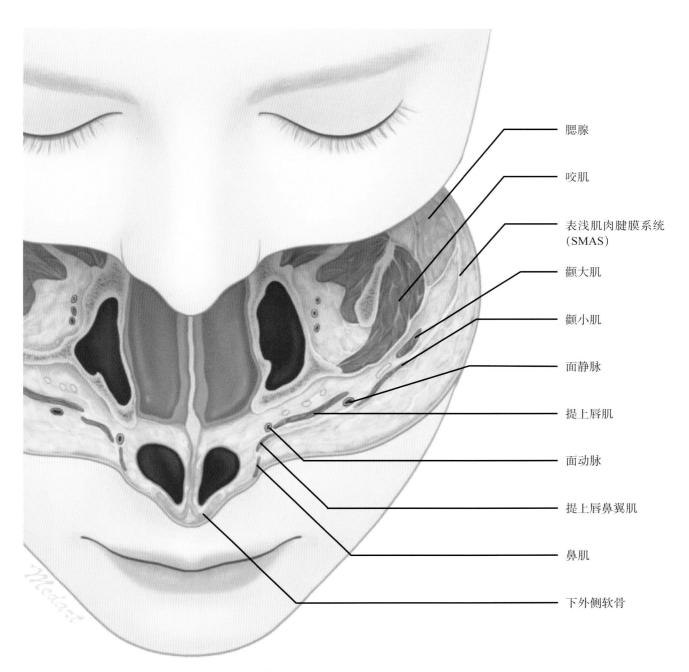

腮腺

咬肌

表浅肌肉腱膜系统
（SMAS）

颧大肌

颧小肌

面静脉

提上唇肌

面动脉

提上唇鼻翼肌

鼻肌

下外侧软骨

图5.13　中面部经TL5线横断面示意图（经允许引自© Kwan-Hyun Youn 2020）。

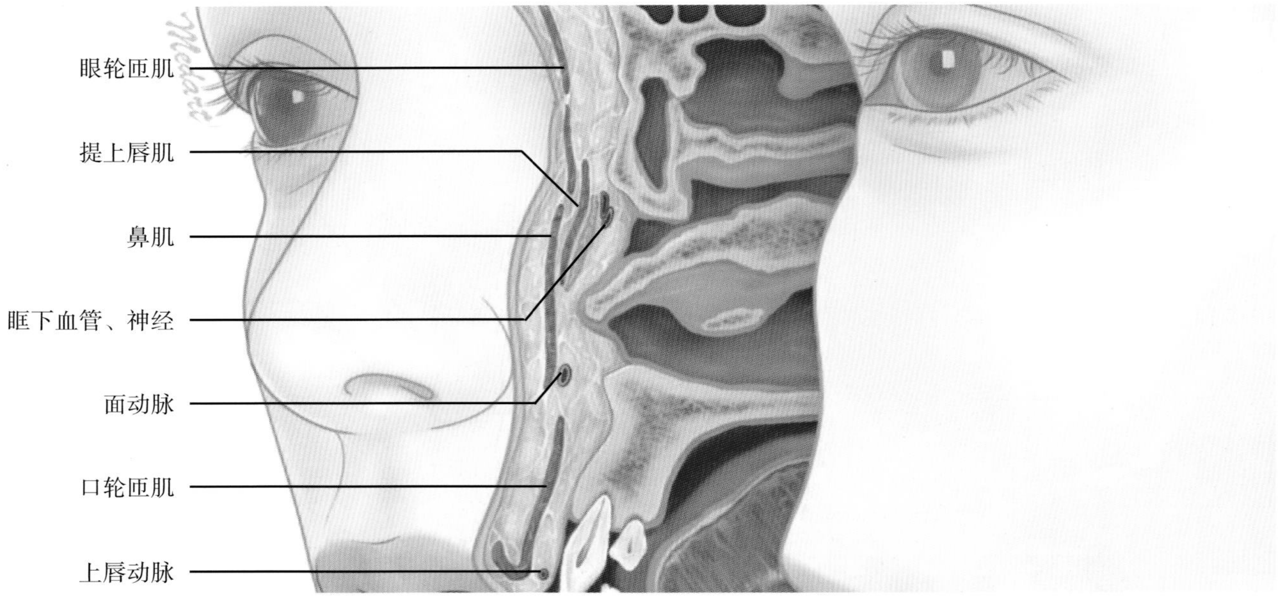

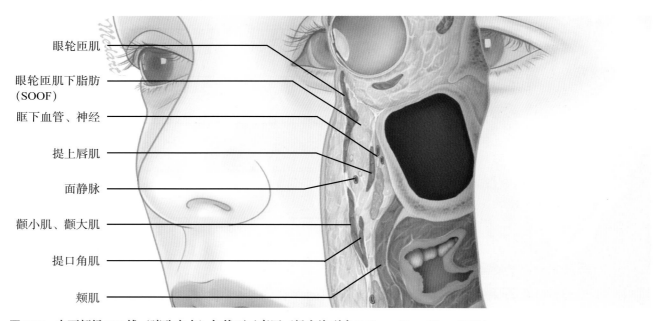

眼轮匝肌

提上唇肌

鼻肌

眶下血管、神经

面动脉

口轮匝肌

上唇动脉

图 5.14　中面部经 PL1 线（内眦）矢状面示意图（经允许引自 © Kwan-Hyun Youn 2020）。

眼轮匝肌

眼轮匝肌下脂肪
（SOOF）

眶下血管、神经

提上唇肌

面静脉

颧小肌、颧大肌

提口角肌

颊肌

图 5.15　中面部经 PL2 线（瞳孔中点）矢状面示意图（经允许引自 © Kwan-Hyun Youn 2020）。

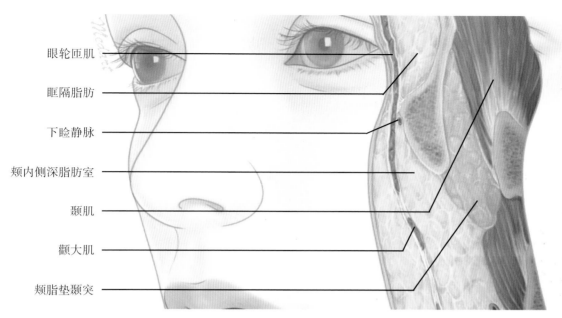

眼轮匝肌

眶隔脂肪

下睑静脉

颊内侧深脂肪室

颞肌

颧大肌

颊脂垫颞突

图5.16　中面部经PL3线（外眦）矢状面示意图（经允许引自 © Kwan-Hyun Youn 2020）。

5.2.2　B型模式和多普勒模式超声图像

M1：TL4线与PL1线交点

当探头在此处水平放置时，鼻外侧至中面部内侧区域均被显示。鼻和中面部的凹陷边界位于图像中间位置。超声图像显示高回声表皮层下为增厚高回声致密结缔组织。由内至外扫查，依次可见低回声上外侧软骨、鼻肌、提上唇鼻翼肌、眼轮匝肌内侧肌束及眼轮匝肌内侧部。鼻与中面部肌肉之间可见不规则高回声皮下组织间隙，低回声提上唇肌位于眼轮匝肌深面。

调整探头为纵切，可见低回声眼轮匝肌内侧肌束位于较厚高回声皮下层深面。此外，低回声提上唇肌内侧部位于眼轮匝肌深面。多普勒模式下可见内眦动脉位于提上唇鼻翼肌浅面（图5.17）。

M2：TL4线与PL2线交点

此处可见高回声表皮层、稍高回声真皮层及不规则高回声皮下层。

在横切面和矢状面图像中，均可见提上唇肌位于上颌骨浅面。M2点皮下层较中面部其他位置偏厚。此外，该扫查点肌肉成分似乎显像不明确，很难与脂肪成分相区分。当探头纵向放置时，多普勒模式下可见面静脉位于提上唇肌浅面。提上唇肌深

面的眶下间隙内为颊内侧深脂肪室，呈不规则高回声。血管神经束位于其中；然而，血管位置较神经更浅，眶下神经和血管亦位于其内。纵切面则可见其他结构，低回声提上唇肌位于浅面，低回声提口角肌起点则位于图像下方（图5.18）。

M3：TL4线与PL3线交点

较厚的皮下层呈不规则高回声，低回声眼轮匝肌下部位于其深面，眼轮匝肌深面可见颧小肌骨性起点（图5.19）。

M4：TL4线与PL4线交点

此处由浅及深可见相对较薄的高回声皮下层、较厚的低回声眼轮匝肌眶部下外侧部分、不规则高回声SOOF、低回声颧大肌骨性起点及带状高回声的颧骨骨膜。

调整探头为纵切时，可探及经眼轮匝肌的高回声斜行纤维，由骨膜延伸至真皮，谓之"颧弓韧带"，为真性韧带。多数情况下，这些高回声斜行纤维很难辨别。眼轮匝肌深面、骨膜浅面颧大肌起点清晰可见。高回声真皮层下方可见大量散在分布的穿支血管（图5.20）。

M5：TL5线与PL1线交点

M5点位于翼面交界区。强回声带状表皮和真皮下可见均匀且致密高回声皮下层。鼻翼点外侧低

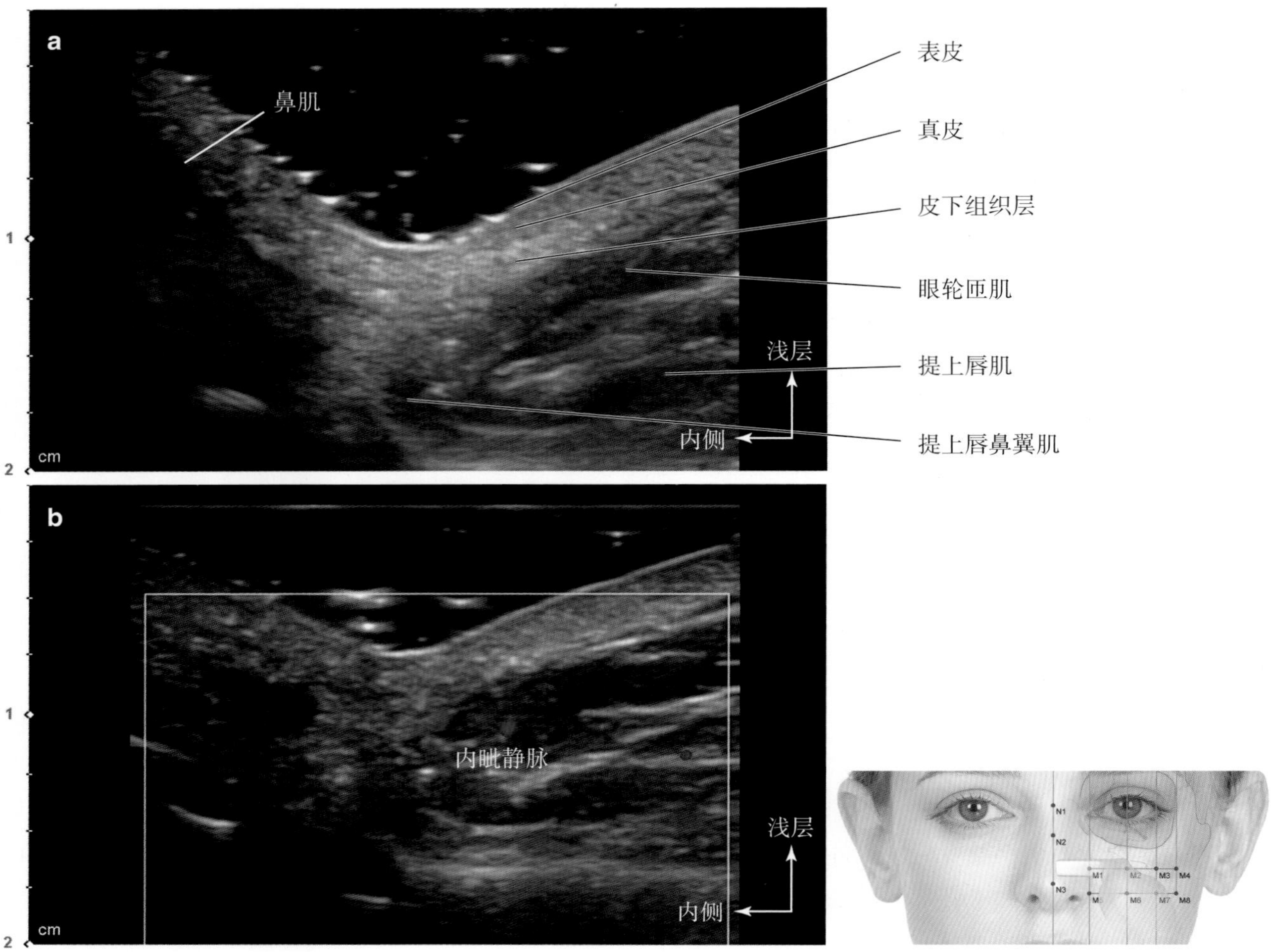

图5.17 TL4线与PL1线交点声像图（M1）。a.B型模式（横切面，15 MHz线阵探头）。b.多普勒模式（横切面，15 MHz 线阵探头）。

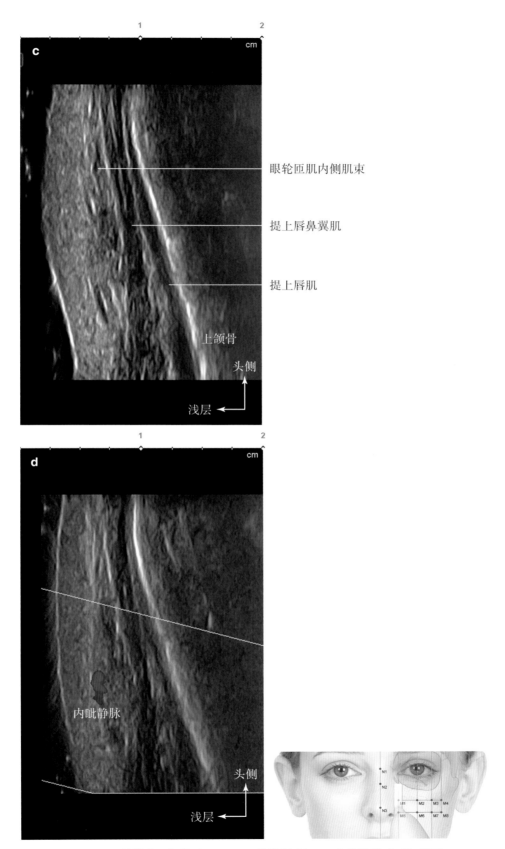

图 5.17（续） c. B 型模式（矢状面，15 MHz 线阵探头）。d. 多普勒模式（矢状面，15 MHz 线阵探头）（经允许引自 © Hee-Jin Kim 2020）。

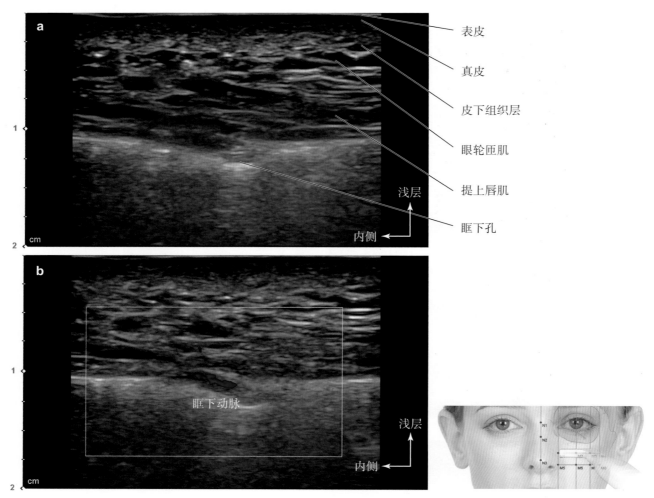

图 5.18 　TL4线与PL2线交点声像图（M2）。a. B型模式（横切面，15 MHz线阵探头）。b. 多普勒模式（横切面，15 MHz线阵探头）。

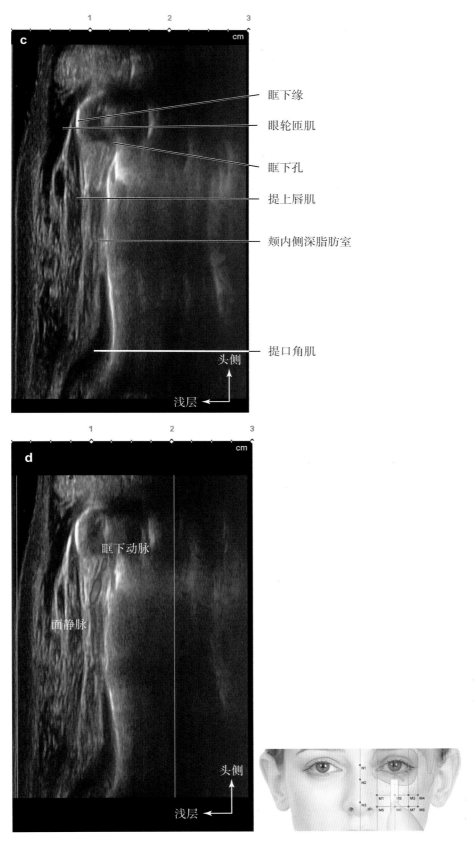

图 5.18（续） c. B 型模式（矢状面，15 MHz 线阵探头）。d. 多普勒模式（矢状面，15 MHz 线阵探头）（经允许引自 © Hee-Jin Kim 2020）。

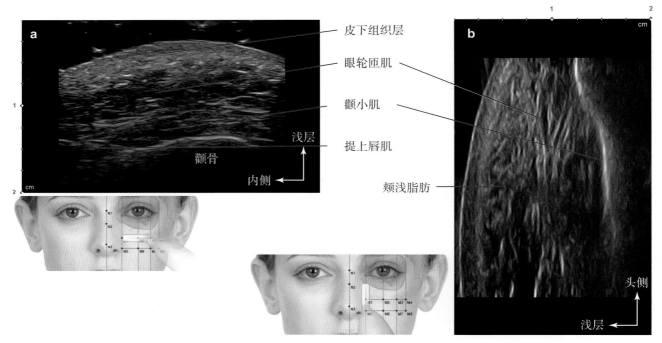

图 5.19　TL4 线与 PL3 线交点声像图（M3）。a. B 型模式（横切面，15 MHz 线阵探头）。b. B 型模式（矢状面，15 MHz 线阵探头）（经允许引自 © Hee-Jin Kim 2020）。

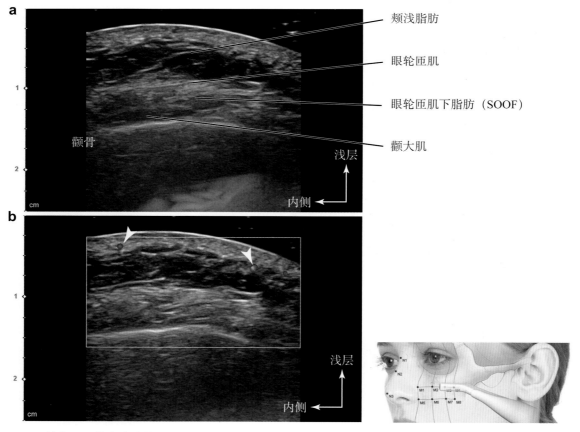

图 5.20　TL4 线与 PL4 线交点声像图（M4）。a. B 型模式（横切面，15 MHz 线阵探头）。b. 多普勒模式（横切面，15 MHz 线阵探头）（箭头处为穿支血管）。

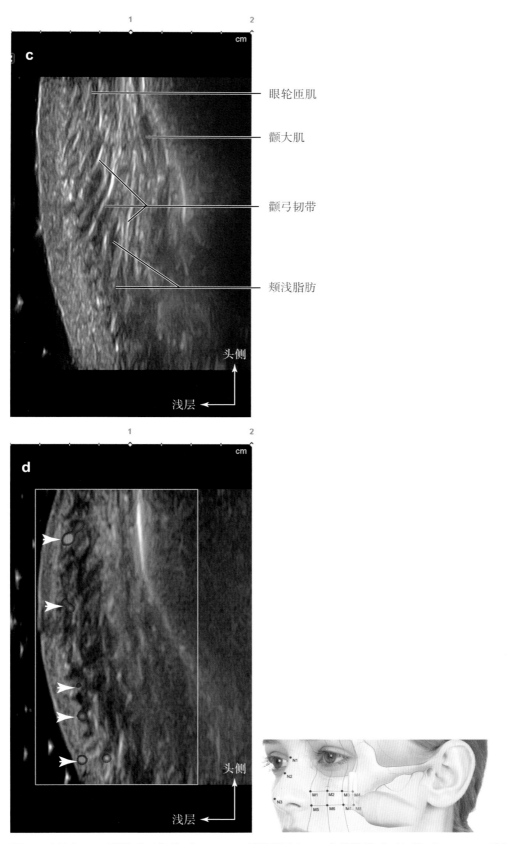

眼轮匝肌

颧大肌

颧弓韧带

颊浅脂肪

头侧

浅层

头侧

浅层

图 5.20（续） c. B 型模式（矢状面，15 MHz 线阵探头）。d. 多普勒模式（矢状面，15 MHz 线阵探头）（箭头处为穿支血管）（经允许引自 © Hee-Jin Kim 2020）。

回声鼻周肌群由浅至深可分为四层：①提上唇鼻翼肌；②提上唇肌；③鼻肌翼部、眶下丛及脂肪组织；④鼻肌横部。鼻翼处侧鼻软骨较难辨别，但鼻前庭皮肤则呈高回声带。外皮肤与前庭皮肤间可见低回声鼻孔开大肌和脂肪组织。多普勒模式纵切面超声图像可见面动脉走行接近鼻翼，此处动脉管径和深度易变（图5.21）。

M6：TL5线与PL2线交点

M6为TL5线和PL2线交点。横切面超声图像所示结构较矢状面相对单一。表皮下可见较厚高回声真皮及皮下层，继而为较厚的低回声提上唇肌，其外侧为斜行颧小肌纤维。多普勒模式下超声图像示面静脉走行较深，位于提上唇肌浅面（图5.22）。

M7：TL5线与PL3线交点

此处超声图像示厚的高回声皮肤和皮下层。低回声颧小肌和部分颧大肌纤维在此点可见，因浅层脂肪组织丰富，导致此处解剖结构不易被区分。与M4点类似，多普勒模式下可见穿支动脉分布于皮肤层下方（图5.23）。

M8：TL5线与PL4线交点

M8为TL5线和PL4线交点，与M7点影像特征类似。由浅至深可见厚的高回声皮肤、皮下层及低回声颧大肌。然而，其他解剖结构较难辨别。横切面可见面动脉（或穿支）位于该点皮肤层正下方（图5.24）。

N1：鼻根点（鼻根最低点）

N1点称之为鼻根点，为鼻额角最低点。由浅

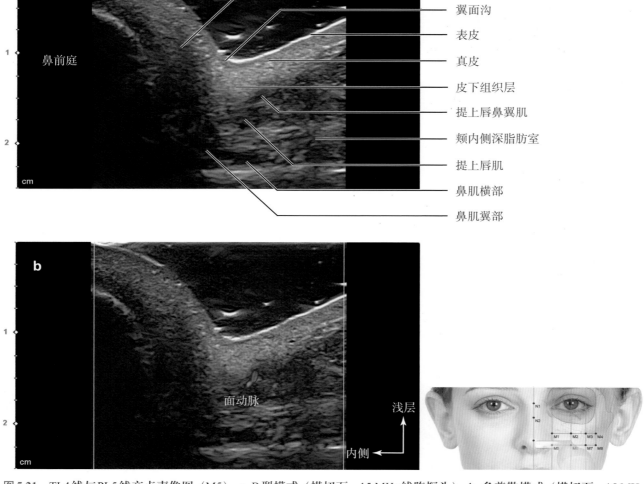

图5.21　TL4线与PL5线交点声像图（M5）。a. B型模式（横切面，15 MHz线阵探头）。b. 多普勒模式（横切面，15 MHz线阵探头）。

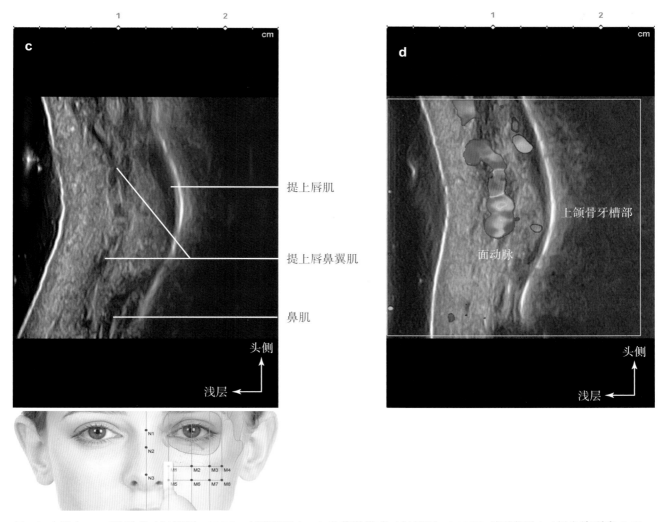

提上唇肌

提上唇鼻翼肌

鼻肌

头侧

浅层

上颌骨牙槽部

面动脉

头侧

浅层

图 5.21（续） c. B 型模式（矢状面，15 MHz 线阵探头）。d. 多普勒模式（矢状面，15 MHz 线阵探头）（经允许引自 © Hee-Jin Kim 2020）。

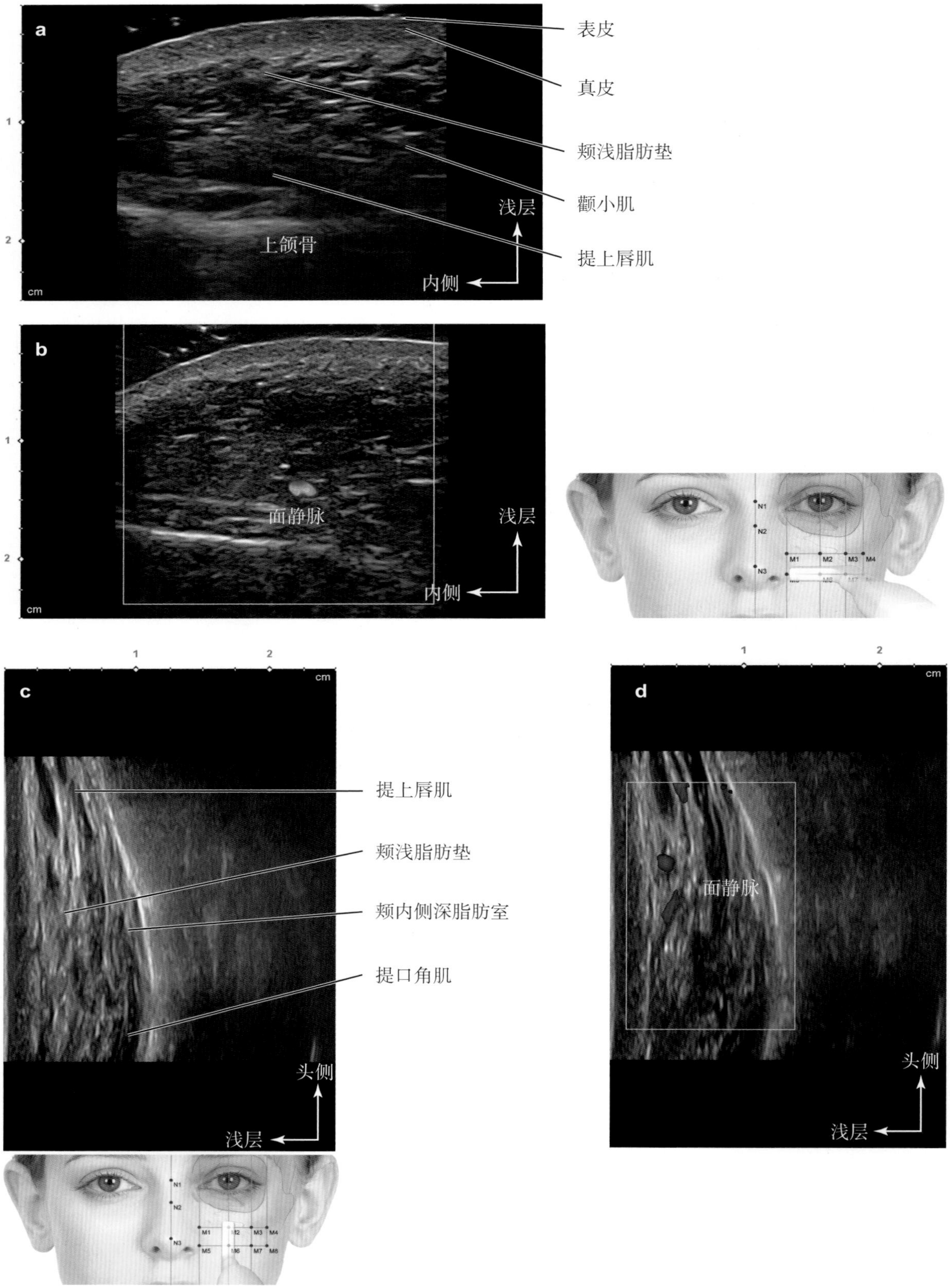

图 5.22 TL5 线与 PL2 线交点声像图（M6）。a. B 型模式（横切面，15 MHz 线阵探头）。b. 多普勒模式（横切面，15 MHz 线阵探头）。c. B 型模式（矢状面，15 MHz 线阵探头）。d. 多普勒模式（矢状面，15 MHz 线阵探头）（经允许引自 © Hee-Jin Kim 2020）。

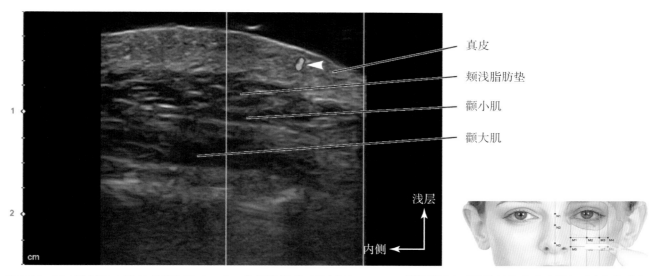

图**5.23**　TL5线与PL3线交点声像图（M7）。多普勒模式（横切面，15 MHz线阵探头）（箭头处为穿支血管）（经允许引自© Hee-Jin Kim 2020）。

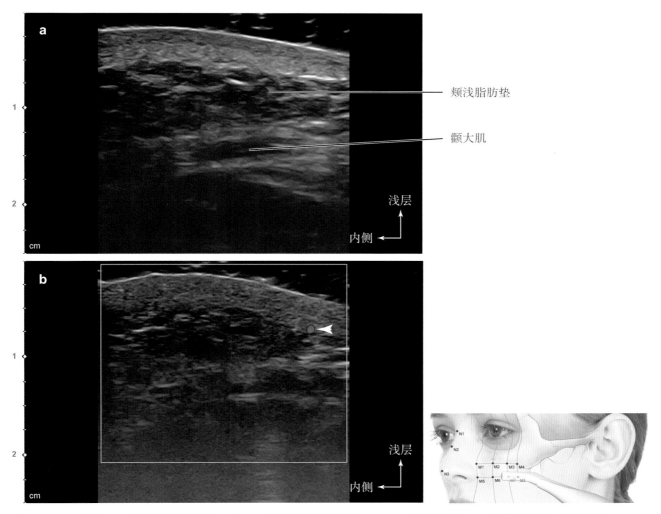

图**5.24**　TL5线与PL4线交点声像图（M8）。a. B型模式（横切面，15 MHz线阵探头）。b. 多普勒模式（横切面，15 MHz线阵探头）（箭头处为穿支血管）（经允许引自© Hee-Jin Kim 2020）。

至深可见皮肤、浅层脂肪（皮下层）、纤维肌层（降眉间肌）及鼻骨骨膜。浅层脂肪较鼻背其他位置厚，而深层脂肪则较薄。鼻骨骨膜呈高回声，而鼻骨因呈曲线结构而导致超声显像不清。降眉间肌和血管分别呈低回声和无回声。多普勒模式可区分动脉、静脉及肌肉结构，鼻背动脉近中线，而内眦动脉则位于外侧，血管结构位于纤维肌层浅面或其内。多普勒模式下正中矢状面可见内眦间静脉位于眉间和鼻根皮下层内（图5.25）。

N2：鼻缝点（中线处鼻骨与软骨交界点）

鼻缝点为鼻骨下缘与上外侧软骨交界点。浅层为高回声表皮、真皮及薄的浅层脂肪，其下为薄的低回声鼻肌。横切面可见鼻肌外侧部较内侧部厚，纤维肌层下为高回声深层脂肪和低回声上外侧软

骨。此点可探及鼻背动、静脉，多普勒模式下可通过搏动和血流区分动、静脉。

纵切面中，鼻背多层解剖结构清晰可见。高回声皮肤层下可见浅层脂肪，其下低回声肌层包括上部降眉间肌和下部鼻肌，鼻缝点处上部为高回声带状鼻骨表面，下部为低回声上外侧软骨。多普勒模式显示鼻背血管距中线4~5 mm，侧鼻动脉在鼻缝点下方横向走行。上外侧软骨深面可见些许筛前动脉分支（图5.26）。

N3：鼻尖点（鼻尖最突出点）

鼻尖点很难观察到纤维肌层。不规则高回声皮下层深面可见低回声下外侧软骨。多普勒模式下可见皮下层内部分血管，鼻尖可见较高血管密度（图5.27）。

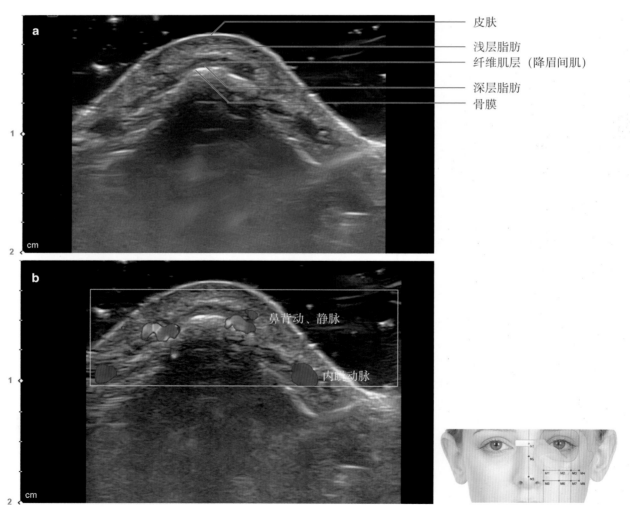

皮肤
浅层脂肪
纤维肌层（降眉间肌）
深层脂肪
骨膜

鼻背动、静脉

内眦动脉

图5.25　鼻根点声像图（N1）。a. B型模式（横切面，15 MHz线阵探头）。b. 多普勒模式（横切面，15 MHz线阵探头）。

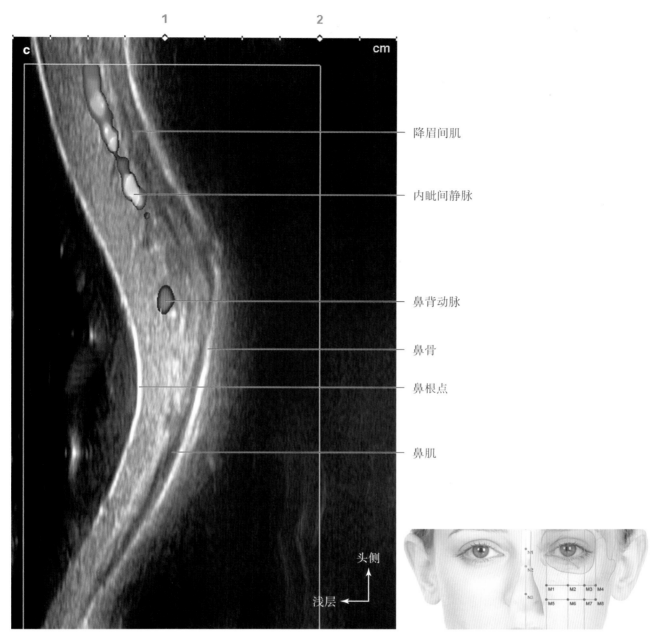

降眉间肌

内眦间静脉

鼻背动脉

鼻骨

鼻根点

鼻肌

头侧

浅层

图 5.25（续）　c. 多普勒模式（正中矢状面，15 MHz 线阵探头）（经允许引自 © Hee-Jin Kim 2020）。

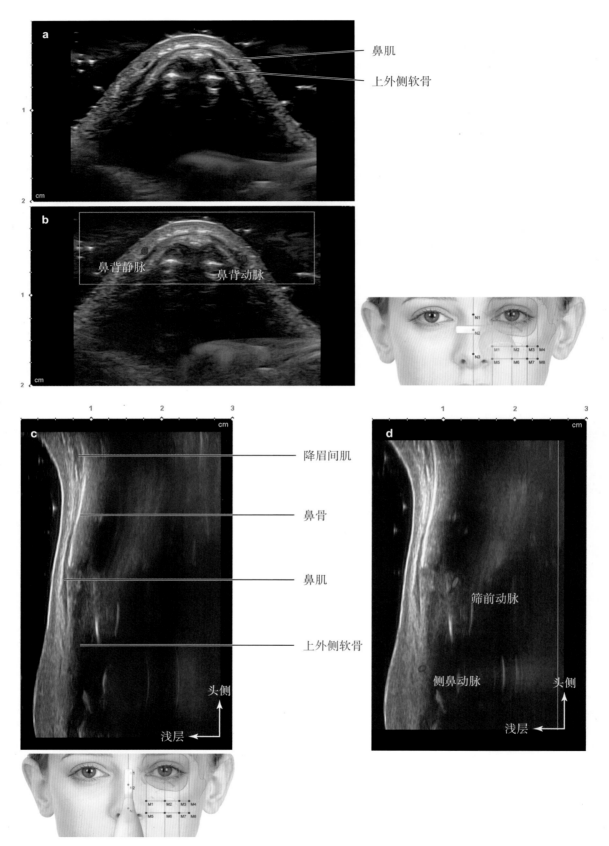

图 5.26　鼻缝点声像图（N2）。a. B 型模式（横切面，15 MHz 线阵探头）。b. 多普勒模式（横切面，15 MHz 线阵探头）。c. B 型模式（矢状面，15 MHz 线阵探头）。d. 多普勒模式（矢状面，15 MHz 线阵探头）（经允许引自 © Hee-Jin Kim 2020）。

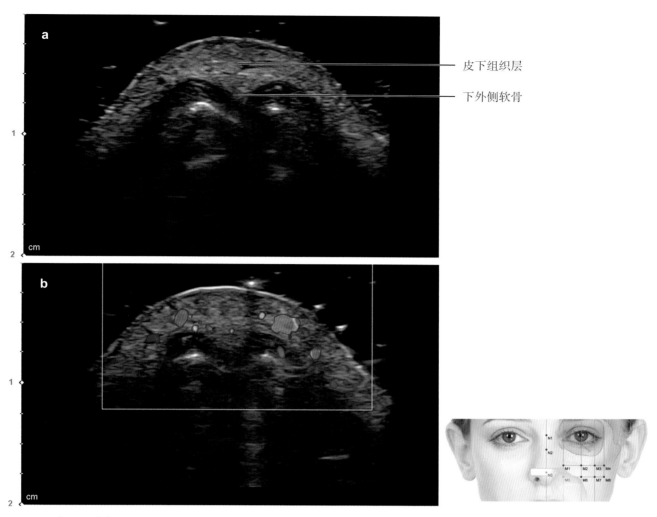

右侧标注：
皮下组织层
下外侧软骨

图 5.27　鼻尖点声像图（N3）。a. B 型模式（横切面，15 MHz 线阵探头）。b. 多普勒模式（横切面，15 MHz 线阵探头）（经允许引自 © Hee-Jin Kim 2020）。

参考文献

[1] Cho Y, Lee HJ, Lee KW, Lee KL, Kang JS, Kim HJ. Ultrasonographic and three-dimensional analyses at the glabella and radix of the nose for botulinum neurotoxin injection procedures into the procerus muscle. Toxins. 2019;11(10):560.

[2] Choi DY, Bae JH, Youn KH, Kim W, Suwanchinda A, Tanvaa T, Kim HJ. Topography of the dorsal nasal artery and its clinical implications for augmentation of the dorsum of the nose. J Cosmet Dermatol. 2018;17:637–42.

[3] Choi DY, Kim JS, Youn KH, Hur MS, Kim JS, Hu KS, Kim HJ. Clinical anatomic considerations of the zygomaticus minor muscle based on the morphology and insertion pattern. Dermatol Surg. 2014;40(8):858–63.

[4] Hu KS, Kwak HH, Song WC, Kang HJ, Kim HC, Fontaine C, Kim HJ. Branching patterns of the infraorbital nerve and topography within the infraorbital space. J Craniofac Surg. 2006;17(6):1111–5.

[5] Hu KS, Kwak J, Koh KS, Abe S, Fontaine C, Kim HJ. Topographic distribution area of the infraorbital nerve. Surg Radiol Anat. 2007;29(5):383–8.

[6] Hur MS, Hu KS, Park JT, Youn KH, Kim HJ. New anatomical insight of the levator labii superioris alaeque nasi and the transverse part of the nasalis. Surg Radiol Anat. 2010;32(8):753–6.

[7] Hur MS, Hu KS, Youn KH, Song WC, Abe S, Kim HJ. New anatomical of the nasal musculature: dilator naris vestibularis, dilator naris anterior, and alar part of the nasalis. Clin Anat. 2011; 24(2):162–7.

[8] Hur MS, Youn KH, Hu KS, Song WC, Koh KS, Fontaine C, Kim HJ. New anatomic considerations on the levator labii superioris related with the nasal ala. J Craniofac Surg. 2010;21(1):258–60.

[9] Hwang WS, Hur MS, Hu KS, Song WC, Koh KS, Baik HS, Kim ST, Kim HJ, Lee KJ. Surface anatomy of the lip elevator muscles for the treatment of gummy smile using botulinum toxin. Angle Orthod. 2009;79(1):70–7.

[10] Jung DH, Kim HJ, Koh KS, Oh CS, Kim KS, Yoon JH, Chung IH. Arterial supply of the nasal tip in Asians. Laryngoscope. 2000; 110(2):308–11.

[11] Jung W, Yang HM, Lee SH, Kim JS, Lee HK, Kyle SK, Moon HJ, Kim HJ. Accidental intravenous invasion of HA filler in the case of cannula application on the nose. JPRAS. 2018;

[12] Kim HS, Lee KL, Gil YC, Hu KS, Tansatit T, Kim HJ. Topographic anatomy of the infraorbital artery and its clinical implications for nasolabial fold augmentation. Plast Reconstr Surg. 2018;142(3): 273e–80e.

[13] Kim SH, Whang E, Choi HG, Shin DH, Uhm KI, Chung H, Song WC, Koh KS. Analysis of the midface, focusing on the nose: an anthropometric study in young Koreans. J Craniofac Surg. 2010; 21:1941–4.

[14] Kim YS, Choi DY, Gil YC, Hu KS, Tansatit T, Kim HJ. The anatomical origin and course of the angular artery regarding its clinical implications. Dermatol Surg. 2014;40(10):1070–6.

[15] Kim YS, Lee KW, Kim JS, Gil UC, Tanvaa T, Shin DH, KIM HJ. Regional thickness of facial skin and superficial fat: application to the minimally invasive procedures. Clin Anat. 2020;32:1008–18.

[16] Koh KS, KIM HJ, Oh CS, Chung IH. Branching patterns and symmetry of the course of the facial artery in Koreans. Int J Oral Maxillofac Surg. 2003;32(4):414–8.

[17] Kwak HH, Hu KS, Youn KH, Jin KH, Shim KS, Fontaine C, Kim HJ. Topographic relationship between the muscle bands of the zygomaticus major muscle and the facial artery. Surg Radiol Anat. 2006;28(5):477–80.

[18] Lee HJ, Won SY, O J, Hu KS, Mun SY, Yang HM, Kim HJ. The facial artery: a comprehensive anatomical review. Clin Anat. 2018; 31:99–108.

[19] Lee JH, Lee K, Jung W, Youn KH, Hu KS, Tansatit T, KIM HJ. A novel anatomical consideration on the exposed segment of the facial artery. Clin Anat. 2020;33:257–64.

[20] Lee YI, Yang HM, Pyeon HJ, Lee HK, Kim HJ. Anatomical and histological study of the arterial distribution in the columellar area, and the clinical implications. Surg Radiol Anat. 2014;36(7): 669–74.

[21] Park JT, Youn KH, Hu KS, Kim HJ. Medial muscular band of the orbicularis oculi muscle. J Craniofac Surg. 2012;23(1):195–7.

[22] Park JT, Youn KH, Hur MS, Hu KS, Kim HJ, Kim HJ. Malaris muscle, the lateral muscular band of orbicularis oculi muscle. J Craniofac Surg. 2011;22(2):659–62.

[23] Shim KS, Hu KS, Kwak HH, Youn KH, Koh KS, Fontaine C, Kim HJ. An anatomy of the insertion of the zygomaticus major muscle in human focused on the muscle arrangement at the mouth corner. Plast Reconstr Surg. 2008;121(2):466–73.

[24] Yang HM, Lee JG, Hu KS, Gil YC, Choi YJ, Lee HK, Kim HJ. New anatomical insights of the course and branching patterns of the facial artery: clinical implications regarding injectable treatments to the nasolabial fold and nasojugal groove. Plast Reconstr Surg. 2014;133(5):1077–82.

[25] Yang HM, Lee YI, Lee JG, Choi YJ, Lee HJ, Lee SH, Hu KS, Kim HJ. Topography of superficial arteries on the face. J Physiol Anthropol. 2013;26:131–40.

[26] Yang HM, Won SY, Kim HJ, Hu KS. Sihler staining study of anastomosis between the facial and trigeminal nerves in the ocular area and its clinical implications. Muscle Nerve. 2013;48(4):545–50.

[27] Yang HM, Won SY, Kim HJ, Hu KS. Sihler's staining study of the infraorbital nerve and its clinical complication. J Craniofac Surg. 2014;25(6):2209–13.

[28] Youn KH, Park JT, Park DS, Koh KS, Kim HJ, Paik DJ. Morphology of the zygomaticus minor and its relationship with the orbicularis oculi muscle. J Craniofac Surg. 2012;23(2):546–8.

口周和咬肌区超声解剖

US Anatomy of the Perioral and Masseter Region

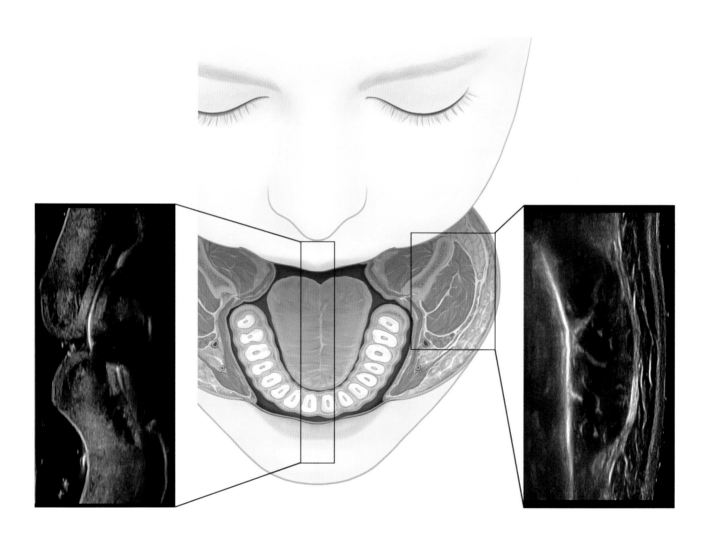

6.1 口周和咬肌区临床解剖

6.1.1 口周区的大体解剖

口周由多个解剖区域组成：包括人中在内的上唇、下唇、鼻唇沟区、口角、颊及颏。由于反复肌肉运动、骨量丢失及脂肪组织松垂，口周形态会发生衰老改变。其他环境因素，如吸烟、日光危害及不良口腔卫生亦加速老化过程。口周为微创手术或治疗高风险区域，对临床医生而言颇具挑战。因此，熟练掌握解剖对预防严重并发症至关重要。

口周十二条肌肉参与其形态和功能。我们可依据口周肌肉起止点、所处解剖位置及主要功能的不同，而将其分类（图6.1）。口轮匝肌为口周唯一括约肌，由多块口周知名肌肉纤维延续而来，固有口腔处的口轮匝肌纤维起自上颌与下颌切牙（即上唇切牙肌和下唇切牙肌）对应的牙槽骨。颊肌起自上颌磨牙牙槽骨远中，下颌磨牙远中与翼突下颌缝近

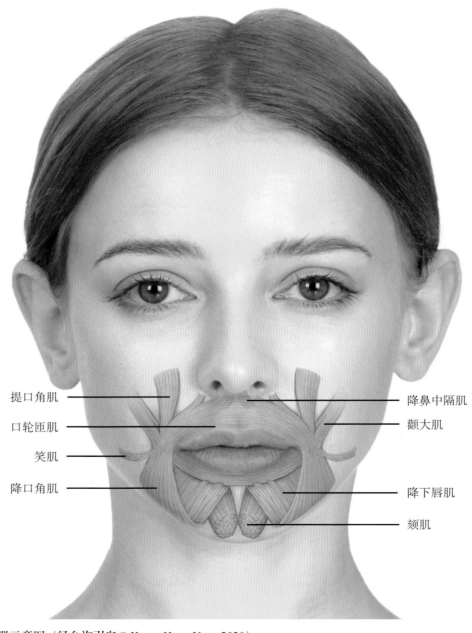

提口角肌
口轮匝肌
笑肌
降口角肌

降鼻中隔肌
颧大肌
降下唇肌
颏肌

图6.1 口周肌群示意图（经允许引自 © Kwan-Hyun Youn 2020）。

中，由四条肌肉带组成：第一肌肉带（上带）起自上颌骨，第二肌肉带起自翼颌缝，第三肌肉带起自下颌骨，第四肌肉带（下带）起自第三肌肉带下方。这些肌纤维向下走行，并延伸至口轮匝肌内侧，与其他肌肉带不同，两侧的第四肌肉带（下带）延伸至下颌骨正中（图6.2）。

其他口周肌可根据它们在口角蜗轴中的附着点进行分类。口角蜗轴为一纤维肌性结构，由口轮匝肌和止于口角的唇部括约肌相互交错而成，其位于口裂水平线上下，与面部表情、容貌、衰老及鼻唇沟形成密切相关。止于口角蜗轴的肌肉参与完成面部表情。口角蜗轴为一紧实、可移动的肌结节，由颧大肌、提口角肌、降口角肌及笑肌纤维汇聚而成；口轮匝肌和颊肌也参与口角蜗轴的形成，并经口角蜗轴与其他肌肉交错（图6.3）。

颧大肌起自颧骨表面，向下内侧延伸汇入口轮匝肌并附着于口角蜗轴，司上提口角；其止点纤维深于提口角肌，并附着于颊肌前部。提口角肌起自眶下孔下方的尖牙窝，汇入口轮匝肌并附着于口角蜗轴，司上提口角。三角形的降口角肌与笑肌处于同一解剖层次，为口周最浅层肌肉，其起自下颌骨外斜线，并在起点处覆盖降下唇肌，其向口角（口角蜗轴）延伸而逐渐变窄，后与笑肌交汇。笑肌为一纤薄肌肉，主要位于口角外20~50 mm，口裂水平下0~15 mm；其多数纤维起自SMAS、腮腺筋膜或咬肌筋膜，部分发自颈阔肌纤维，并止于口角蜗轴，司外上提口角以微笑（图6.3和图6.4）。

提上唇鼻翼肌、提上唇肌、颧小肌及降下唇肌分别止于上、下唇（图6.5）。上唇周围肌群起自眶下孔下上颌骨处，止于口轮匝肌，司提上唇。提上

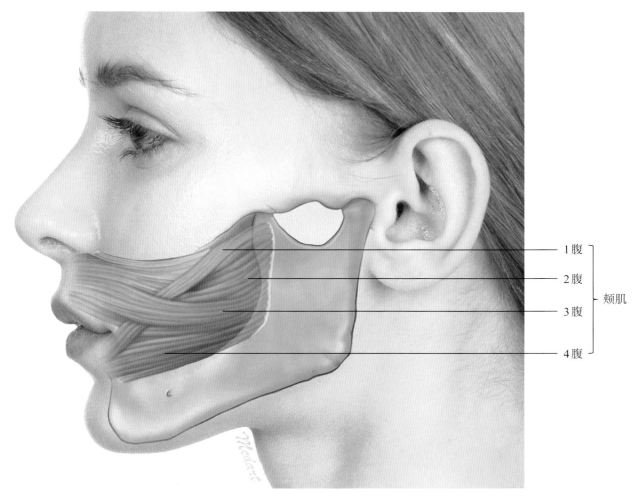

图6.2 口轮匝肌和颊肌示意图（经允许引自 © Kwan-Hyun Youn 2020）。

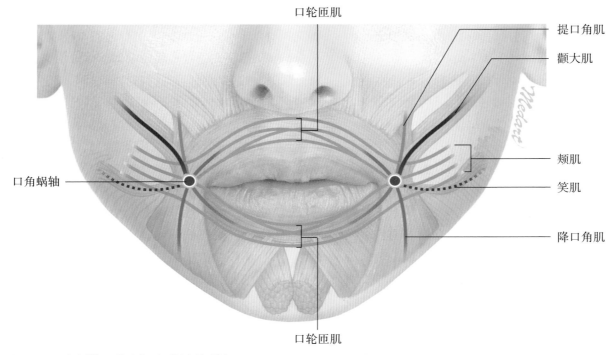

口轮匝肌

提口角肌

颧大肌

口角蜗轴

颊肌

笑肌

降口角肌

口轮匝肌

图 6.3　口角蜗轴肌群示意图（经允许引自 © Kwan-Hyun Youn 2020）。

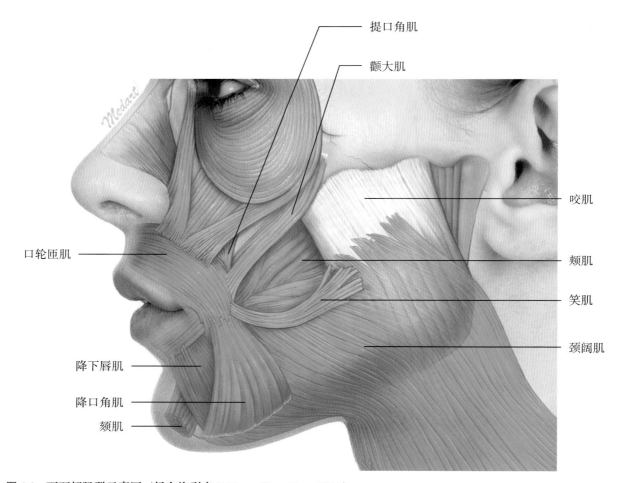

提口角肌

颧大肌

咬肌

口轮匝肌

颊肌

笑肌

颈阔肌

降下唇肌

降口角肌

颏肌

图 6.4　下面部肌群示意图（经允许引自 © Kwan-Hyun Youn 2020）。

唇肌内侧和外侧起点分别位于上颌骨眶下缘5 mm和10 mm下，止于上唇外侧，其呈矩形而非三角形，内侧纤维附着于鼻翼处翼面沟深面。此外，提上唇肌90%的纤维与鼻肌翼部相融合。提上唇鼻翼肌起自上颌骨额突，止于上唇和鼻翼，分深、浅两层：浅层纤维向下延伸经提上唇肌浅面；深层纤维位于提上唇肌深面（图6.5）。

止于下唇的口周肌肉起自下颌骨下缘，并附着于肌肉和皮肤，司降下唇。降下唇肌起自下颌骨下方外斜线下部（颏孔以内侧），向上内延伸止于下唇皮肤和黏膜（图6.4和图6.5）。

锥形的颏肌起自下颌骨切牙窝，为唯一紧张颏部的肌肉；其内侧纤维向下内延伸并相互交错，形成拱形的颏部前突；内侧肌纤维交错形成的空隙由脂肪和韧带结构所填充（图6.3~图6.5）。颏肌收缩以抬高颏部，为下唇提供主要的垂直支撑。

颈阔肌为颈部一皮肌，经下颌隔附着于下颌骨下缘，并与下唇周围面部肌肉相交错。在口周区，颈阔肌纤维向上内延伸至降口角肌外侧缘，覆盖颊部和咬肌区（图6.6）。

咬肌起自颧骨下缘和颧弓，向下后方斜向走行，止于下颌角和下颌升支。依深度差异分三层：浅层起自颧骨和颧弓下缘前2/3处，纤维向后下方延伸，止于下颌角和下颌升支外表面的咬肌粗隆；中层起自颧弓前2/3深面和颧弓后1/3下缘，垂直向下附着于下颌升支上面和外侧面（图6.7）。

最深层的部分，亦称颧下颌肌，起自颧骨和颧弓深面，附着于下颌升支中份。咬肌神经作为下颌神经分支之一，走行于咬肌中层和深层之间，将中层与深层分开（图6.8）。

口周表情肌根据起点深浅可分为四层，前三层为浅层，第四层为最深层（图6.9）。

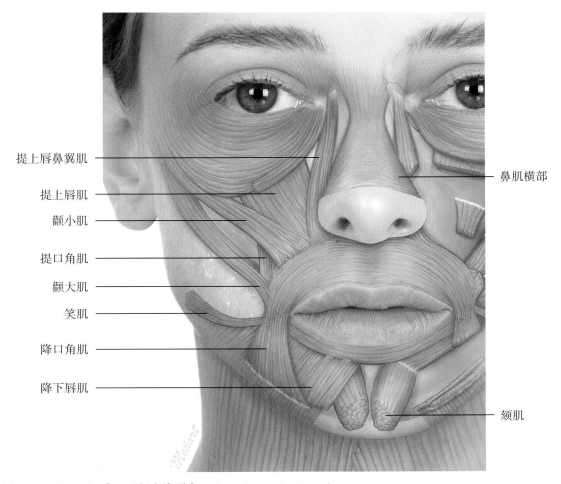

提上唇鼻翼肌
提上唇肌
颧小肌
提口角肌
颧大肌
笑肌
降口角肌
降下唇肌

鼻肌横部

颏肌

图6.5　止于上、下唇的肌群示意图（**经允许引自** © Kwan-Hyun Youn 2020）。

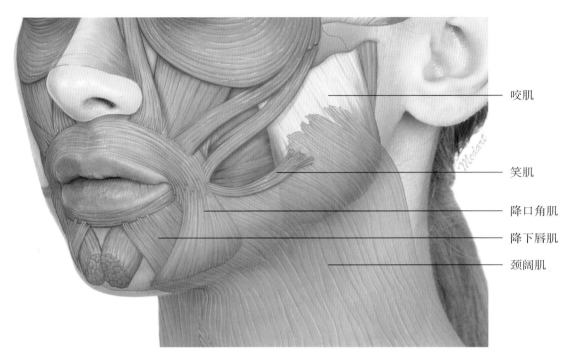

咬肌

笑肌

降口角肌

降下唇肌

颈阔肌

图6.6 颈阔肌和口周肌群示意图（经允许引自© Kwan-Hyun Youn 2020）。

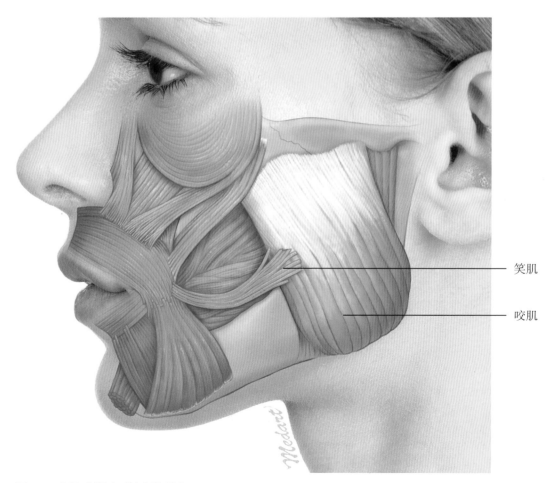

笑肌

咬肌

图6.7 咬肌示意图（经允许引自© Kwan-Hyun Youn 2020）。

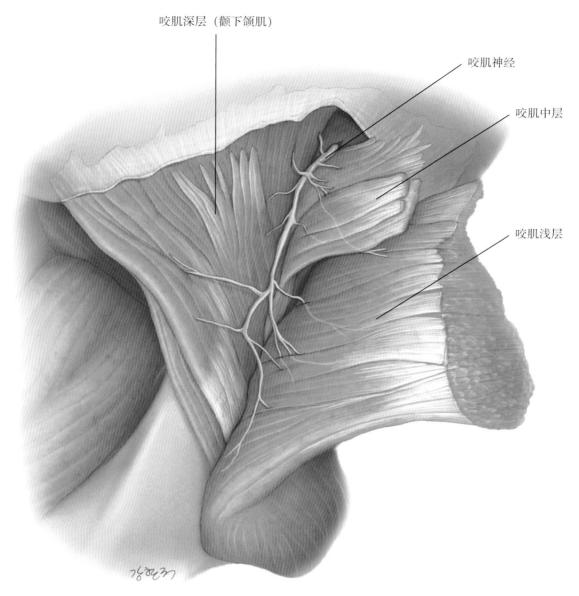

咬肌深层（颧下颌肌）

咬肌神经

咬肌中层

咬肌浅层

图6.8　咬肌神经所支配的三层咬肌示意图（经允许引自 © Kwan-Hyun Youn 2020）。

6.1.2　口周区血管神经分布

口周感觉神经为下颌神经，支配口角、下唇及颏部。颊神经沿咬合平面向内侧走行，支配口裂区。颏神经自颏孔穿出支配下唇区域，包括口裂和下颌区。眶下神经上唇支、颊神经及颏神经口角支均分布于口角。此外，口裂上方眶下神经和颊神经形成吻合网，口裂下方颊神经和颏神经形成吻合网（图6.10）。

口周运动神经来自面神经下颌缘支，支配颏肌、

降口角肌、降下唇肌及口轮匝肌的下部（图6.11）。

我们在微创治疗中应熟悉血管解剖特征，这对于避免并发症的发生至关重要。尤其在进行颊、鼻唇沟及唇填充过程中，要格外注意面动脉，以免发生栓塞。面动脉为颈外动脉分支之一，在咬肌前缘下颌角前切迹向上走行，同时发出多条分支供给口周区（图6.12）；其向前上方走行，经颊至口角处发出下唇动脉和上唇动脉。下唇动脉在降口角肌中1/3水平处分出，于肌肉深面沿颏唇沟走行供给下唇区域，上唇动脉于口角上外方约1.5 cm处分出，

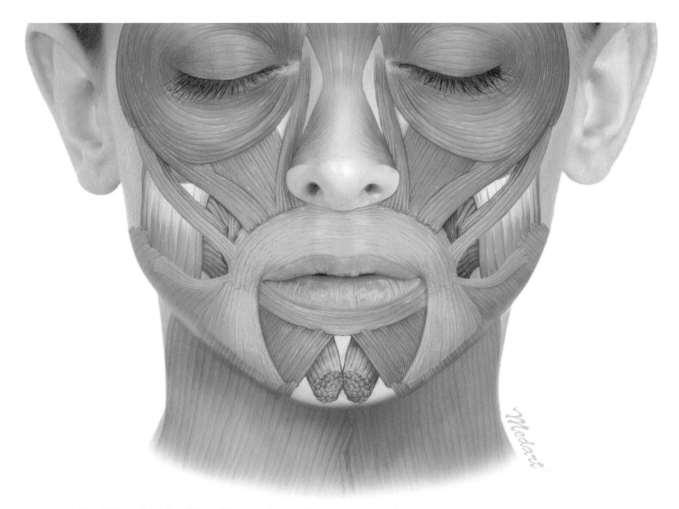

图6.9　口周肌群层次示意图。黄色：第一层；绿色：第二层；粉色：第三层；紫色：第四层（经允许引自© Kwan-Hyun Youn 2020）。

距皮肤深约为3~5 mm，上、下唇动脉于口周形成一环状血管网，同时放射状发出众小血管。

继而，面动脉沿口角和鼻唇沟向上走行。一般而言，其位于SMAS、颈阔肌、笑肌、颧大肌及颧小肌深面；然而，血管深度亦存在较大变异。面动脉于近鼻翼处分出侧鼻动脉供应鼻翼和鼻背，而后于此点向上延续为内眦动脉（图6.13）。

6.1.3　唇

唇红缘，皮肤与唇红交界处，为唇的外轮廓边界。"丘比特弓"为上唇中央心形区域；"人中"为连接鼻与唇的两条纵行线；"口角"为上下唇闭合时两者交汇处（图6.14）。

唇由外层皮肤和内层黏膜组成，中间红色部分黏膜可分为干唇黏膜和湿唇黏膜，两者于干湿黏膜交界线以区分。口轮匝肌，上、下唇动脉，颏神经及唇腺位于黏膜以深（图6.15）。关于唇的血管解剖，重要的是上唇和下唇动、静脉的走行层次，通常，上、下唇动脉位于干湿黏膜交界口轮匝肌以深。

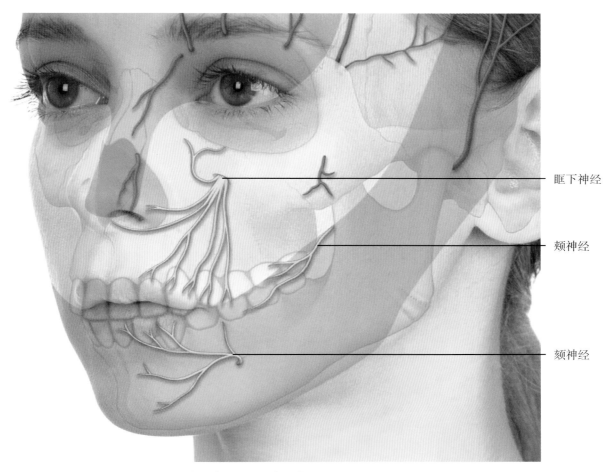

眶下神经

颊神经

颏神经

图6.10 口周和咬肌区感觉神经分布示意图（经允许引自© Kwan-Hyun Youn 2020）。

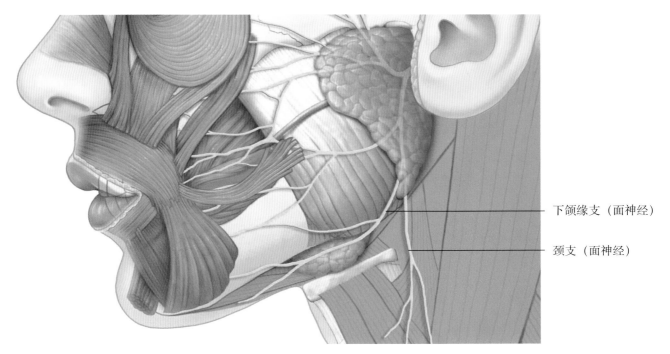

下颌缘支（面神经）

颈支（面神经）

图6.11 口周和咬肌区运动神经分布示意图（经允许引自© Kwan-Hyun Youn 2020）。

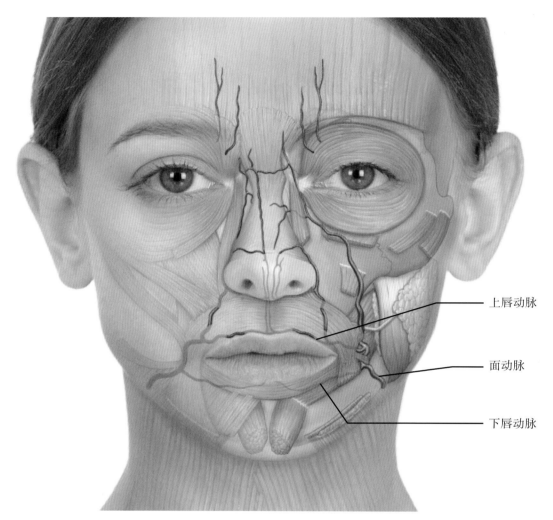

图 6.12 口周动脉分布示意图（经允许引自 © Kwan-Hyun Youn 2020）。

上唇动脉

面动脉

下唇动脉

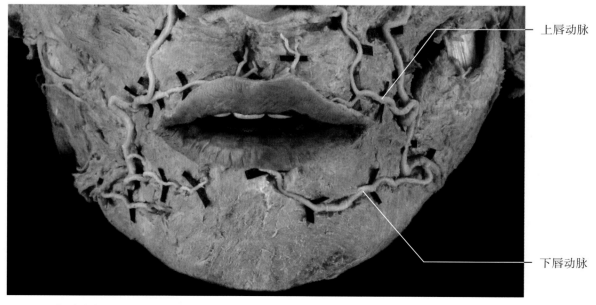

上唇动脉

下唇动脉

图 6.13 上唇动脉和下唇动脉局部解剖（经允许引自 © Hee-Jin Kim 2020）。

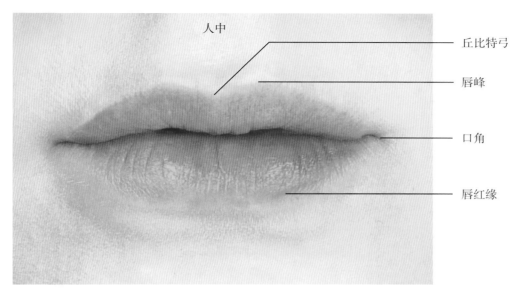

图 6.14 唇的表面解剖（经允许引自 © Kwan-Hyun Youn 2020）。

6.1.4 口周和咬肌区超声检查常用表面标志点和参考线（图 6.16）

口周区和唇	
O1：鼻下点与丘比特弓最低点（Ls1）间连线中点	Ls1：上唇唇红缘与中线交点
O2：Li1 点与颏下点连线中点	Ls2–Ls3：经 Ls2 点与 Ls3 点连线斜切面
O3：颏前点	Ls1–Li1：经 Ls1 点与 Li1 点连线纵切面
O4：TL6 线与 PL2 线交点	Ls2：上唇唇红缘与经口角至中线内 1/3 垂线交点
O5：TL6 线与 PL3 线交点	Ls3：上唇唇红缘与经口角至中线外 2/3 垂线交点
O6：口角外 1.5 cm 处	Li1：下唇唇红缘与中线交点
O7：TL7 线与 PL3 线交点	Li2–Li3：经 Li2 点与 Li3 点连线斜切面
O8：TL8 线与 PL1 线交点（降下唇肌点）	Li2：下唇唇红缘与经口角至中线内 1/3 垂线交点
O9：TL8 线与 PL2 线交点（降口角肌点）	Li3：下唇唇红缘与经口角至中线外 2/3 垂线交点
O10：TL8 线与 PL3 线交点	
O11：下颌角前切迹	

咬肌区	
Ma1：咬肌前缘	Ma4：经咬肌上 1/3 线与 Ma2 线垂线
Ma2：经 Ma1 线与 Ma3 线中点平行线	Ma5：经咬肌下 1/3 线与 Ma2 线垂线
Ma3：咬肌后缘	Ma6：经咬肌下缘与 Ma2 线垂线

6.1.5 口周和咬肌区超声检查表

(续表)

目标结构	可探及目标结构的表面标志点
口轮匝肌	O1，O4，O6，O8，O9，Ls1，Ls2，Ls3，Li1，Li2，Li3
颧大肌	O4
降口角肌	O6，O7，O8，O9
降下唇肌	O8，O9
降鼻中隔肌	O1
笑肌	O10
颊肌	O6，O7
颏肌	O2，O3

目标结构	可探及目标结构的表面标志点
颈阔肌	O9，O10
咬肌	Ma1，Ma2，Ma3，Ma4，Ma5，Ma6
面动脉	O4，O6，O7，O10，O11
面静脉	Ma5，Ma6
上唇动脉	Ls1，Ls2，Ls3
下唇动脉	Li1，Li2，Li3，O8，O9
颏下动脉	O2，O3
颊脂垫	O6，O7，Ma4，Ma5

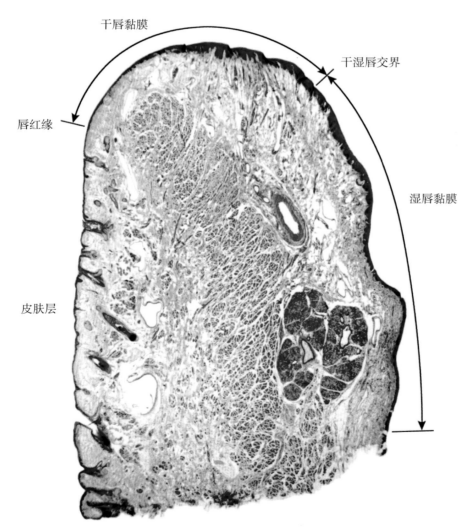

干唇黏膜

干湿唇交界

唇红缘

湿唇黏膜

皮肤层

图6.15　唇矢状面（经允许引自 © Hee-Jin Kim 2020）。

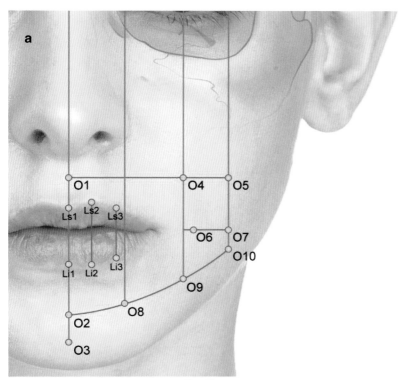

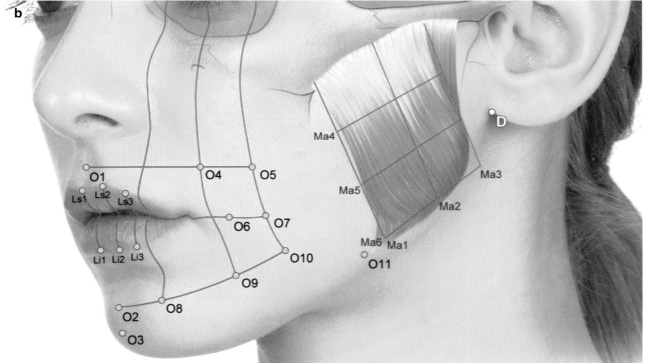

图6.16 口周和咬肌区超声检查表面标志点和参考线。a. 正面观。b. 侧面观（经允许引自© Kwan-Hyun Youn 2020）。

6.2 口周和咬肌区超声图像

6.2.1 超声解剖图像

与面部其他区域相比，口周区域因口腔和颊的存在而具有特殊的解剖层次，包括：①口周表情肌群；②上唇、下唇及其口腔黏膜；③牙和牙槽骨；④上颌骨和下颌骨；⑤颏；⑥咬肌；⑦腮腺。

口周皮肤和皮下脂肪的总平均厚度在口周区域中属较厚，分别为（1.82 ± 0.83）mm 和（5.14 ±

3.31）mm。口周除唇以外区域皮肤厚度相对匀称，范围为1.40~2.10 mm，而相对于这些区域皮下脂肪厚度则差异较大。口裂外侧皮下脂肪最薄（1.71 mm），鼻唇沟外侧最厚（8.17 mm），鼻唇沟外侧区域皮下脂肪（6.62~8.17 mm）明显厚于内侧区域（1.71~3.98 mm）。

前颊区皮下脂肪厚度约4.98 mm（范围为3.74~6.30 mm），而覆盖咬肌的后颊区则相对较薄，平均为4.17 mm（范围为3.58~4.91 mm）。不同区域超声解剖细节将在以下详述（图6.17~图6.22）。

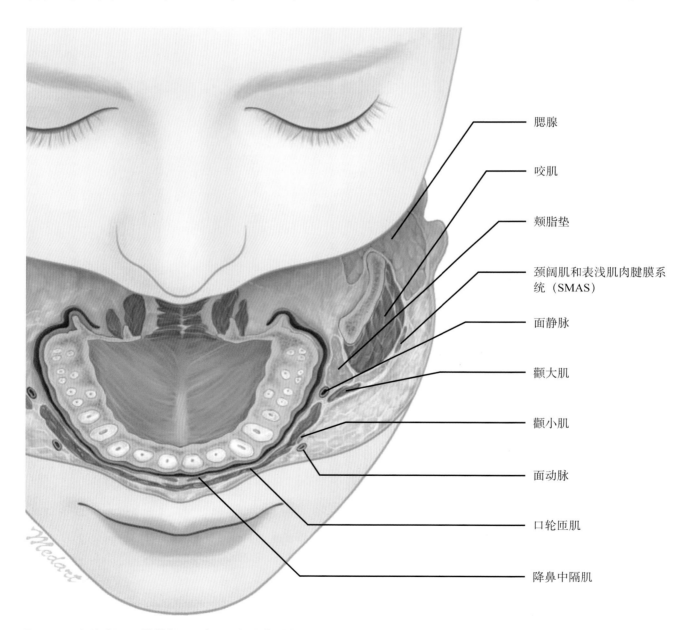

腮腺

咬肌

颊脂垫

颈阔肌和表浅肌肉腱膜系统（SMAS）

面静脉

颧大肌

颧小肌

面动脉

口轮匝肌

降鼻中隔肌

图6.17　下面部经TL6线横断面示意图（经允许引自 © Kwan-Hyun Youn 2020）。

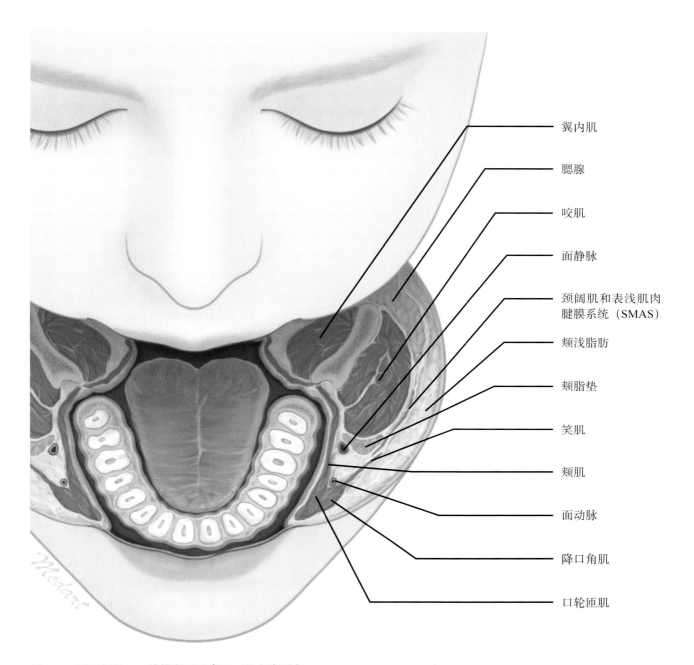

图 6.18 下面部经 TL7 线横断面示意图（经允许引自 © Kwan-Hyun Youn 2020）。

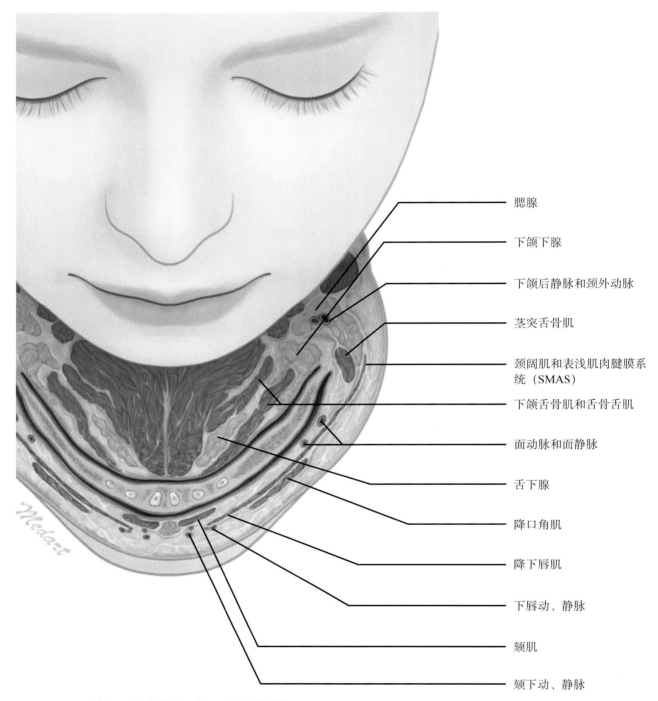

腮腺

下颌下腺

下颌后静脉和颈外动脉

茎突舌骨肌

颈阔肌和表浅肌肉腱膜系统（SMAS）

下颌舌骨肌和舌骨舌肌

面动脉和面静脉

舌下腺

降口角肌

降下唇肌

下唇动、静脉

颏肌

颏下动、静脉

图 6.19　下面部经 TL8 线横断面示意图（经允许引自 © Kwan-Hyun Youn 2020）。

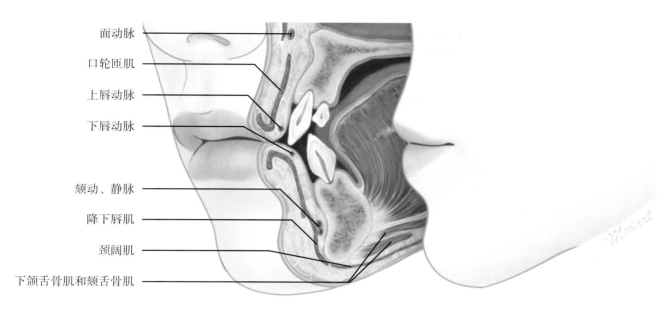

面动脉
口轮匝肌
上唇动脉
下唇动脉
颏动、静脉
降下唇肌
颈阔肌
下颌舌骨肌和颏舌骨肌

图6.20　下面部经PL1线（内眦）矢状面示意图（经允许引自 © Kwan-Hyun Youn 2020）。

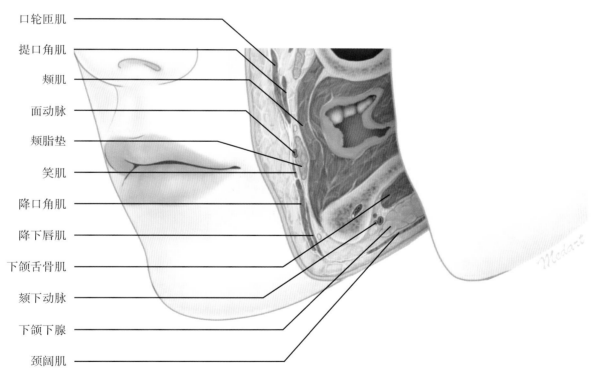

口轮匝肌
提口角肌
颊肌
面动脉
颊脂垫
笑肌
降口角肌
降下唇肌
下颌舌骨肌
颏下动脉
下颌下腺
颈阔肌

图6.21　下面部经PL2线（瞳孔中点）矢状面示意图（经允许引自 © Kwan-Hyun Youn 2020）。

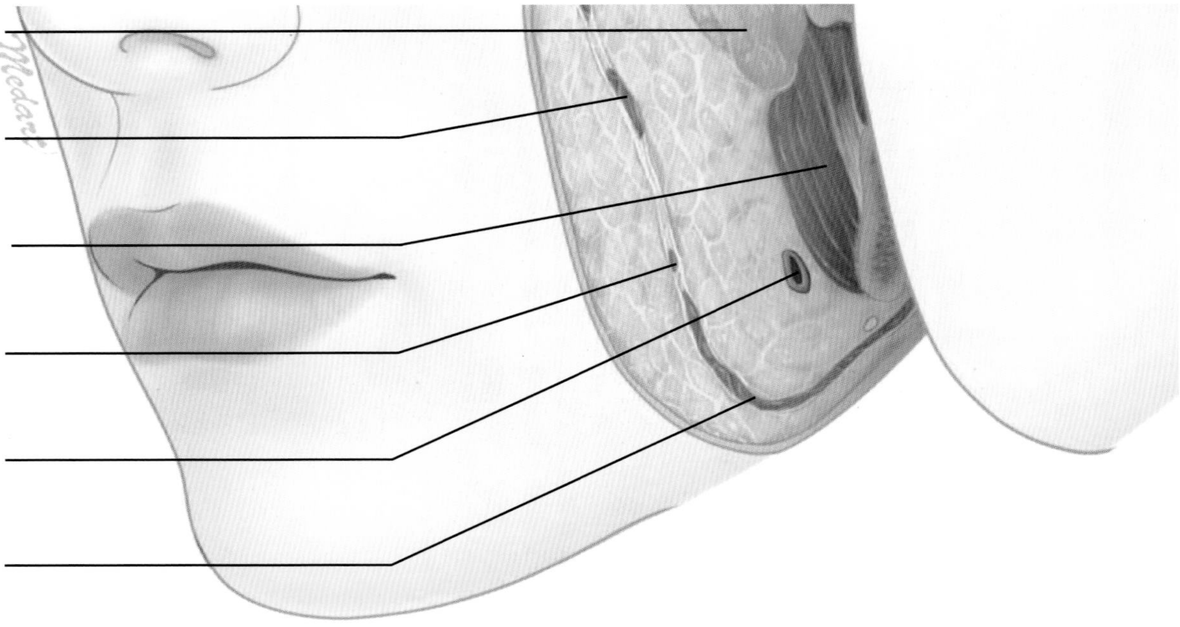

颊脂垫

颧大肌

翼内肌

笑肌

面静脉

颈阔肌

图6.22　下面部经PL3线（外眦）矢状面示意图（经允许引自© Kwan-Hyun Youn 2020）。

6.2.2　B型模式和多普勒模式超声图像

6.2.2.1　口周、颊及咬肌前区域

O1：鼻下点与丘比特弓最低点（Ls1）间连线中点

人中中份点上，人中沟处表皮成像清晰（高回声线）。皮下脂肪层呈不规则高回声，其深面口轮匝肌呈均一低回声。部分人群，降鼻中隔肌位于口轮匝肌以深；两者纤维交错，因此超声下彼此很难区分。口轮匝肌深面口腔黏膜和黏膜下层呈较薄高回声，上颌中切牙和侧切牙呈间断的高回声线。多普勒模式可见双侧上唇动脉鼻小柱支位于口轮匝肌以浅，于中线处扫及的小血管为其分支（图6.23）。

O2：Li1点与颏下点连线中点

O2点为下唇和下颌缘于正中矢线中点。相较口周其他区域，此点皮肤和皮下脂肪层较厚，呈高回声。颏肌呈不规则低回声，颏肌两侧可见降下唇肌局部。多普勒模式下可见高回声皮下脂肪层内下唇动脉或颏下动脉的皮支（图6.24），从下颌缘移动探头至颏部，可探及颏下动脉皮支。

O3：颏前点

颏前点为颏部于正中矢状面最突出点，超声

下组织层次为：高回声带——皮肤；不规则高回声——皮下组织；低回声——颏肌；高回声——下颌骨骨面（颏前点）。颏部各组织层次之间并非严格一一对应，因此我们建议采用三维概念来理解其解剖关系。较O2点，颏肌在此处成像范围更宽。因颏肌纤维广泛附着于皮下，导致颏肌和皮下脂肪间边界不清，且皮下脂肪层内可见低回声颏肌纤维。下颌骨表面呈强回声，牙槽骨呈不规则强回声，位于颏肌所形成的拱形间隙内。多普勒模式下颏下动脉及其分支位于皮下脂肪层内（图6.25）。

O4：TL6线与PL2线交点

此点对应鼻唇沟中点，较厚的皮肤和丰富的脂肪组织，均呈高回声。鼻唇沟位于超声图像正中，其内外侧皮下脂肪厚度存在差异，外侧可见丰富的低回声皮下脂肪，内侧可见低回声口轮匝肌位于皮下脂肪以深。口腔黏膜和上颌牙槽骨表面呈高回声。鼻唇沟外侧可见较厚的低回声上唇提肌群，包括提上唇肌和颧小肌。

多普勒模式下，鼻唇沟内侧可见无回声血管，鼻唇沟处动脉位于皮下脂肪层内。面动脉近鼻唇沟（亚洲人约43%位于5 mm范围内），鼻唇沟处面动脉约68.5%位于皮下脂肪层内。因此，进行鼻唇沟

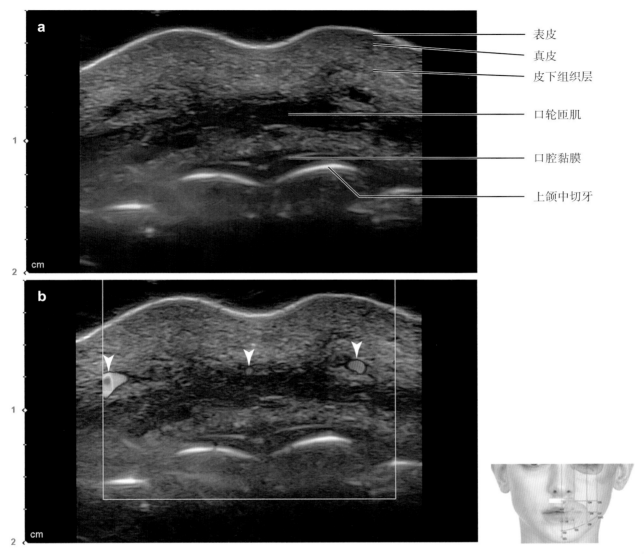

表皮

真皮

皮下组织层

口轮匝肌

口腔黏膜

上颌中切牙

图6.23 鼻下点与丘比特弓最低点连线中点（O1）声像图。a. B型模式（横切面，15 MHz 线阵探头）。b. **多普勒模式**（横切面，15 MHz 线阵探头）（箭头处为鼻小柱动脉）（经允许引自 © Hee-Jin Kim 2020）。

注射填充前，使用多普勒模式扫查面动脉极其实用（图6.26）。

O5：TL6线与PL3线交点

前颊部上区，表皮和真皮层较厚，呈清晰可见的高回声。皮下脂肪层呈不规则高回声，其深面可见低回声颧大肌和呈不规则高回声颊脂垫。颊肌位于颊脂垫和高回声上颌骨之间，咬肌前上部位于此超声图像外侧（图6.27）。

O6：口角外1.5 cm处

此处可见皮肤和皮下脂肪相对较薄。横切面可见口轮匝肌、口角蜗轴、颧大肌及颊肌相交错。颊

肌深面为无回声口腔前庭和高回声口腔黏膜，口腔内上颌牙呈间断强回声带。颧大肌深面、颊肌浅面可见相对致密的高回声颊脂垫，其位于超声图像外侧。

多普勒模式下可见面动脉的暴露段（约82%），位于口角蜗轴外侧皮下脂肪层内，距皮肤7.6 mm，口角外侧20~25 mm。在各种面部相关治疗，如注射肉毒毒素或填充剂、面部除皱、皮瓣设计以及埋线提升中，我们必须熟悉面动脉暴露段，以选择安全的操作区域。建议使用钝针对该区域缓慢注射，并兼顾面动脉暴露段的位置和深度（图6.28）。

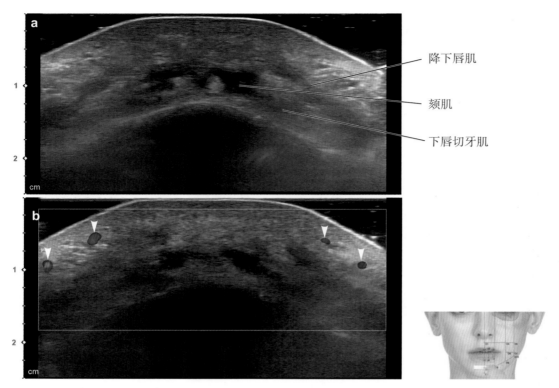

图6.24　Li1点与颏下点连线中点（O2）声像图。a. B型模式（横切面，15 MHz线阵探头）。b. 多普勒模式（横切面，15 MHz 线阵探头）（箭头处为血管皮支）（经允许引自© Hee-Jin Kim 2020）。

图中标注：降下唇肌、颏肌、下唇切牙肌

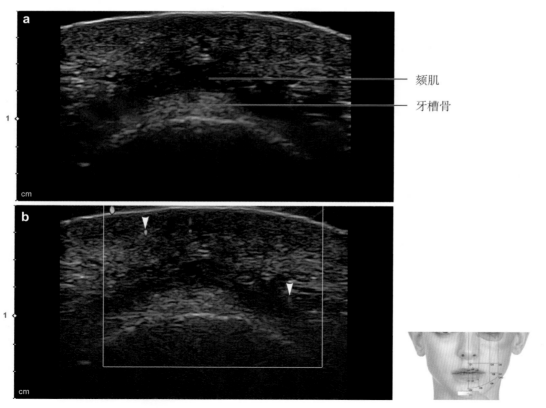

图6.25　颏前点（O3）声像图。a. B型模式（横切面，15 MHz 线阵探头）。b. 多普勒模式（横切面，15 MHz线阵探头）（箭头处为血管皮支）（经允许引自© Hee-Jin Kim 2020）。

图中标注：颏肌、牙槽骨

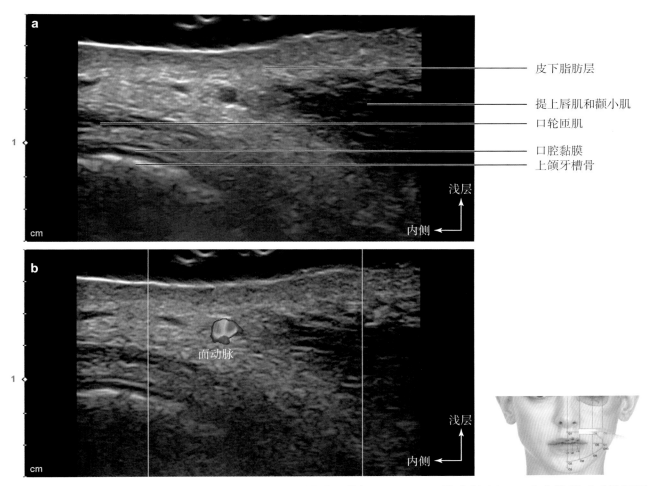

皮下脂肪层

提上唇肌和颧小肌

口轮匝肌

口腔黏膜

上颌牙槽骨

浅层

内侧

面动脉

浅层

内侧

图 6.26　TL6线与PL2线之交点（O4）声像图。a. B型模式（横切面，15 MHz 线阵探头）。b. 多普勒模式（横切面，15 MHz线阵探头）（经允许引自 © Hee-Jin Kim 2020）。

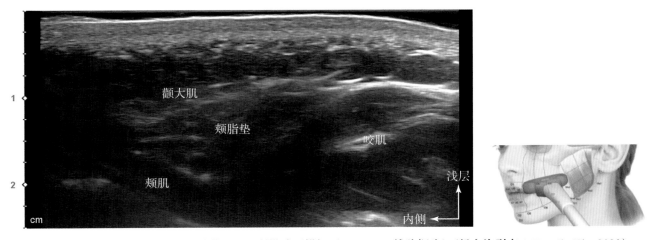

颧大肌

颊脂垫

咬肌

颊肌

浅层

内侧

图 6.27　TL6线与PL3线交点（O5）声像图。B型模式（横切面，15 MHz线阵探头）（经允许引自 © Hee-Jin Kim 2020）。

O7：TL7线与PL3线交点

此点位于面动脉暴露段外侧，落在口裂与耳下基点的连线上。表皮和真皮呈高回声，其下可见丰富的不规则皮下脂肪层。与O6点相似，低回声颧大肌和颊肌位于超声图像内侧，外侧可见咬肌前缘。口周和咬肌间，皮下脂肪层深面可见边界清晰的高回声颊脂垫。多普勒模式下面动脉暴露段呈彩色影像，下颌牙和牙槽骨位于软组织深面（图6.29）。

O8：TL8线与PL1线交点（降下唇肌点）

此处厚的高回声皮肤和皮下脂肪层深面口周肌群清晰可辨。横切面下，声像窗内侧可见颏肌起自下颌骨并止于真皮。颏肌起点外侧可观察到下颌骨有一处线性低回声影像，下颌骨表面可见下唇切牙肌，与颏肌交错，其起自下颌后区，被降下唇肌纤维覆盖。因此，降下唇肌表现为下唇切牙肌表面的不规则低回声影像；两者间存在些许脂肪组织，故

相较其他肌肉而言，此处肌肉呈相对较高回声。降口角肌位于降下唇肌外侧以浅，其低回声前缘覆盖降下唇肌。多普勒模式下，下唇动脉水平走行于降口角肌深面（图6.30）。

O9：TL8线与PL2线交点（降口角肌点）

O9点位于O8点外侧1.5 cm处。该点横切面超声图像与O8点解剖层次相似：降口角肌和降下唇肌呈低回声；声像窗内侧可见颏肌（最内侧低回声）和下唇切牙肌（线状低回声，位于下颌骨表面颏肌外侧）。降口角肌深面可见些许脂肪组织，呈高回声。此点下唇动脉向下唇方向走行（图6.31）。

O10：TL8线与PL3线交点

此点可清晰显示低回声降口角肌和咬肌分别位于声像窗内侧和外侧。降口角肌与咬肌之间的笑肌呈一薄的低回声线，其位于不规则高回声颊脂垫的表面。由于笑肌纤维起自SMAS浅面或以腱性结构起自咬肌筋膜，因此其咬肌表面起点呈高回声。笑

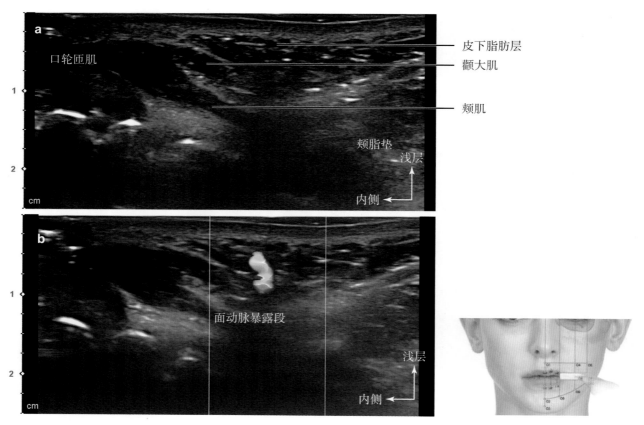

图6.28 口角外1.5 cm处（O6）声像图。a. B型模式（横切面，15 MHz线阵探头）。b. 多普勒模式（横切面，15 MHz线阵探头）。

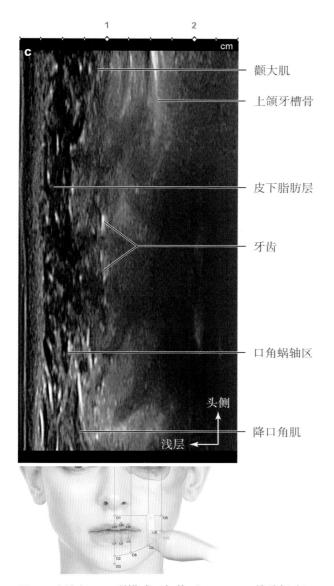

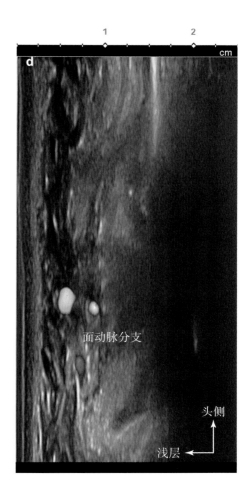

图 6.28（续） c. B 型模式（矢状面，15 MHz 线阵探头）。d. 多普勒模式（矢状面，15 MHz 线阵探头）（经允许引自© Hee-Jin Kim 2020）。

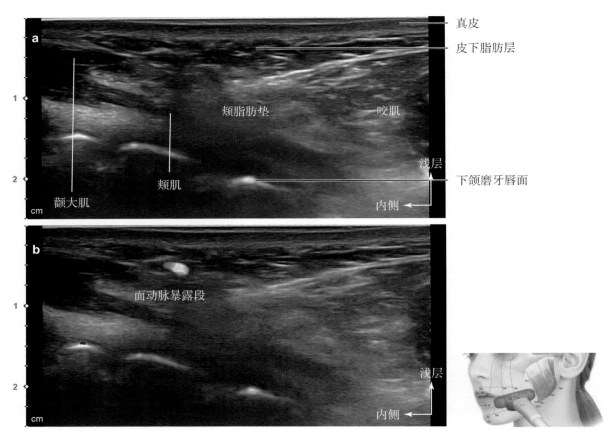

图 6.29 TL7线与PL3线交点（O7）声像图。a. B型模式（横切面，15 MHz 线阵探头）。b. 多普勒模式（横切面，15 MHz 线阵探头）（经允许引自© Hee-Jin Kim 2020）。

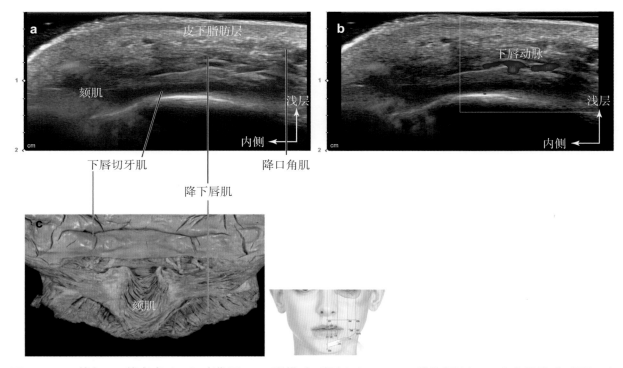

图 6.30 TL8线与PL1线交点（O8）声像图。a. B型模式（横切面，15 MHz 线阵探头）。b. 多普勒模式（横切面，15 MHz 线阵探头）。c. 颏肌后面观。近中线处颏肌纤维交错形成拱形使颏部前突（经允许引自© Hee-Jin Kim 2020）。

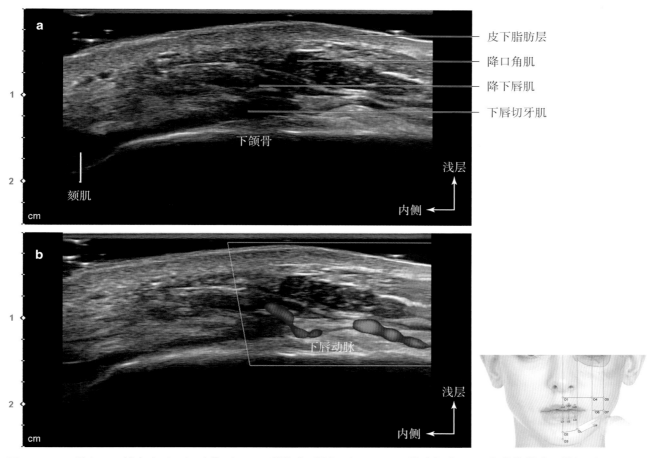

图 6.31　TL8线与PL2线交点（O9）声像图。a. B 型模式（横切面，15 MHz 线阵探头）。b. 多普勒模式（横切面，15 MHz 线阵探头）（经允许引自 © Hee-Jin Kim 2020）。

肌解剖多异，操作者需充分调整超声探头角度，以便在此点获得其清晰的线状影像。多普勒模式下可见面动脉走行于降口角肌深面，并于颊脂垫内发出下唇动脉（图6.32）。

O11：下颌角前切迹

此点位于咬肌正前方，表皮呈一薄的高回声带，真皮为不规则高回声。皮肤深面可见厚且不均一的分叶状低回声皮下脂肪层，脂肪小叶间可见高回声线状纤维隔。咬肌呈厚的低回声，伴短而不连续高回声线（咬肌下深肌腱），覆盖咬肌筋膜呈强回声。下颌浅层脂肪和咬肌筋膜之间的间断低回声线为颈阔肌纤维在下面部之延续。多普勒模式下面动脉和面静脉移行部清晰可见，动脉位于静脉前方；偶见面静脉走行于咬肌前缘较浅层次。此处可见血管周围的脂肪组织呈稍高回声，充盈着咬肌前间隙（图6.33）。

6.2.2.2　上、下唇区

唇由皮肤、中间区（唇红）及黏膜组成。唇红缘为皮肤（即唇皮肤）与中间区之间界限。黏膜可分为干唇黏膜和湿唇黏膜，两者之间为干湿唇黏膜交界。黏膜深面结构为上唇动脉、下唇动脉、颏神经及唇腺，以上结构均位于口轮匝肌以深。

Ls1–Li1：经 Ls1 点与 Li1 点连线纵切面

唇正中矢状面可见上、下唇轮廓。超声下可见口轮匝肌，多普勒模式下可明确唇内血管位置。唇皮肤和干唇黏膜（红唇）角质层较厚，故呈厚的高回声带。表皮深面真皮层呈相对薄的高回声带，位于肌肉以浅。口轮匝肌包括外周部和唇缘部，唇缘部口轮匝肌形态多样，整体外卷似曲棍球杆（图6.34a），尤在下唇明显，其深面可见口腔黏膜和黏膜下层；纵切面唇侧可见上、下切牙。多普勒模式下可见唇部动脉通常位于黏膜下层或肌肉层

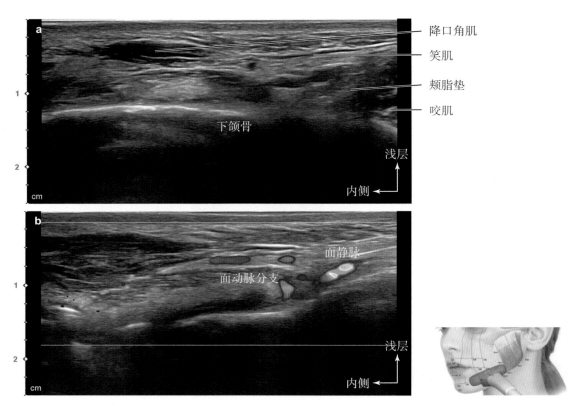

图6.32 TL8线与PL3线交点（O10）声像图。a. B型模式（横切面，15 MHz 线阵探头）。b. 多普勒模式（横切面，15 MHz 线阵探头）（经允许引自© Hee-Jin Kim 2020）。

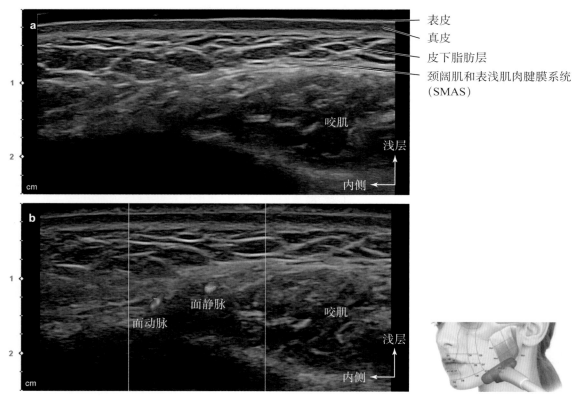

图6.33 下颌角前切迹（O11）声像图。a. B型模式（横切面，15 MHz 线阵探头）。b. 多普勒模式（横切面，15 MHz 线阵探头）（经允许引自© Hee-Jin Kim 2020）。

内，这些动脉主要源于上唇动脉和下唇动脉；但部分下唇动脉起自颏下动脉。在Ls1–Li1纵切面，唇部动脉大都位于湿唇黏膜的肌层或黏膜下层（图6.34b、c）。

Ls2–Li2：经Ls2点与Li2点连线纵切面

超声下经丘比特弓的矢状切面观与Ls1–Li1纵切面相似。相较于上唇Ls1–Li1纵切面，此处红唇部口轮匝肌稍有不同，呈不连续影像（图6.35a）。多普勒模式下可见上唇动脉位于肌内（48%）或湿唇黏膜下（20%）。下唇动脉位于湿唇（45%）或干唇（27%）黏膜下层（图6.35b、c）。

Ls3–Li3：经Ls3点与Li3点连线纵切面

此处超声图像与前述纵切面类似。因下唇口轮匝肌唇缘部外卷程度弱于其他区域，故此处下唇略后缩（图6.36a）。多普勒模式下上唇动脉走行于肌内（42%）或湿唇黏膜下层（40%）。下唇动脉走行于湿唇黏膜下层（55%）或干唇黏膜（18%）（图6.36b、c）。

Ls1：上唇唇红缘与中线交点

此处横切面，可见口轮匝肌分为两层，浅层和深层低回声影像分别为口轮匝肌唇缘部和外周部，两层间脂肪层呈不规则高回声（图6.37）。

Ls2–Ls3：经Ls2点与Ls3点连线斜切面

超声下沿唇峰至口角切面可见口轮匝肌分为两层，其外侧纤维与口周其他肌群相交错，呈较厚低回声。高回声皮下脂肪层越近口角越厚；同样，表皮呈高回声，由内向外逐渐增厚（图6.38）。

Li1：下唇唇红缘与中线交点

下唇通常较上唇厚，超声下各结构更清楚。与Ls1点类似，口轮匝肌唇缘部与外周部清晰可见。表皮和真皮层呈较薄的高回声，高回声皮下脂肪层较上唇厚（图6.39）。

Li2–Li3：经Li2点与Li3点连线斜切面

超声下斜切面可见下唇和下颏之间的凹陷。颏部皮下脂肪层呈较厚高回声。口轮匝肌双层结构延续至下唇外侧边界，口腔黏膜和黏膜下层较上唇厚。口腔下颌牙呈不连续带状高回声（图6.40）。

6.2.2.3 咬肌区

在咬肌区，超声下可见表皮呈高回声，真皮呈稍高回声，皮下脂肪呈薄的不规则高回声，咬肌筋膜表面SMAS呈多层线状高回声。低回声咬肌内散在分布高回声带（咬肌下深肌腱）。咬肌筋膜位于SMAS以深，呈高回声。肌肉以深下颌升支呈强回声，因超声无法穿透下颌骨，故其深面呈后方声影。

Ma1：咬肌前缘

超声下可见皮肤层和皮下脂肪层，深面笑肌位于咬肌前缘，呈不连续低回声。颈阔肌自颈部浅层延续至SMAS（高回声），位于咬肌筋膜浅面和笑肌深面，呈薄的连续带状低回声。低回声咬肌内可见咬肌下深肌腱呈间断高回声。下颌骨骨皮质较厚，呈强回声（图6.41）。

Ma2：经Ma1线与Ma3线中点平行线

此处为经咬肌中份纵切面。咬肌下深肌腱为此处最典型结构，纵切面可见其位于咬肌浅层，呈高回声，附着于下颌骨下缘，将咬肌浅层进一步分为浅、深两层。

此外，SMAS层中可见扁平状面神经分支，呈蜂窝状。下颌骨下缘为一强回声曲线。因松弛肌纤维下垂，咬肌可延伸至下颌缘以下（图6.42）。

Ma3：咬肌后缘

腮腺位于咬肌后缘浅面，呈高回声，其被覆腮腺筋膜（高回声）和颈阔肌（低回声）。咬肌下深肌腱呈高回声（图6.43）。

Ma4：经咬肌上1/3线与Ma2线垂线

此处横切面显示颧骨和颧弓下方，从皮肤层至下颌骨层次分明的超声影像。高回声表皮和真皮下，超声下可见部分颈阔肌纤维和呈复层结构的SMAS位于皮下脂肪层内，其深面为腮腺咬肌筋膜。腮腺咬肌筋膜覆盖咬肌并包裹腮腺，呈线状高回声。无回声的腮腺导管走行于咬肌表面，通常位于颧弓下一横指（约2 cm）处。咬肌浅层可见肌腹和复杂的肌腱结构，肌腱将咬肌分为多层。咬肌浅层被许多肌腱或筋膜覆盖，主要为浅层和深层腱膜，浅层腱膜位于咬肌上部，于前缘呈粗大的强回声带，其覆盖咬肌浅层上部表面并与咬肌下部肌腹相延续。约78.8%人群可见咬肌下深肌腱，其与浅层腱膜延续或包绕浅层咬肌肌腹，超声下清晰可见

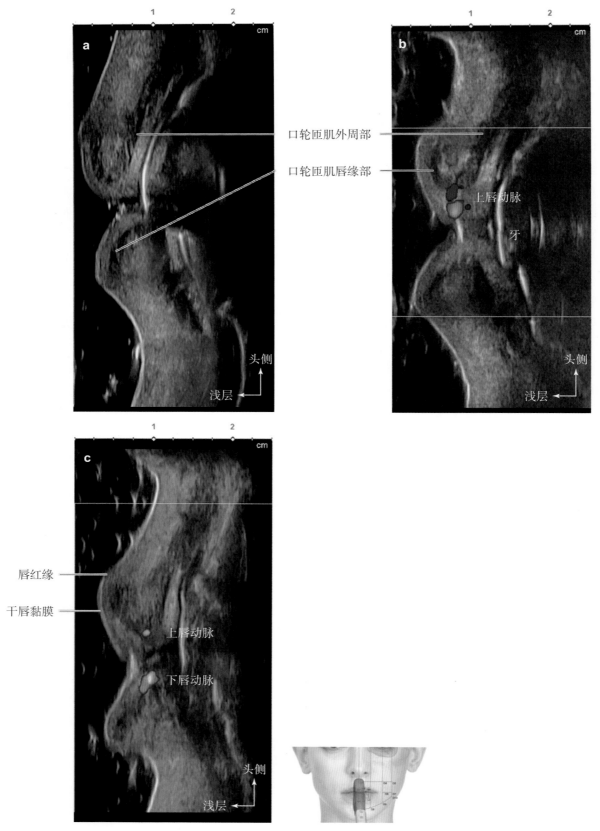

图6.34 经Ls1点与Li1点连线纵切面（Ls1–Li1）声像图。a. B型模式（横切面，15 MHz 线阵探头）。b. 多普勒模式（纵切面，15 MHz 线阵探头）。c. 多普勒模式（纵切面，15 MHz 线阵探头）（经允许引自 © Hee-Jin Kim 2020）。

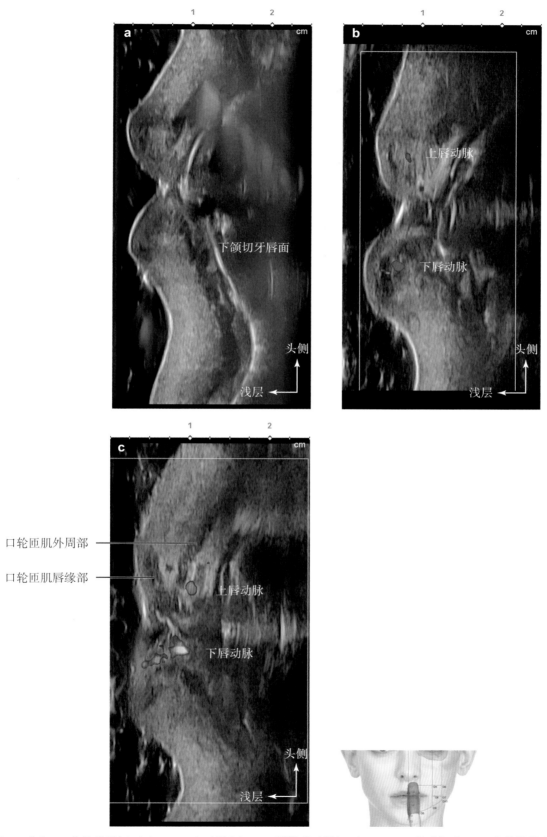

图 6.35 经 Ls2 点与 Li2 点连线纵切面（Ls2–Li2）声像图。a. B 型模式（纵切面，15 MHz 线阵探头）。b. 多普勒模式（纵切面，15 MHz 线阵探头）。c. 多普勒模式（纵切面，15 MHz 线阵探头）（经允许引自 © Hee-Jin Kim 2020）。

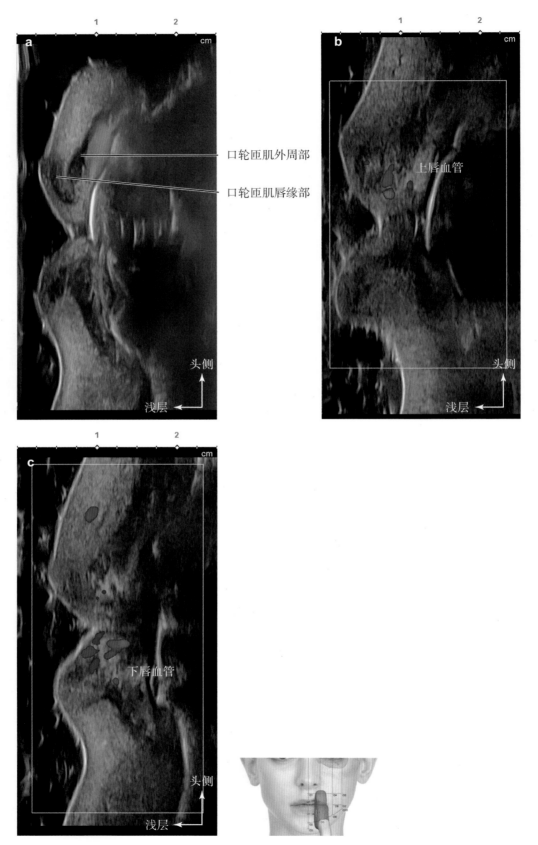

口轮匝肌外周部

口轮匝肌唇缘部

上唇血管

下唇血管

图 6.36　经 Ls3 点与 Li3 点连线纵切面（Ls3–Li3）声像图。a. B 型模式（纵切面，15 MHz 线阵探头）。b. 多普勒模式（纵切面，15 MHz 线阵探头）。c. 多普勒模式（纵切面，15 MHz 线阵探头）（经允许引自 © Hee-Jin Kim 2020）。

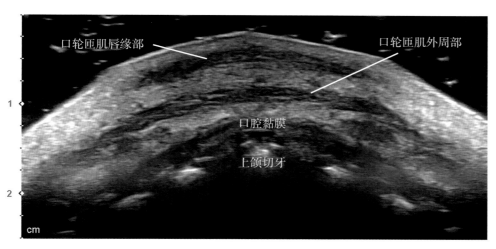
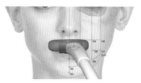

图6.37 上唇唇红缘与中线交点（Ls1）声像图。B型模式（横切面，15 MHz 线阵探头）（经允许引自© Hee-Jin Kim 2020）。

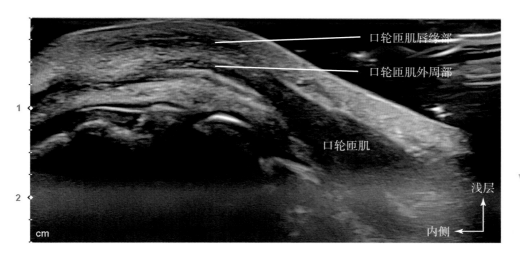
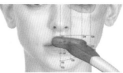

图6.38 经Ls2点与Ls3点连线斜切面（Ls2–Ls3）声像图。B型模式（斜切面，15 MHz 线阵探头）（经允许引自© Hee-Jin Kim 2020）。

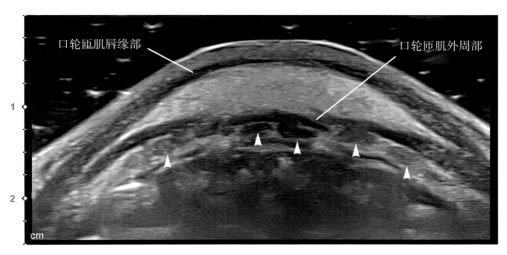
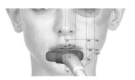

图6.39 下唇唇红缘与中线交点（Li1）声像图。B型模式（纵切面，15 MHz 线阵探头）（箭头处为黏膜唇腺）（经允许引自© Hee-Jin Kim 2020）。

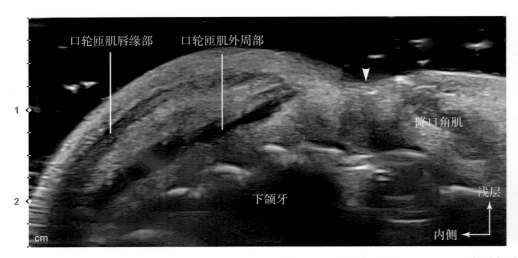

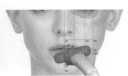

图 6.40　经 Li2 点与 Li3 点连线斜切面（Li2–Li3）声像图。B 型模式（斜切面，15 MHz 线阵探头）（箭头处为颏唇沟）（经允许引自 © Hee-Jin Kim 2020）。

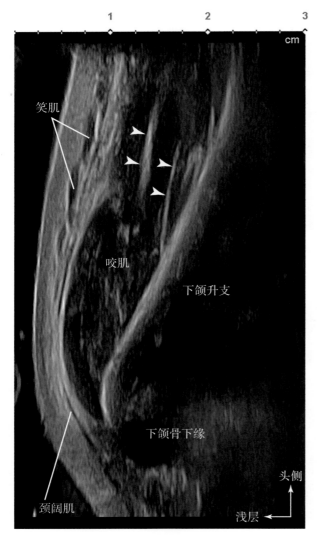

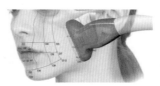

图 6.41　咬肌前缘（Ma1）声像图。B 型模式（冠状面，15 MHz 线阵探头）（箭头处为咬肌下深肌腱）（经允许引自 © Hee-Jin Kim 2020）。

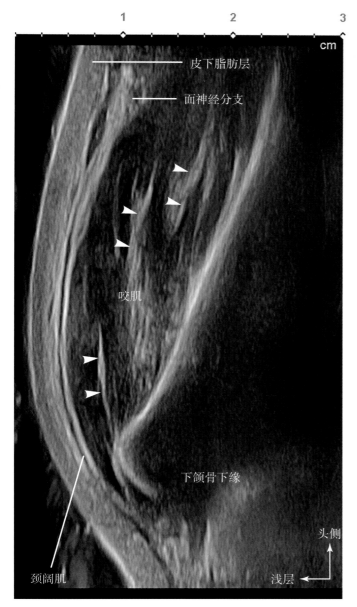

皮下脂肪层

面神经分支

咬肌

下颌骨下缘

头侧

颈阔肌

浅层

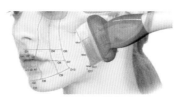

图 6.42　经 Ma1 线与 Ma3 线中点平行线（Ma2）声像图。B 型模式（冠状面，15 MHz 线阵探头）（箭头处为咬肌下深肌腱）（经允许引自 © Hee-Jin Kim 2020）。

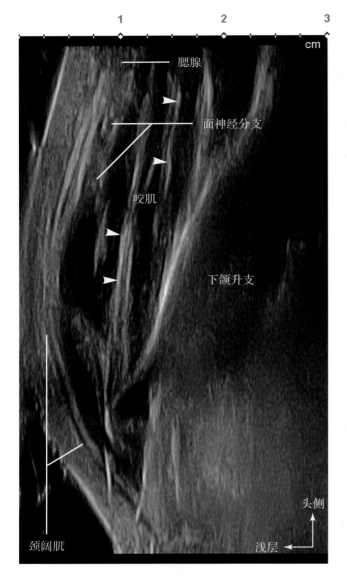

腮腺

面神经分支

咬肌

下颌升支

头侧

颈阔肌

浅层

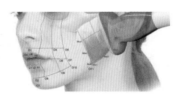

图6.43　咬肌后缘（Ma3）声像图。B型模式（冠状面，15 MHz 线阵探头）（箭头处为咬肌下深肌腱）（经允许引自 © Hee-Jin Kim 2020）。

咬肌内存在2~3层咬肌下深肌腱，呈高回声，咬肌前方颊脂垫呈不规则高回声。下颌升支表面为强回声（图6.44）。

Ma5：经咬肌下 1/3 线与 Ma2 线垂线

此处皮肤至腮腺咬肌筋膜结构与前述相似。此切面可见皮下脂肪层深面颈阔肌呈间断线状低回声。腮腺清晰可见，呈高回声。咬肌内可见强回声咬肌下深肌腱附着于下颌骨下缘，其将咬肌浅层分为2~3层深浅不一的肌腹。横切面可见咬肌浅层被咬肌下深肌腱横向或纵向分隔为浅、深两腹，分别占35%和38.3%（图6.45a、b）。26.7%的咬肌浅层

后部被咬肌下深肌腱所包绕（图6.45c）。高回声下颌升支表面可见肌腱的骨性附着。咬肌前方颊脂垫内，可见无回声面静脉（图6.45d）。

Ma6：经咬肌下缘与 Ma2 线垂线

超声下可见咬肌肌腹和咬肌下深肌腱，咬肌于下颌骨下缘被低回声颈阔肌所覆盖。小部分腮腺位于咬肌后方，呈高回声，不易扫及。此切面最典型的解剖结构为：咬肌前间隙内的面部血管，呈无回声。

此处咬肌下深肌腱位于咬肌肌腹中间，后部被其所包绕（图6.46）。

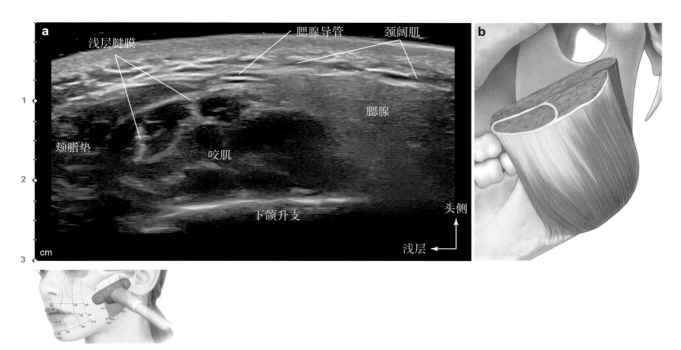

图 6.44　经咬肌上 1/3 线与 Ma2 线垂线（Ma4）声像图。a. B 型模式（横切面，15 MHz 线阵探头）。b. 咬肌上部浅层筋膜示意图（经允许引自 © Hee-Jin Kim 2020）。

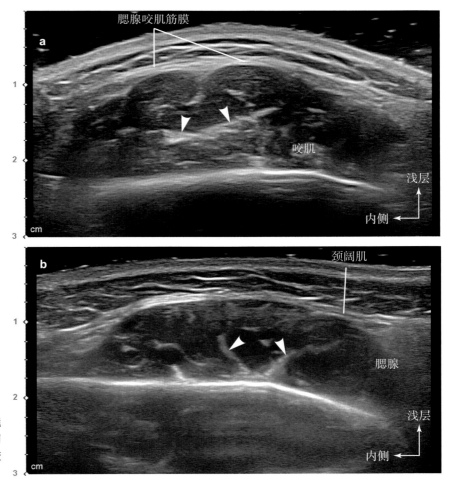

图 6.45　经咬肌下 1/3 线与 Ma2 线垂线（Ma5）声像图。a、b. B 型模式（横切面，15 MHz 线阵探头）（箭头处为咬肌下深肌腱）。

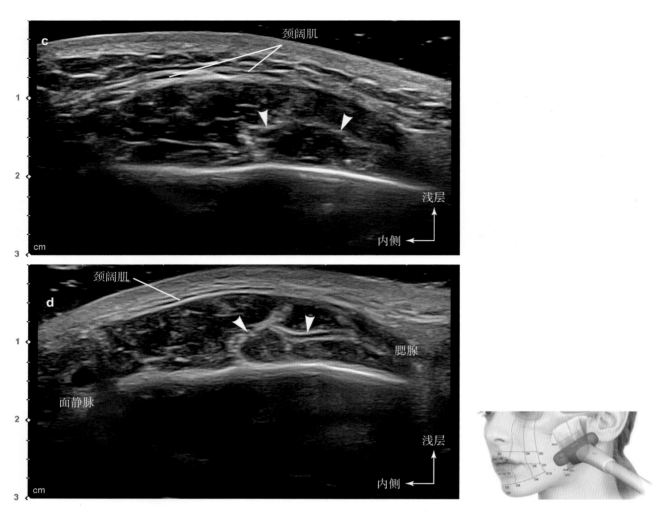

图 6.45（续） c、d. B 型模式（横切面，15 MHz 线阵探头）（箭头处为咬肌下深肌腱）（经允许引自 © Hee-Jin Kim 2020）。

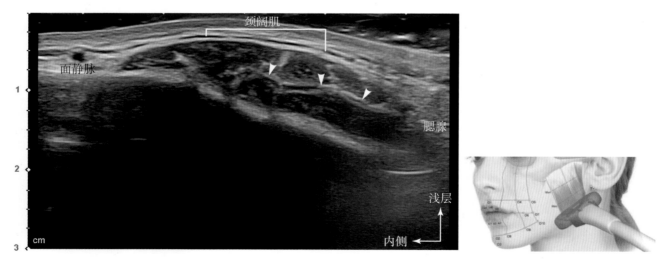

图 6.46　经咬肌下缘与 Ma2 线垂线（Ma6）声像图。B 型模式（横切面，15 MHz 线阵探头）（箭头处为咬肌下深肌腱）（经允许引自 © Hee-Jin Kim 2020）。

参考文献

[1] Bae JH, Choi DY, Lee JG, Tansatit T, Kim HJ. The risorius muscle: anatomic considerations with reference to botulinum neurotoxin injection for masseteric hypertrophy. Dermatol Surg. 2014;40(12):1334–9.

[2] Bae JH, Lee JH, Youn KH, Hur MS, Hu KS, Tansatit T, Kim HJ. Surgical consideration of the anatomic origin of the risorius in relation to facial planes. Aesthet Surg J. 2014;34:NP43–9.

[3] Choi DY, Kim JS, Youn KH, Hur MS, Kim JS, Hu KS, Kim HJ. Clinical anatomic considerations of the zygomaticus minor muscle based on the morphology and insertion pattern. Dermatol Surg. 2014;40(8):858–63.

[4] Choi YJ, Kim JS, Gil YC, Phetudom T, Kim HJ, Tansatit T, Hu KS. Anatomic considerations regarding the location and boundary of the depressor anguli oris muscle with reference to botulinum toxin injection. Plast Reconstr Surg. 2014;134(5):917–21.

[5] Choi YJ, We YJ, Lee HJ, Lee KW, Gil YC, Hu KS, Tansatit T, Kim HJ. Three-dimensional evaluation of the depressor anguli oris and depressor labii inferioris for botulinum toxin injections. Aesthet Surg J. 2020;

[6] Hu KS, Kim ST, Hur MS, Park JH, Song WC, Koh KS, Kim HJ. Topography of the masseter muscle in relation to treatment with botulinum toxin type A. Oral Surg Oral Med Oral Pathol Oral Radiol Endod. 2010;110(2):167–71.

[7] Hur MS, Bae JH, Kim HJ, Lee HB, Lee KS. Blending of the lateral deep slip of the platysma muscle into the buccinator muscle. Surg Radiol Anat. 2015;37(8):931–4.

[8] Hur MS, Hu KS, Cho JY, Kwak HH, Song WC, Koh KS, Lorente M, Kim HJ. Topography and location of the depressor anguli oris muscle with a reference to the mental foramen. Surg Radiol Anat. 2008;30(5):403–7.

[9] Hur MS, Hu KS, Kwak H-H, Lee K-S, Kim HJ. Inferior bundle (fourth band) of the buccinator and the incisivus labii inferioris muscle. J Craniofac Surg. 2011;22(1):289–92.

[10] Hur MS, Hu KS, Park JT, Youn KH, Kim HJ. New anatomical insight of the levator labii superioris alaeque nasi and the transverse part of the nasalis. Surg Radiol Anat. 2010;32(8):753–6.

[11] Hur MS, Hu KS, Youn KH, Song WC, Abe S, Kim HJ. New anatomical profile of the nasal musculature: dilator naris vestibularis, dilator naris anterior, and alar part of the nasalis. Clin Anat. 2011;24(2):162–7.

[12] Hur MS, Kim HJ, Choi BY, Hu KS, Kim HJ, Lee KS. Morphology of the mentalis muscle and its relationship with the orbicularis oris and incisivus labii inferioris muscles. J Craniofac Surg. 2013;24:602–4.

[13] Hwang WS, Hur MS, Hu KS, Song WC, Koh KS, Baik HS, Kim ST, Kim HJ, Lee KH. Surface anatomy of the lip elevator muscles for the treatment of gummy smile using botulinum toxin. Angle Orthod. 2009;79(1):70–7.

[14] Kim DH, Hong HS, Won SY, Kim HJ, Hu KS, Choi JH, Kim HJ. Intramuscular nerve distribution of the masseter muscle for botulinum toxin injection. J Craniofac Surg. 2010;21(2):588–91.

[15] Kim HS, Lee KL, Gil YC, Hu KS, Tansatit T, Kim HJ. Topographic anatomy of the infraorbital artery and its clinical implications for nasolabial fold augmentation. Plast Reconstr Surg. 2018;142(3):273e–80e.

[16] Kim HS, Pae C, Bae JH, Hu KS, Chang BM, Tansatit T, Kim HJ. An anatomical study of the risorius in Asians and its insertion at the modiolus. Surg Radiol Anat. 2015;37(2):147–51.

[17] Kim YS, Lee KW, Kim JS, Gil YC, Tansatit T, Shin DH, Kim HJ. Regional thickness of facial skin and superficial fat: application to the minimally invasive procedures. Clin Anat. 2020;32:1008–18.

[18] Kwak HH, Hu KS, Youn KH, Jin GC, Shim KS, Fontaine C, Kim HJ. Topographic relationship between the muscle bands of the zygomaticus major muscle and the facial artery. Surg Radiol Anat. 2006;28(5):477–80.

[19] Lee HJ, Choi YJ, Lee KW, Hu KS, Kim ST, Kim HJ. Ultrasonography of the internal architecture of the superficial part of the masseter muscle in vivo. Clin Anat. 2020;32:446–52.

[20] Lee HJ, Kang IW, Seo KK, Choi YJ, Kim ST, Hu KS, Kim HJ. The anatomical basis of paradoxical masseteric bulging after botulinum neurotoxin type A injection. Toxins. 2016;9(1):14.

[21] Lee HJ, Kim JS, Youn KH, Lee JW, Kim HJ. Ultrasound-guided botulinum neurotoxin type A injection for correcting asymmetrical smiles. Aesthet Surg J. 2018;38(9):NP130–4.

[22] Lee HJ, Won SY, O J, Hu KS, Mun SY, Yang HM, Kim HJ. The facial artery: a comprehensive anatomical review. Clin Anat. 2018;31:99–108.

[23] Lee JG, Yang HM, Choi YJ, Favero V, Kim YS, Hu KS, Kim HJ. Facial arterial depth and layered relationship with facial musculatures. Plast Reconstr Surg. 2015;135:437–44.

[24] Lee JH, Lee K, Jung W, Youn KH, Hu KS, Tansatit T, Kim HJ. A novel anatomical consideration on the exposed segment of the facial artery. Clin Anat. 2020;33:257–64.

[25] Lee JY, Kim JN, Yoo JY, Hu KS, Kim HJ, Song WC, Koh KS. Topographic anatomy of the masseter muscle focusing on the tendinous digitation. Clin Anat. 2012;25:889–92.

[26] Lee KL, Cho HJ, Bae HK, Park HJ, Park MS, Kim HJ. Anatomical considerations when treating compensatory hypertrophy of the upper part of the masseter after long-term botulinum neurotoxin type a injections. Toxins 22. 2020;12(3):202.

[27] Lee KL, Lee HJ, Youn KH, Kim HJ. Positional relationship of superior and inferior labial artery by ultrasonography image analysis for safe lip augmentation procedures. Clin Anat. 2020;33:158–64.

[28] Lee SH, Gil YC, Choi YJ, Tansatit T, Kim HJ, HU KS. Topographic anatomy of superior labial artery for dermal filler injection. Plast Reconstr Surg. 2015;135:445–50.

[29] Lee SH, Lee HJ, Kim YS, Kim HJ, Hu KS. What's difference between the inferior labial artery and horizontal labiomental artery? Surg Radiol Anat. 2015;37(8):947–53.

[30] Lee SH, Lee M, Kim HJ. Anatomy-based image-processing analysis for the running pattern of the perioral artery for minimally invasive surgery. Br J Oral Maxillofac Surg. 2014;52:688–92.

[31] Park HJ, Lee KL, Gil YC, Lee JH, Hu KS, Kim HJ. Sonographic analysis of the upper labial orbicularis oris and its clinical implications. Aesthet Surg J. 2020.

[32] Shim KS, Hu KS, Kwak HH, Youn KH, Koh KS, Fontaine C, Kim HJ. An anatomy of the insertion of the zygomaticus major muscle in human focused on the muscle arrangement at the mouth corner. Plast Reconstr Surg. 2008;121(2):466–73.

[33] Won SY, Choi DY, Kwak HH, Kim ST, Kim HJ, Hu KS. Topography of the arteries supplying the masseter muscle: using

dissection and Sihler's method. Clin Anat. 2012;25(3):308–13.

[34] Won SY, Yang HM, Woo HS, Chang KY, Youn KH, Kim HJ, Hu KS. Neuroanastomosis and the innervation territory of the mental nerve. Clin Anat. 2014;27:598–602.

[35] Yang HM, Hu KS, Song WC, Park JT, Kim HJ, Koh K-S, Kim HJ. Innervation patterns of the canine masticatory muscles with comparison to the human. Anat Rec. 2010;293(1):117–25.

[36] Yang HM, Lee JG, Hu KS, Gil YC, Choi YJ, Lee HK, Kim HJ. New anatomical insights on the course and branching patterns of the facial artery: clinical implications of injectable treatments to the nasolabial fold and nasojugal groove. Plast Reconstr Surg. 2014;133:1077–82.

[37] Yu SK, Lee MH, Kim HS, Park JT, Kim HJ, Kim HJ. Histomorphologic approach for the modiolus with reference to reconstructive and aesthetic surgery. J Craniofac Surg. 2013;24(4):1414–7.

上颈部浅层超声解剖

US Anatomy of the Upper Superficial Cervical Region

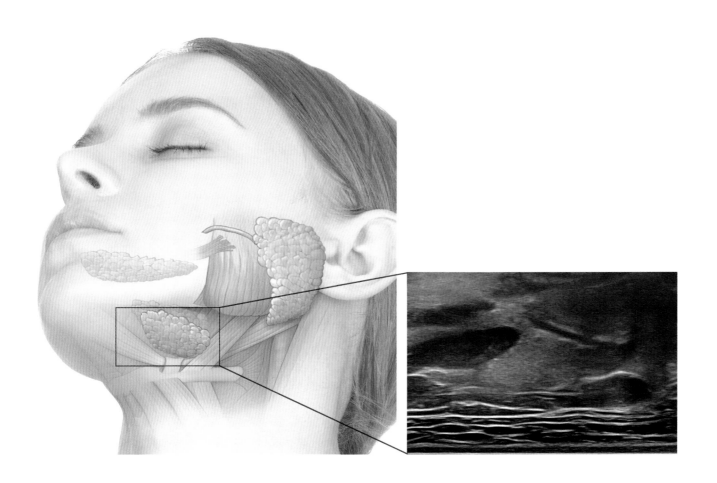

7.1 上颈部浅层临床解剖

7.1.1 上颈部浅层局部解剖

颈部软组织层次由皮肤、皮下脂肪层、覆盖肌肉的浅深层筋膜及内部脏层结构组成（图7.1）。有创治疗可导致感染通过此间隙扩散，因此了解筋膜层和间隔室在临床上至关重要。

7.1.2 颈浅筋膜（封套筋膜）和颈阔肌

颈浅筋膜指皮下层，包括脂肪组织、浅层淋巴结、皮下神经血管及颈阔肌。颈阔肌为一薄而阔的层状肌肉，覆盖于颈前和颈侧区（图7.2）。

颈阔肌为面部表情肌，起自锁骨下方胸肌筋膜，向上附着于下颌缘，其外层纤维与下面部表情肌融合，并向上向内延伸至下面部。双侧内侧肌纤维在颏下区相互交叉，并通过下颌韧带附着于下颌骨下缘。

内侧肌纤维缺乏交叉可导致皮肤弹性下降而形成"火鸡颈"畸形这一衰老外观（图7.3）。

7.1.3 内脏筋膜

内脏筋膜包绕咽、喉及甲状腺，为颈部筋膜中间层。覆被于咽部的筋膜称为"颊咽筋膜"，覆被于气管、食管的筋膜称为"气管前筋膜"。内脏筋膜起自舌骨并附着于颅底，其被覆咽部，向下延伸至上纵隔，并与心包融合。

7.1.4 颈部三角区

胸锁乳突肌和斜方肌将颈部分为颈前三角及颈

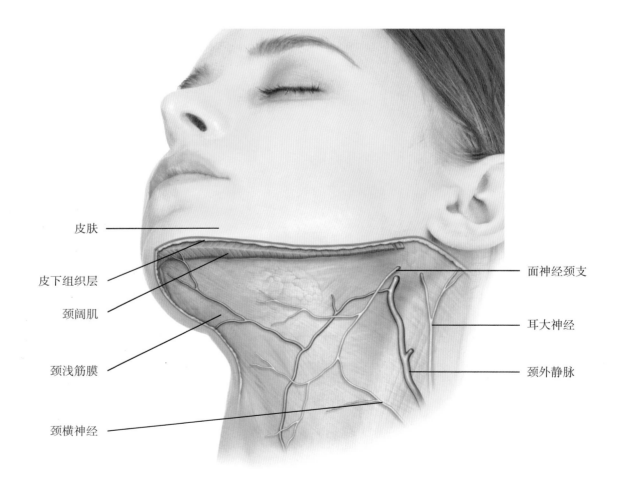

皮肤

皮下组织层

颈阔肌

颈浅筋膜

颈横神经

面神经颈支

耳大神经

颈外静脉

图 7.1　颈筋膜示意图（经允许引自 © Kwan-Hyun Youn 2020）。

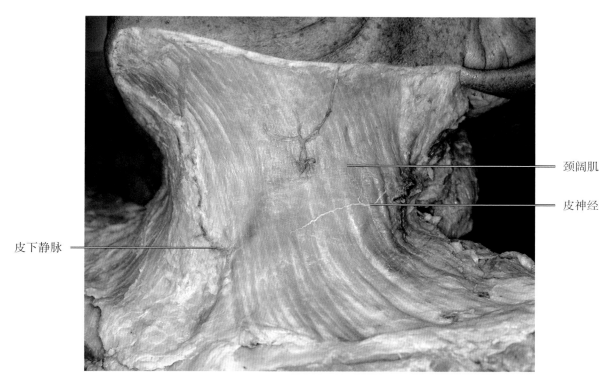

图 7.2　颈阔肌大体解剖侧位观（经允许引自© Hee-Jin Kim 2020）。

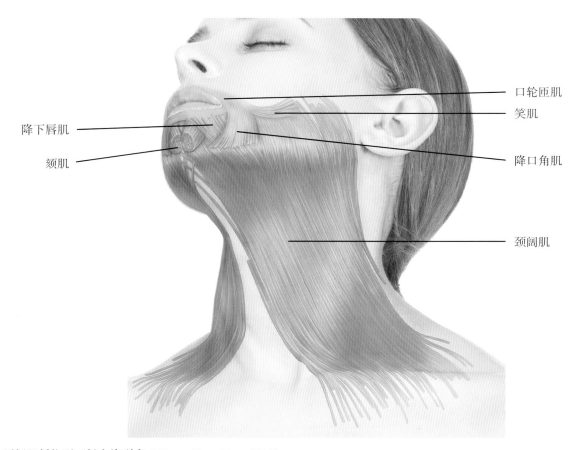

图 7.3　颈阔肌斜位观（经允许引自© Kwan-Hyun Youn 2020）。

后三角，其他肌肉则将颈前三角及颈后三角细分为更小的三角区域。

颈前三角为一倒三角，下颌骨下缘为其底边，颈前区胸骨柄为其顶点。颈前三角又被分为更小的三角区域：肌三角、颈动脉三角、颏下三角及下颌下三角（图7.4）。在本章中，我们只讨论颏下三角和下颌下三角。

颏下三角位于颏下方，其边界为二腹肌前腹和舌骨。下颌下三角的边界由下颌骨下缘、二腹肌前后腹组成（图7.5）。下颌下三角内含下颌下腺、下颌下淋巴结、舌动脉、面动脉、面神经及下颌舌骨肌。

7.1.5 舌骨上肌群

四对肌肉起自舌骨以上相关结构并附着于舌骨。二腹肌后腹起自乳突深面的二腹肌切迹，其在移行为中间腱时逐渐变窄，后附着于舌骨；中间腱被锚着于纤维环，继而延续至前腹；前腹起自下颌骨内中间腱，并附着于二腹肌窝。

下颌舌骨肌呈扁阔形，起自下颌骨内面的下颌舌骨线，肌纤维向下、向内走行，附着于正中纤维缝和舌骨体，正中纤维缝由双侧下颌舌骨肌纤维在中线处交织形成。颏舌骨肌位于下颌舌骨肌深面，起自颏结节并附着于舌骨。茎突舌骨肌起自颞骨茎

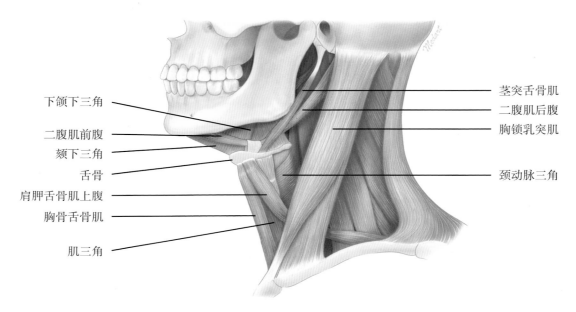

图7.4 颈前三角示意图（经允许引自 © Kwan-Hyun Youn 2020）。

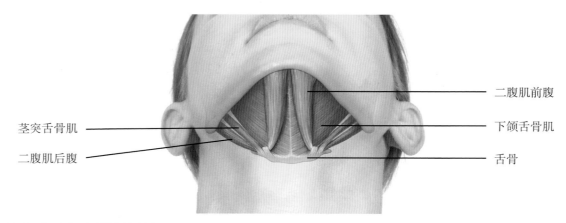

图7.5 颏下三角示意图（经允许引自 © Kwan-Hyun Youn 2020）。

突，向前下延伸并附着舌骨体；茎突舌骨肌腱在舌骨体处分为两部分，并包绕二腹肌中间腱（图7.6）。

7.1.6　上颈部浅层血管

面动脉自颈外动脉分出后，于下颌骨内侧与下颌舌骨肌间上行，而后于下颌角前切迹处进入面部，此处极易触及面动脉搏动。面动脉下颌下区分支如下：腭升动脉、扁桃体支及颏下支。腭升动脉和扁桃体支供应下颌下腺，而颏下支则与支配颏区的下颌舌骨神经伴行。

舌动脉起源于颈外动脉，走行于二腹肌后腹深面，于下颌下区浅出后再次于下颌舌骨肌深面走行，供应舌及相应结构（图7.7）。与动脉伴行的面静脉和舌静脉均汇入颈内静脉。

7.1.7　下颌下腺和腮腺

下颌下腺是主要的唾液腺之一，为混合腺体（具有浆液和黏液性腺体），其位于下颌下区下颌舌骨肌浅层和深层。下颌下腺浅部位于下颌舌骨肌浅

面，深部则自下颌体延伸至舌根。面动脉腺体支供应下颌下腺（图7.8）。

腮腺为体积最大的大唾液腺，分泌纯浆液性唾液，其被一与筋膜层延续的纤维囊所包裹。茎突下颌韧带为区分下颞区腮腺和下颌下腺之标志性解剖结构。腮腺浅叶为腺体中最易触及的部分（约占总腺体80%），三角形尾叶为浅叶最下部，位于下颌缘下方颈阔肌深面，二腹肌后腹后外侧和胸锁乳突肌前外侧。腮腺导管壁厚，长5 cm，内径3 mm，由黏膜和含平滑肌细胞的纤维套构成（图7.9）。经腮腺区结构包括：①面神经及其分支；②下颌后静脉及属支；③上颌动脉、颞浅动脉及颈外动脉。

7.1.8　上颈部浅层超声检查表面标志点和参考线（图7.10）

上颈部浅层	
C1：颏下点	C3：下颌下三角
C2：C1点后2 cm处	C4：下颌角

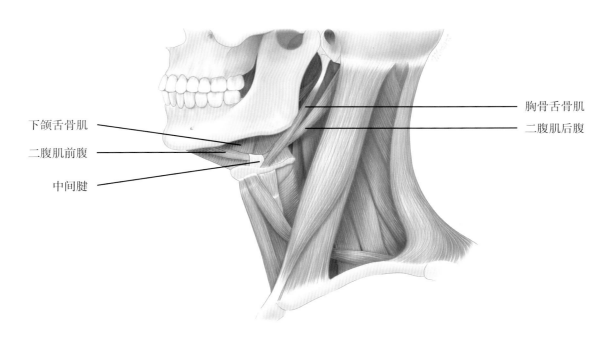

图7.6　舌骨上肌群示意图（经允许引自 © Kwan-Hyun Youn 2020）。

下颌舌骨肌
二腹肌前腹
中间腱

胸骨舌骨肌
二腹肌后腹

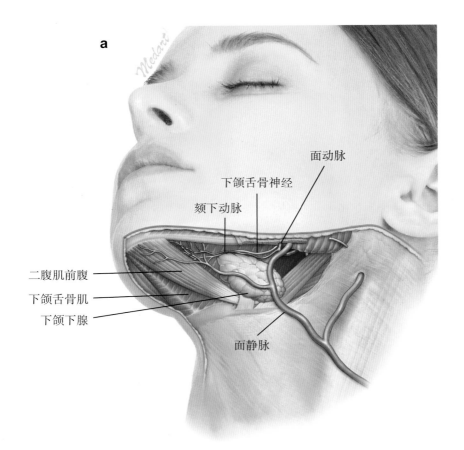

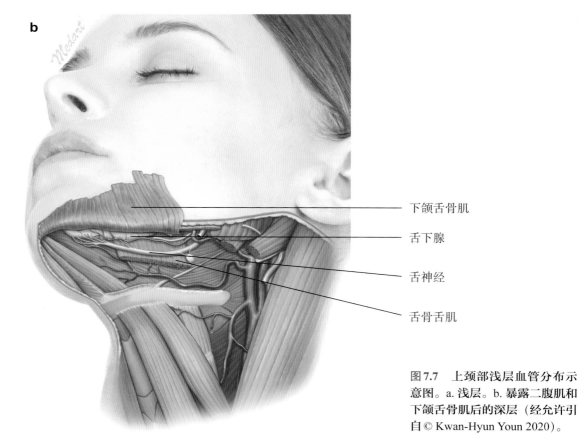

图7.7 上颈部浅层血管分布示意图。a. 浅层。b. 暴露二腹肌和下颌舌骨肌后的深层（经允许引自 © Kwan-Hyun Youn 2020）。

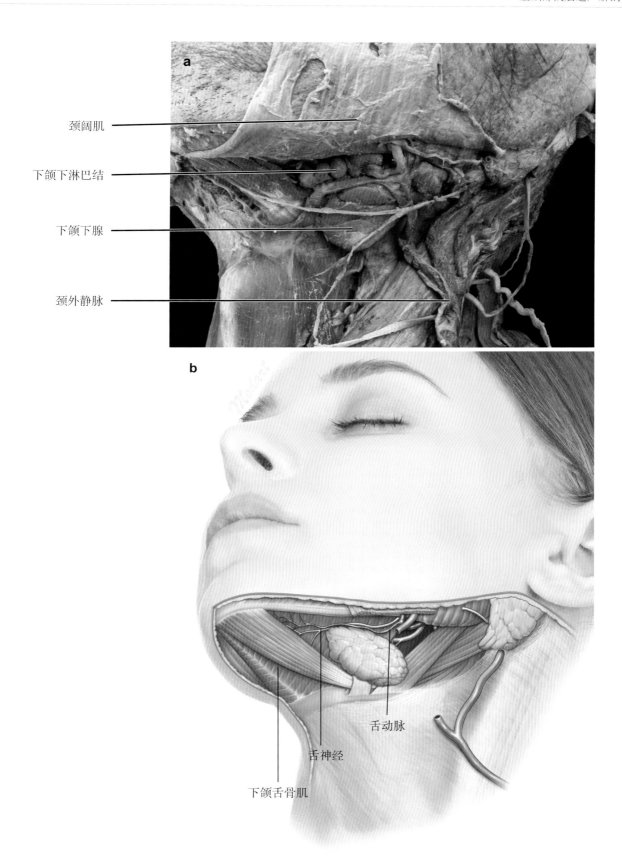

图 7.8 下颌下三角局部解剖。a. 下颌下腺局部解剖图。b. 下颌下三角示意图（经允许引自 © Hee-Jin Kim and Kwan-Hyun Youn 2020）。

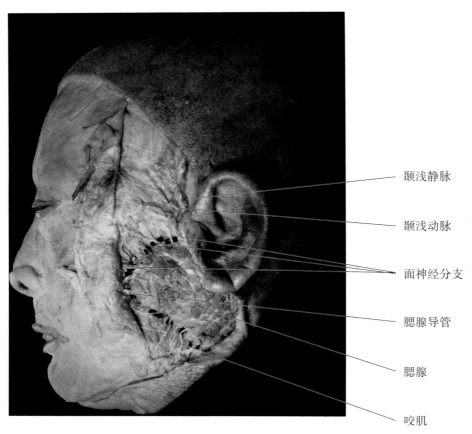

颞浅静脉

颞浅动脉

面神经分支

腮腺导管

腮腺

咬肌

图 7.9 腮腺局部解剖图（经允许引自© Hee-Jin Kim 2020）。

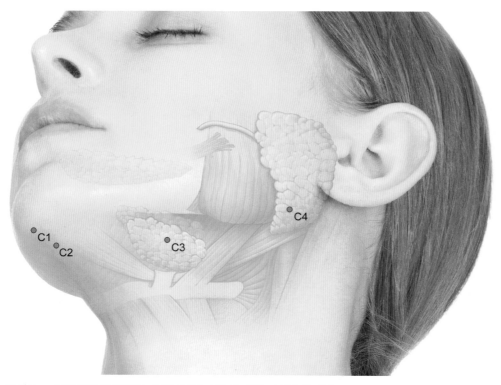

图 7.10 上颈部浅层超声检查表面标志点和参考线（经允许引自© Kwan-Hyun Youn 2020）。

7.1.9 上颈部浅层超声检查表

(续表)

目标结构	可探及目标结构的表面标志点
颈阔肌	C1，C2，C3，C4
二腹肌	C2
下颌舌骨肌	C2，C3
颏舌肌	C2
颏舌骨肌	C2
颏横肌	C1
舌骨舌肌	C3
胸锁乳突肌	C4
咬肌	C4

目标结构	可探及目标结构的表面标志点
颏下动脉	C1，C2
颈前静脉	C2
面动脉	C3
面静脉	C3
下颌后静脉	C4
舌下腺	C2
下颌下腺	C3
腮腺	C4
下颌下淋巴结	C3

7.2 上颈部浅层超声图像

7.2.1 超声解剖图像

一般而言，颈部浅层皮肤厚度较面部相对薄且均匀。表皮、真皮高回声带深面可见不规则皮下层，颈部皮下层厚度因区域而异，颏下区最厚。颈部前区和侧区可见薄的低回声颈阔肌。

尤其颈部高回声筋膜结构清晰可见，超声图像中颈筋膜和颈部肌肉位置关系明确。低回声舌骨上肌群位于高回声颈浅筋膜深面，无回声血管位于筋膜间隙内。做吞咽动作时，肌肉结构更为清晰明确。下颌下腺和腮腺尾叶在上颈部浅层区域可见，呈均一中等回声。

7.2.2 B型模式和多普勒模式超声图像

C1：颏下点

C1点即颏下点，为下颌骨下缘之中点。该点超声图像呈特征性的高回声表皮、真皮及皮下组织。皮下层深面时常可见低回声颈阔肌，此处双侧颈阔肌纤维相互交织并部分附着于下颌骨下缘。部分人群的降口角肌浅层纤维跨越中线，移行为横行的颏肌纤维。皮下层深部可见下面部无回声的颏下动脉（图7.11）。

C2：C1点后2 cm处

C2点位于C1点后2 cm处，可见高回声皮肤、皮下组织及低回声颈阔肌。横切面可见颏下三角内的舌骨上肌群。超声图像显示圆形的低回声二腹肌前腹位于低回声颈阔肌深面；下颌舌骨肌在超声图像中呈拱形低回声，其深面为低回声颏舌骨肌，颏舌肌则位于最深处，这些肌肉在吞咽时极易区分。舌下腺位于颏舌肌外侧，呈均匀中等回声。左右腺体内侧均可见舌下血管，多普勒模式超声图像显示颈前血管位于颈阔肌深面，颏下血管则走行于下颌舌骨肌浅面（图7.12a、b）。在老年肥胖人群中，下垂且臃肿的颏下脂肪呈现为内含许多间隔的低回声影像（图7.12c）。

C3：下颌下三角

C3点位于下颌下三角。探头沿下颌骨下缘横向放置，可见下颌下腺呈一大的三角形结构，为均质中等灰度。我们需明确的是，下颌角处可见腮腺尾叶，而不应被误认为下颌下腺。不规则高回声皮下组织层下，可见低回声颈阔肌。下颌下腺的内侧可见面动脉和静脉，下颌下淋巴结邻近面动静脉。二腹肌前腹（浅层）、下颌舌骨肌（中层）及舌骨舌肌（深层）呈低回声带，位于下颌下腺前侧深面，这些肌肉沿舌骨依次横向分布。无回声下颌下腺导管朝口腔走行，其位于下颌舌骨肌与舌骨舌肌之间，多普勒模式有助于

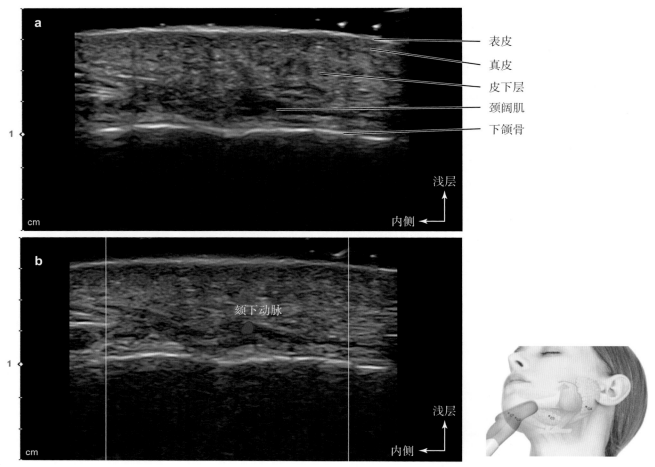

图7.11 颏下点（C1）声像图。a. B型模式（横切面，15 MHz线阵探头）。b. 多普勒模式（横切面，15 MHz线阵探头）（经允许引自© Hee-Jin Kim 2020）。

区分血管和导管，导管较血管无血流信号。面动脉和静脉于下颌下腺浅层至下颌骨下缘（图7.13）。

C4：下颌角

C4点位于下颌角。此处横切面显示腮腺尾叶延伸至下颌骨下缘，呈均匀中等灰度影像，主要结构为咬肌、腮腺及胸锁乳突肌。腮腺内淋巴结呈椭圆形低回声，直径约3~5 mm，中央有一高回声淋巴门。此处多普勒模式图像可见下颌后静脉及其深面的颈外动脉，部分人群因腺体内脂肪组织较厚而无法探及这些血管（图7.14）。

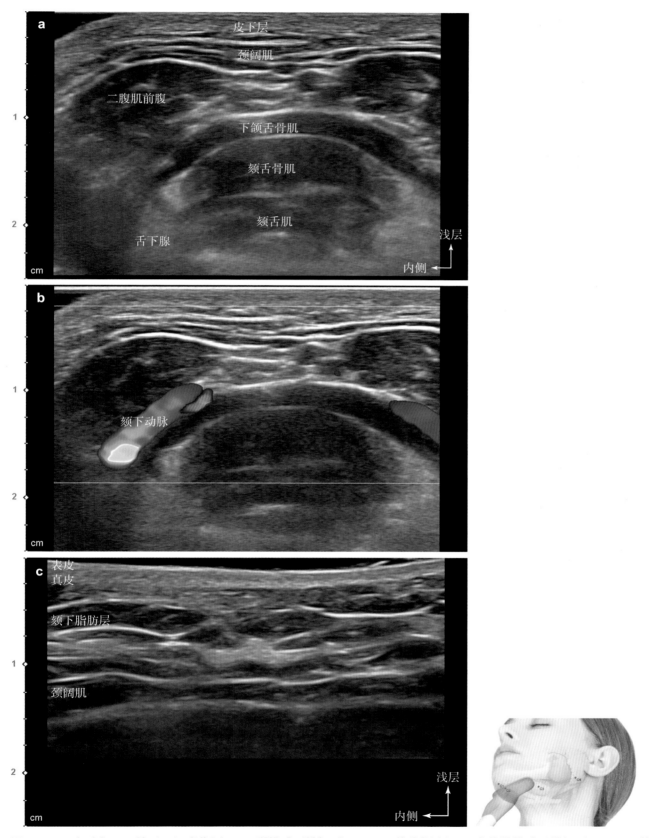

图 7.12 C1 点后方 2 cm 处（C2）声像图。a. B 型模式（横切面，15 MHz 线阵探头）。b. 多普勒模式（横切面，15 MHz 线阵探头）。c. B 型模式（横切面，15 MHz 线阵探头）（经允许引自 © Hee-Jin Kim 2020）。

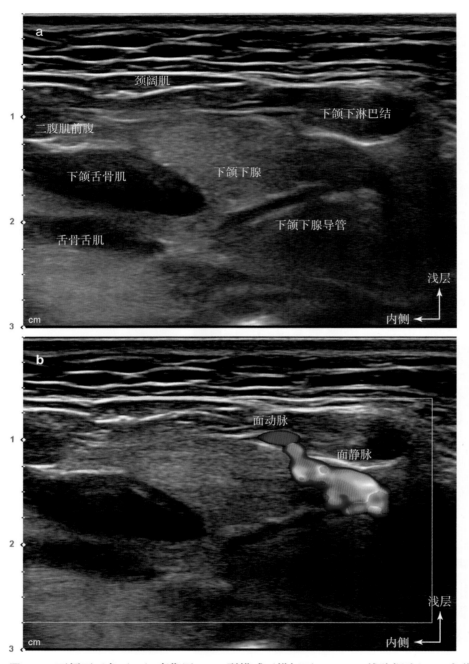

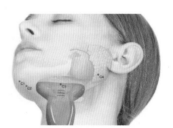

图7.13 下颌下三角（C3）声像图。a. B型模式（横切面，15 MHz线阵探头）。b. 多普勒模式（横切面，15 MHz线阵探头）（经允许引自 © Hee-Jin Kim 2020）。

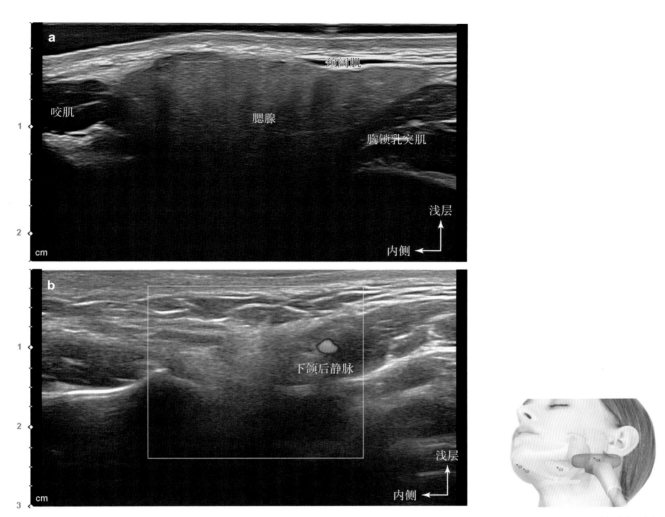

图7.14　下颌角（C4）声像图。a. B型模式（横切面，15 MHz线阵探头）。b. 多普勒模式（横切面，15 MHz线阵探头）（经允许引自© Hee-Jin Kim 2020）。

参考文献

[1] Bae JH, Youn KH, Hu KS, Lee JH, Tansatit T, Kim HJ. Clinical implications of the extension of platysmal fibers on the middle and lower faces. Plast Reconstr Surg. 2016;138(2):365–71.

[2] Choi DY, Woo YJ, Won SY, Kim DH, Kim HJ, Hu KS. Topography of the lingual foramen using micro-computed tomography for improving safety during implant placement of anterior mandibular region. J Craniofac Surg. 2013;24(4):1403–7.

[3] Chung IH, Hwang K, Kang MK, Hu KS, Kim HJ. Decussation patterns of the platysma in Koreans. Br J Plast Surg. 2001;54(5):400–2.

[4] Ha RY, Nojima K, Adams WP Jr, Brown SA. Analysis of facial skin thickness: defining the relative thickness index. Plast Reconstr Surg. 2005;115:1769–73.

[5] Hu KS, Kang MK, Hwang K, Chung IH, KIM HJ. Decussation patterns of the platysma in Koreans. Br J Plast Surg. 2001;54:400–2.

[6] Hur MS, Bae JH, Kim HJ, Lee HB, Lee KS. Blending of the lateral deep slip of the platysma muscle into the buccinator muscle. Surg Radiol Anat. 2015;37(8):931–4.

[7] Kim ST, Hu KS, Song WC, Kang MK, Park HD, Kim HJ. Location of the mandibular canal and the topography of its neurovascular structures. J Craniofac Surg. 2009;20(3):936–9.

[8] Kim YS, Lee KW, Kim JS, Gil YC, Tansatit T, Shin DH, KIM HJ. Regional thickness of facial skin and superficial fat: application to the minimally invasive procedures. Clin Anat. 2020;32:1008–18.

[9] Lee HJ, Choi YJ, Lee KW, Hu KS, Kim ST, Kim HJ. Ultrasonography of the internal architecture of the superficial part of the masseter muscle in vivo. Clin Anat. 2019;32(3):446–52.

[10] Lee HJ, Ryu SY, Cong L, Ahn HJ, Park MK, Kim HJ, Hu KS. Anatomy of the superficial venous structures of the neck: a cadaveric study to guide superficial injections. Dermatol Surg. 2019;45(2):203–9.

[11] Lee HJ, Won SY, Jehoon O, Hu KS, Mun SY, Yang HM, Kim HJ. The facial artery: a comprehensive anatomical review. Clin Anat. 2018;31:99–108.

[12] Lee JH, Lee K, Jung W, Youn KH, Hu KS, Tansatit T, KIM HJ. A novel anatomical consideration on the exposed segment of the facial artery. Clin Anat. 2020;33:257–64.

[13] Yang HM, Kim HJ, Park HW, Sohn HJ, Ok HT, Moon JH, Woo SH. Revisiting the topographic anatomy of the marginal mandibular branch of facial nerve relating to the surgical approach. Aesthet Surg J. 2016;36(9):977–82.

[14] Yang HM, Lee JG, Hu KS, Gil YC, Choi YJ, Lee HK, Kim HJ. New anatomical insights of the course and branching patterns of the facial artery: clinical implications regarding injectable treatments to the nasolabial fold and nasojugal groove. Plast Reconstr Surg. 2014;133(5):1077–82.

超声在肉毒毒素注射治疗中的应用

US Applications in Botulinum Toxin Injection Procedures

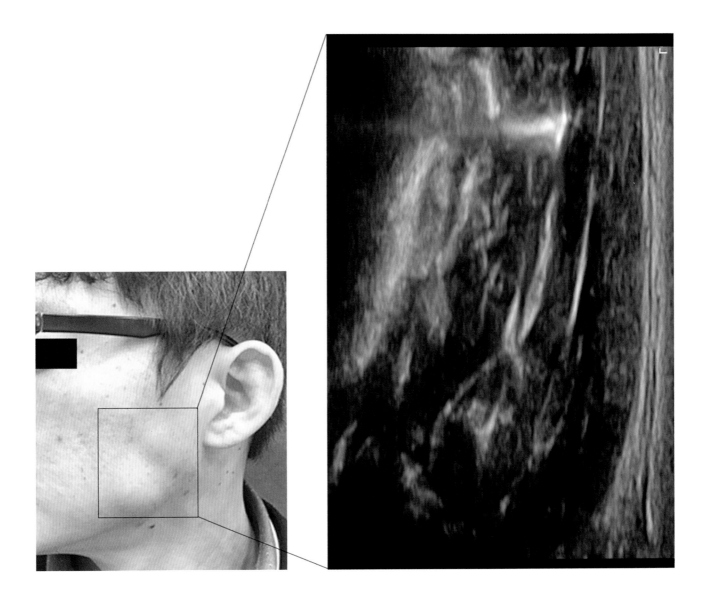

8.1 背景

除真皮内注射治疗外，肉毒毒素通常注射于肌肉和腺体内部。不同适应证的目标肌肉不同，而我们注射中仅能参考表面解剖，因此肉毒毒素注射需对解剖结构了如指掌。在过去15年中，微创美容治疗相关解剖研究有助于提升盲视下注射的精准性。

人工智能是21世纪医学研究前沿领域之一。肉毒毒素治疗仅仅依靠触诊和视诊，就如同诊断患者病情时仅使用听诊器而不是依靠磁共振成像等进行辅助。然而，由于种种原因，我们仍然依赖于视诊和触诊这样的方法进行诊断。首先，肉毒毒素注射层次相对表浅，一般位于皮下0.5~2.0 cm，很多临床医生认为触诊表浅肌肉足以分辨面部解剖，但是因不同肌肉层邻近脂肪的深度差异导致其边界模糊而难以定位。过去10年，肌骨超声领域大量研究比较了超声引导和盲视下注射治疗差异，得出结论认为，即使对浅表的肌肉层盲视下注射，通常也是不精确的。

同时，肌肉收缩后边界清晰，因此多数临床医生倾向于只关注较浅的真皮层，例如评估皱纹和肌肉形状，而忽略了引起收缩的目标肌肉本身。针对收缩肌肉进行治疗尤其重要，因为皱纹形成的真正原因为肌肉过度肥大和收缩运动。临床医生可大致定位肌肉收缩范围，但精确区分肌肉层次、区域、边界及毗邻关系则较难。临床中存在较多解剖变异，以及伴随着整形手术或非手术治疗，如假体植入或填充物注射，而产生局部解剖关系变化。

另一使精准治疗被忽视的原因为肉毒毒素注射治疗并发症很少，即使产生并发症，也会在2~3个月内消失。尽管肉毒毒素治疗并发症很少且可逆，但我们必须对求美者进行精准治疗。我们通过影像学设备精准诊断，并在此基础上进行治疗，可提高疗效并减少并发症发生。

超声引导肉毒毒素注射具有如下优势：首先，可实时扫查目标结构和毗邻解剖；其次，超声可实时观察肌肉的动态收缩，尽管MRI和CT分辨率更高，但无法捕捉肌肉收缩运动过程；再者，超声为注射治疗提供参考，使解剖变异实时可见。因此，超声引导注射更安全可靠。

另一方面，使用超声亦存在一些缺点。首先，声像图难于判读，其熟练操作需较长的学习曲线。较其他部位肌肉而言，面部肌肉厚度较薄、体积较小且不易分辨。脂肪分浅、深层，并与肌纤维交织，其依厚度和密度不同而表现为不同回声影像，肌肉组织则为低回声。近年来，大量人群接受整形手术和微整形治疗，这使正常解剖结构被打乱而难以判读。其次，超声引导注射技术尽管非常实用，但学习曲线亦较长。与躯干部肌肉不同，面部肌肉纤细，美容治疗中需使用30 G细针精准注射至目标层次。综上，熟稔超声引导下目标肌肉注射需明确注射针路径和控制药物剂量。最后，在注射过程中，超声探头会遮挡注射操作中需观察到的视野，如表面皱纹、形状及纹理，使用细长曲棍球状探头可在一定程度上解决此问题。

超声引导肉毒毒素注射不仅需要有面部肌肉、脂肪基本的二维解剖概念，而且还需对面部解剖相关深度和层次的三维结构有深入理解。超声图像为功能与动态运动中形成的切面图像，因此我们必须熟悉断层解剖。

线阵探头便于扫查深度在3 cm以内的浅表区域，而曲棍球探头则有助于扫查狭窄部位。用于美容治疗的线阵探头频率应为12~18 MHz，24~32 MHz用于扫查表皮和真皮深层，3~12 MHz用于扫查深层肌肉。我们选择合适的探头后，可根据目标结构调整深度和焦点，以获得清晰的超声图像。

8.2 超声引导下肉毒毒素注射治疗

8.2.1 面部皱纹

上面部皱纹通常使用肉毒毒素进行治疗，典型的治疗目标为额横纹、眉间纹及鱼尾纹。

8.2.1.1 额横纹

额肌菲薄，且不同个体和性别间存在差异。超声图像下额肌呈低回声，且向上半部分移行中逐渐呈高回声。前额为一较薄区域，皮肤至骨膜平均厚度为0.5 cm，因此微量肉毒毒素易散至各层，超声图像还可显示骨膜上 1~2 mm 厚的疏松结缔组织（图 3.14、图 3.15 和图 3.18~图 3.21）。因额部骨膜层较为疏松，骨膜上注射肉毒毒素仍会弥散至额肌，针尖触及骨膜后，略退针 1~2 mm 即可实现对肌肉的精准注射，此法可减少其他肌肉意外麻痹，注射中须兼顾额部软组织厚度；皮下层注射肉毒毒素后弥散将产生与此法相同的效果。因此，精准注射至真皮层以形成皮丘并发症最少。

额肌外侧缘位置为需要考虑的另一因素，其位于上颞线外侧 1 cm 处，与颞浅筋膜相延续（图 3.22）。额肌注射点参考线为眉，但注射后仍有可能形成"斯波克样"或"武士眉"外观。

超声引导下额肌肉毒毒素注射时，平面外成像法较平面内法更佳（图 8.1）。

8.2.1.2 眉间纹

皱眉肌、降眉间肌为治疗眉间纹的目标肌肉。沿眉弓横切面超声图像中，皱眉肌位于眉内侧眶上缘骨膜以浅，呈低回声。眉间纹严重程度与皱眉

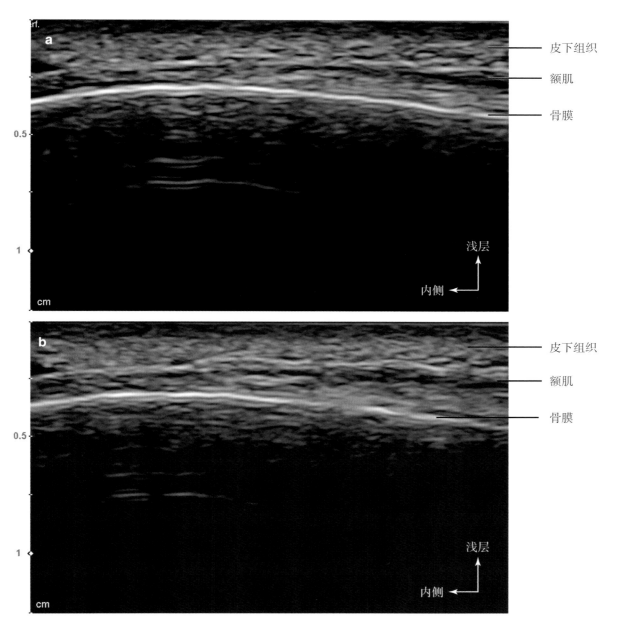

图 8.1 超声引导下额肌肉毒毒素注射。a. 注射前，B 型模式（横切面，15 MHz 线阵探头）。b. 注射后，B 型模式（横切面，15 MHz 线阵探头）（经允许引自 © Ji-Soo Kim 2020）。

肌厚薄有关。亚洲人的低回声皱眉肌肌腹稍低于眉弓。在此区域注射禁忌触及骨面，以免因穿刺眶隔后肉毒毒素弥散至眶隔内（图4.3、图4.11和图4.12）。

位于眉间的降眉间肌呈低回声（图3.1、图3.10、图3.16、图3.17、图5.25和图5.26）。降眉间肌与鼻骨间有一层薄的深层脂肪层（疏松结缔组织）。对降眉间肌精准注射可至骨膜以浅。

超声引导下眉间纹注射推荐采用平面内法，探头应于眉头朝向皱眉肌起点（图8.2）。治疗降眉间肌时，平面外法更佳。

8.2.1.3　鱼尾纹

注射治疗鱼尾纹的目标肌肉为眼轮匝肌眶部外侧区。超声图像中，低回声眼轮匝肌眶部外侧区较其他部位厚，其在眶外侧缘外侧部可见，并向外延伸至薄的高回声颞浅筋膜（图4.14）。为避免肉毒毒素注射入眼内肌，需行细致的真皮内注射。超声引导下眼轮匝肌注射建议采用平面外法（图8.3）。

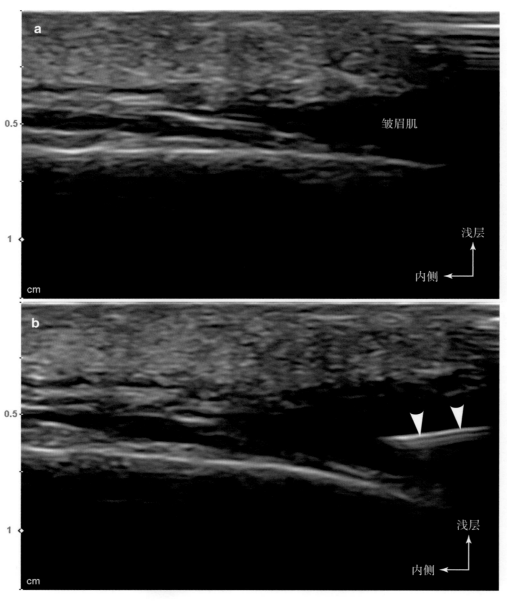

图8.2　超声引导下皱眉肌肉毒毒素注射。a. 注射前，B型模式（横切面，15 MHz线阵探头）。b. 注射中（平面内法），B型模式（横切面，15 MHz线阵探头）（白色箭头处为注射针）（经允许引自 © Ji-Soo Kim 2020）。

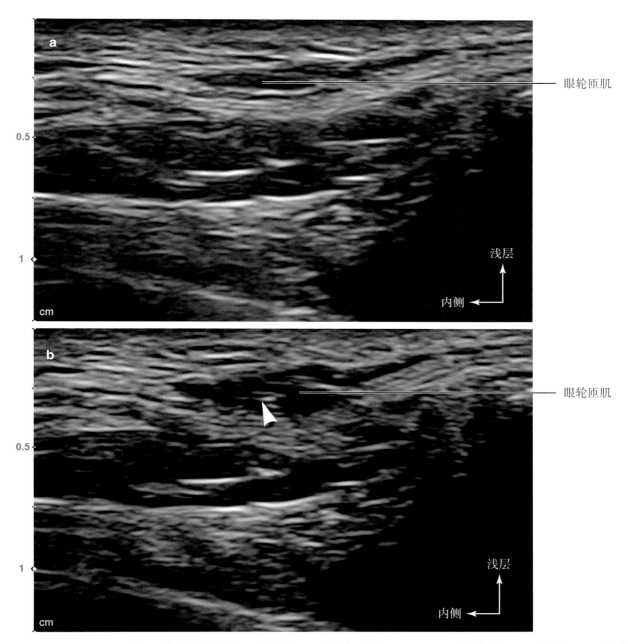

图 8.3　超声引导下眼轮匝肌肉毒毒素注射。a. 注射前，B 型模式（横切面，15 MHz 线阵探头）。b. 注射中（平面外法），B 型模式（横切面，15 MHz 线阵探头）（白色箭头处为注射针）（经允许引自 © Ji-Soo Kim 2020）。

8.2.2 咀嚼肌

在亚洲，咀嚼肌注射面部轮廓美容治疗为最受欢迎的肉毒毒素治疗项目。同时，因咬肌和颞肌为主要的咀嚼肌群，而亦应用于功能性治疗，如磨牙症和颞下颌关节紊乱综合征。

8.2.2.1 咬肌

咬肌为面部肌肉中体积较大的一块，构成下面部主要容量，易被超声探及。超声可见其咀嚼和静息过程中动态运动（图2.43），呈低回声，伴部分高回声肌腱（图6.41~图6.46）。肌腹位于下颌支正上方，呈厚的高回声线。然而，若皮下脂肪较厚难以触诊或咬合时咬肌较弱，则无法明确触及。咬肌可分为浅层、中层及深层，浅层又被咬肌下深肌腱分为浅部及深部或更多部分（图6.41~图6.43、图6.45和图6.46）。

浅层的咬肌下深肌腱可能阻碍肉毒毒素弥散至整个浅层肌腹，而导致咬肌浅层纤维部分麻痹。个别案例中，因咬肌下深肌腱的存在，部分浅层肌腹不能被肉毒毒素作用而出现预期外的隆起（图8.4）。

因此，基于咬肌新的解剖发现，需改变经典的盲视下注射法，可超声下扫查咬肌下深肌腱，以免因咬肌部分麻痹而导致预期外隆起（图8.5）。

咬肌前缘和后缘分别被笑肌起点及腮腺所覆盖，这些浅层结构使精准注射难以实现。此外，颊脂垫主要部分位于咬肌前，其深面为颊肌。肉毒毒素弥散至这些区域会导致不利后果，超声引导注射则获益良多（图6.27~图6.29和图8.6）。

反复注射肉毒毒素会减少咬肌体积，且肌肉在

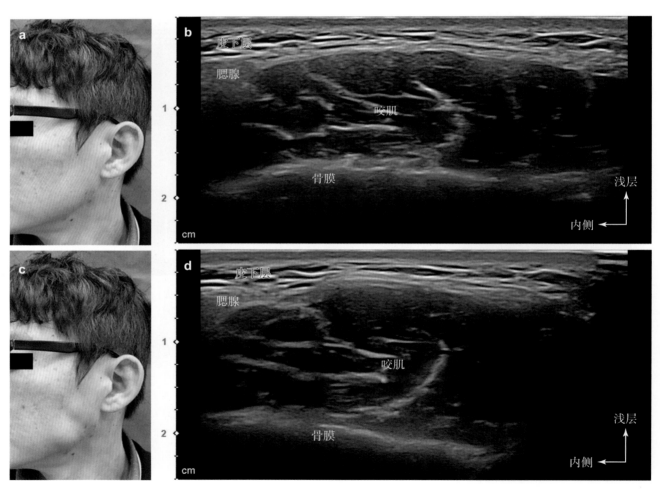

图8.4　咬肌异常隆起图片和声像图。a. 静息状态。b. 静息状态，B型模式（横切面，15 MHz线阵探头）。c. 紧咬牙状态。d. 紧咬牙状态，B型模式（横切面，15 MHz线阵探头）（经允许引自 © Ji-Soo Kim 2020）。

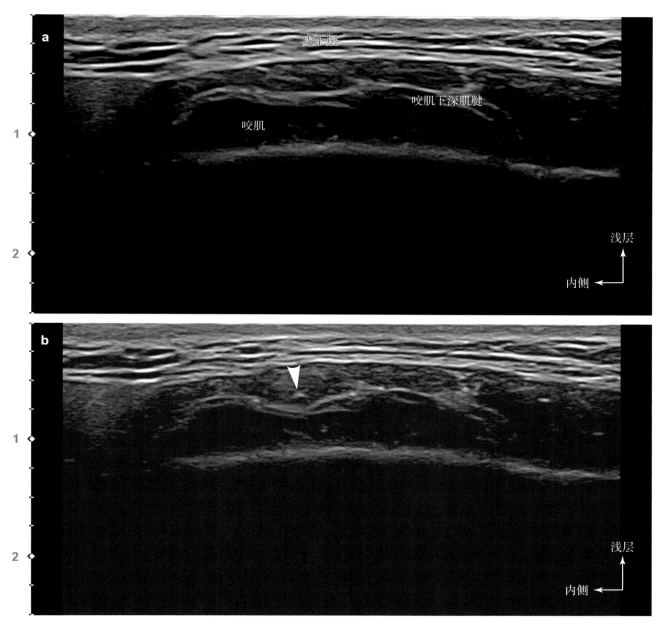

图 8.5　超声引导下咬肌肉毒毒素注射。a. 注射前，B 型模式（横切面，15 MHz 线阵探头）。b. 注射中（平面外法），B 型模式（横切面，15 MHz 线阵探头）（白色箭头处为注射针）（经允许引自 © Ji-Soo Kim 2020）。

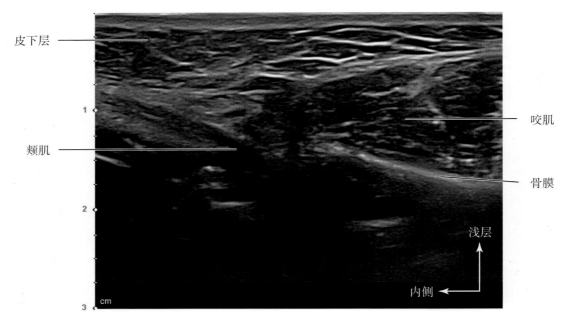

图8.6　咬肌前部声像图，B型模式（横切面，15 MHz线阵探头）（经允许引自© Ji-Soo Kim 2020）。

超声下会呈高回声。通常，咬肌下半部为低回声，但某些情况下，包括浅层和深层在内的整个肌肉均为高回声（图8.7）。

如超声图像所示，咬肌为一较厚肌肉，建议选用1英寸（约2.54 cm）长针注射以达浅深各层。可采取横切面下平面外法对其进行逐层注射，熟练后可以采用平面内法或斜面法（平面内法和平面外法相结合）。根据注射点不同，可采用长轴法予以观察。超声辅助下确认注射点，可避免对腮腺导管损伤及注射至位于咬肌前缘的笑肌和颧大肌（图8.8）。

8.2.2.2　颞肌

颞肌亦可进行肉毒毒素治疗，颞肌较为发达的人群侧面部可能看起来较宽，此为肉毒毒素美容性治疗指征。颞肌肥大或是先天性，亦可为其协同肌（咬肌）注射肉毒毒素后代偿性肥大所致。亦可用于非美容治疗，如偏头痛。

近发际线软组织较薄，且肌肉直接附于颞骨，因此颞肌注射并不困难。超声图像显示位于颞窝上方的颞肌呈低回声。颞肌体积较大，广泛分布于颞区至颧弓。邻近颧弓区域因软组织较厚且层次复杂，而难以实现精准注射（图2.18、图2.27和图3.13）。

部分特殊个体颞肌和颞脂肪垫可在颧弓上方突起，超声下该肌肉表现为收缩活跃（图8.9）。既往有颧弓缩小手术史者颞肌亦较为肥大。

临床上颞肌注射点应位于发际线前颞肌区域。超声引导下平面内法较易行颞肌注射，下颞区则需平面外法与平面内法相结合以实现精准注射（图8.10）。

8.2.3　唾液腺

肉毒毒素注射唾液腺可治疗涎瘘。近来，出于审美目的对该部位注射肉毒毒素可降低良性肥大涎腺的体积。

8.2.3.1　腮腺

腮腺内肉毒毒素注射可改善面部轮廓。先天性或后天性因素，如过量饮酒，可导致腮腺肥大。此类人群下面部较宽，下颌角轮廓模糊而导致远侧部外观臃肿。咬肌行肉毒毒素注射后腮腺则相对明显，此类求美者适于接受腮腺内肉毒毒素注射。

超声下腮腺呈均一高回声，位于下颌支和咬肌后缘。尽管面神经分支位于腮腺实质内，但超声下较少显像（图2.39），而常可见部分淋巴结（图8.11）。

此外，因病理因素（如涎石症）导致腮腺导管扩张时，其超声下显像明显，当然其生理状态下超

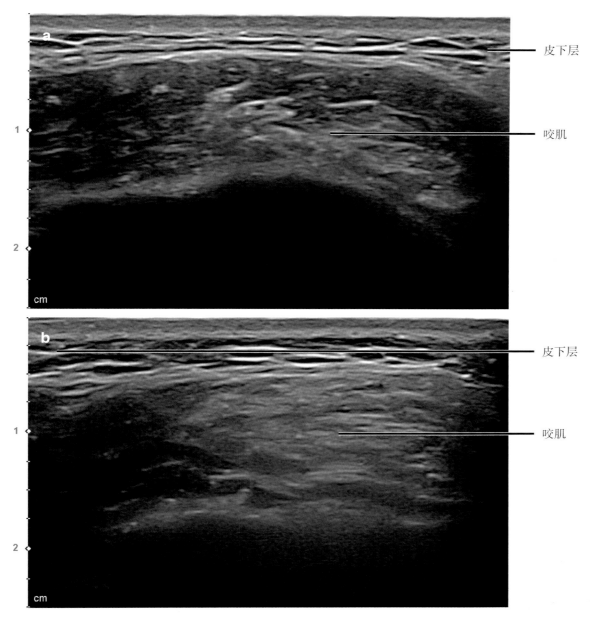

图 8.7　咬肌多次肉毒毒素注射后超声影像呈高回声改变。a. 部分变化，B 型模式（横切面，15 MHz 线阵探头）。b. 整体变化，B 型模式（横切面，15 MHz 线阵探头）（经允许引自 © Ji-Soo Kim 2020）。

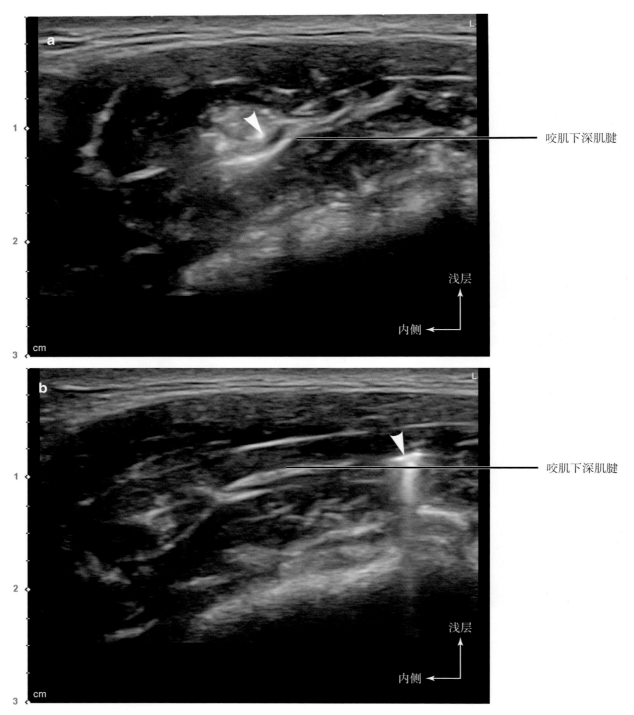

咬肌下深肌腱

咬肌下深肌腱

图 8.8   超声引导下咬肌双平面肉毒毒素注射。a. 浅层注射（平面外法），B 型模式（横切面，15 MHz 线阵探头）。b. 深层注射（平面内法），B 型模式（横切面，15 MHz 线阵探头）（白色箭头处为注射针）（经允许引自 © Ji-Soo Kim 2020）。

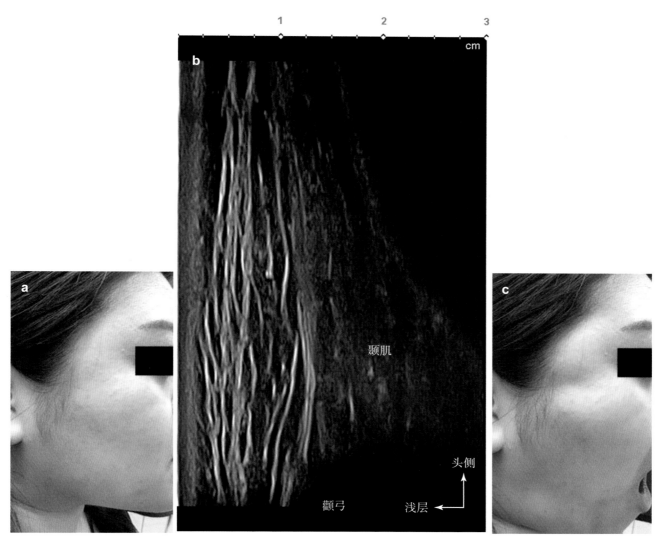

图8.9 颞部隆起图片和声像图。a. 静息状态。b. 紧咬牙状态，B型模式（冠状面，15 MHz线阵探头）。c. 张口状态（经允许引自 © Hee-Jin Kim and Ji-Soo Kim 2020）。

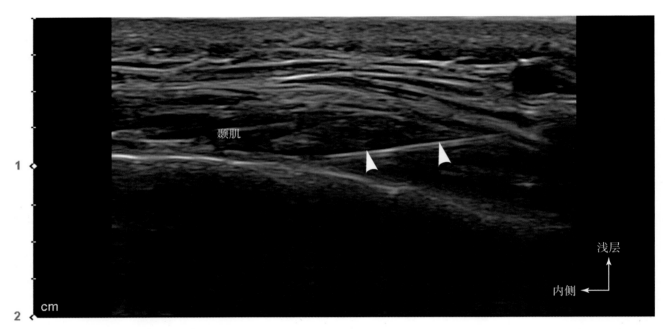

图8.10 超声引导下颞肌肉毒毒素注射（平面内法），B型模式（横切面，15 MHz线阵探头）（白色箭头处为注射针）（经允许引自© Ji-Soo Kim 2020）。

声亦可探及。当腮腺体积较大时，不仅厚度增加，且覆盖整个咬肌，并可能存在副腮腺（图8.12）。

依腮腺大小、形状及位置，可考虑采用横切面或纵切面下平面内法超声引导下注射。建议行浅层注射，注射过深可能会穿透咬肌或毗邻结构（图8.13）。

8.2.3.2 下颌下腺

下颌下腺在未受刺激的唾液分泌中占60%~70%。近来，下颌下腺肉毒毒素注射可修饰下颌轮廓和改善"双下巴"外观。后天因素，如过度节食、厌食症及频繁呕吐，可导致良性下颌下腺肥大。下颌角缩小术和颈前脂肪抽吸术后下颌下腺外观突出，可通过注射肉毒毒素改善。

就解剖而言，下颌下腺位于颈阔肌下，覆盖部分舌骨上肌和舌骨下肌，腺体内和周围血供较为丰富。超声下其呈与腮腺类似的均一高回声。下颌下腺通常被下颌下腺筋膜所包绕。低回声下颌舌骨肌将腺体分为浅、深两部，深部一般不是美容性肉毒毒素注射目标。声像图可见下颌下腺导管、血管及淋巴结（图8.14）。

下颌下腺可滑动，因此盲视下难以进行精准注射。若肉毒毒素注射入颈阔肌可能引起轻微的颈部活动受限，注射入下颌舌骨肌可导致吞咽困难。若皮下层较厚亦使预估注射深度变得困难。超声下浅部偶见腺体纤维化，邻近可见大血管（图8.15和图8.16）。

此区域注射建议采用平面内法，以避开血管和防止注射至其他错误部位。因此，我们强烈建议在这一区域进行超声引导注射。因腺体为非致密结构，肉毒毒素易弥散至其他结构，故此区域注射剂量要低（图8.17）。

8.2.4 面部不对称和联带运动

肉毒毒素注射治疗面部不对称、面部联带运动及面肌痉挛非常有效。理解面部表情肌解剖和运动模式对于矫正面部肌肉动态表情与面部外观的平衡至关重要；其对理解面部表情中肌肉间不平衡亦较为关键。面部表情肌精准定位是注射治疗关键，但因面部肌肉小且薄，而不易实现精确注射。

图中展示了一例针对先天性面部不对称求美者标准的超声引导注射流程（图8.18和图8.19）。该求美者接受了目标肌肉包括降下唇肌、笑肌以及颧

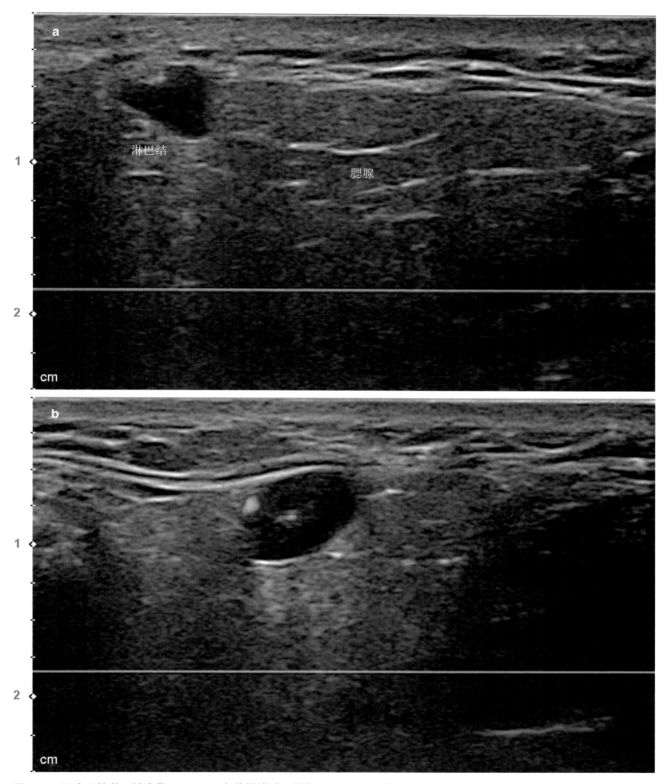

图 8.11 腮腺及其淋巴结声像图。a、b. 多普勒模式（横切面，15 MHz 线阵探头）（经允许引自 © Ji-Soo Kim 2020）。

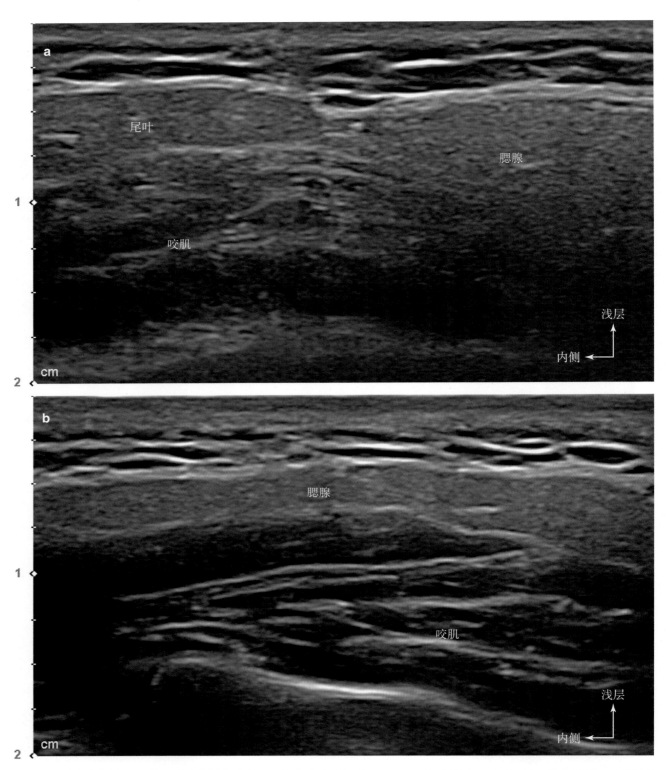

图 8.12 腮腺声像图。a. 副腮腺覆盖部分咬肌，B 型模式（横切面，15 MHz 线阵探头）。b. 腮腺覆盖整个咬肌，B 型模式（横切面，15 MHz 线阵探头）（经允许引自 © Ji-Soo Kim 2020）。

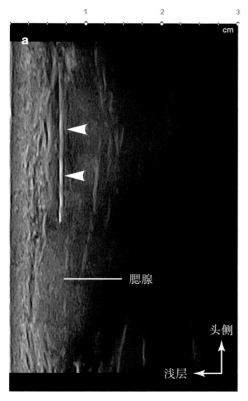
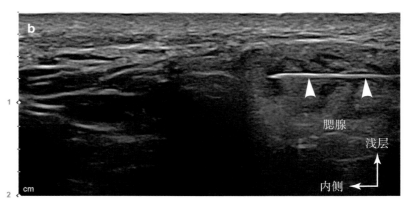

图8.13 超声引导下腮腺肉毒毒素注射。a. 纵切面（平面内法），B型模式（横切面，15 MHz线阵探头）。b. 横切面（平面内法），B型模式（横切面，15 MHz线阵探头）（白色箭头处为注射针）（经允许引自 © Ji-Soo Kim 2020）。

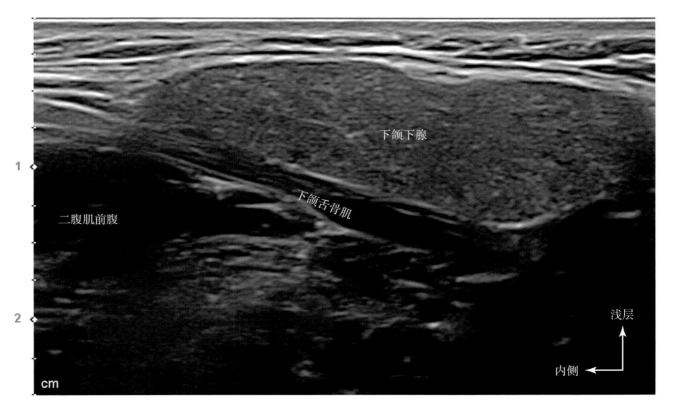

图8.14 下颌下腺声像图，B型模式（横切面，15 MHz线阵探头）（经允许引自 © Ji-Soo Kim 2020）。

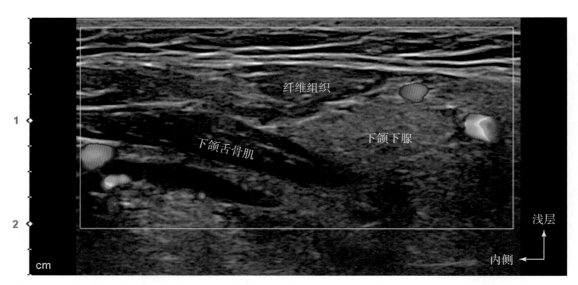

图 8.15　下颌下腺部分纤维化声像图，多普勒模式（横切面，15 MHz 线阵探头）（经允许引自© Ji-Soo Kim 2020）。

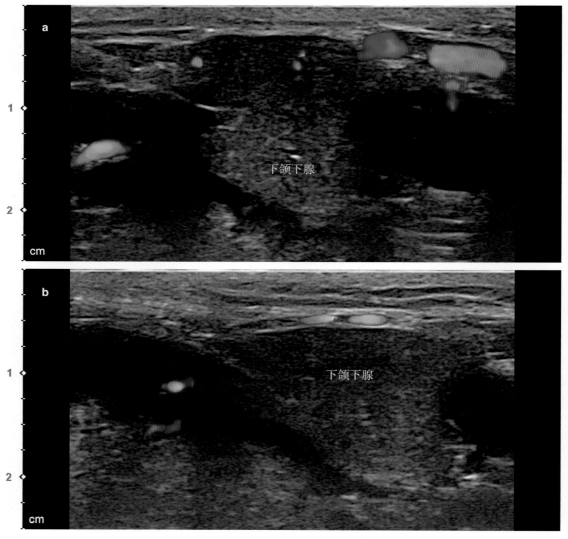

图 8.16　下颌下腺附近区域大血管声像图。a、b. 多普勒模式（横切面，15 MHz 线性探头）（经允许引自© Ji-Soo Kim 2020）。

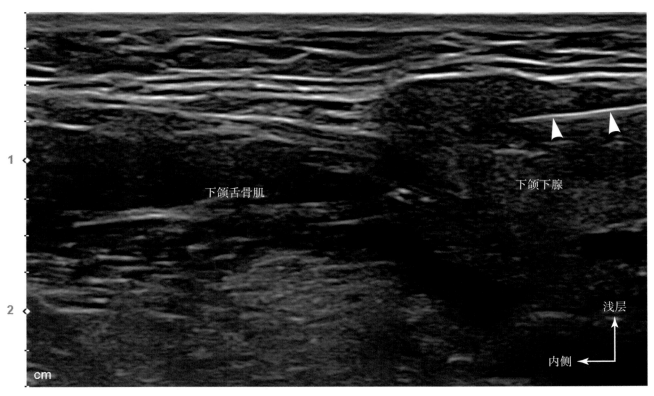

图8.17 超声引导下颌下腺肉毒毒素注射（平面内法），B型模式（横切面，15 MHz线阵探头）（白色箭头处为注射针）（经允许引自© Ji-Soo Kim 2020）。

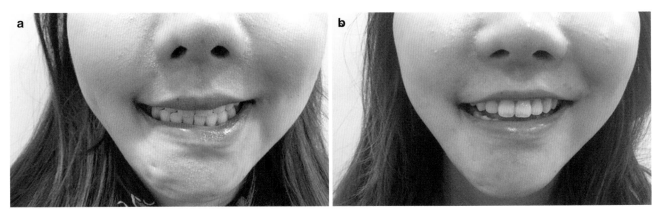

图8.18 肉毒毒素注射矫正先天性面部不对称案例照片。a. 治疗前。b. 治疗后（经允许引自© Ji-Soo Kim 2020）。

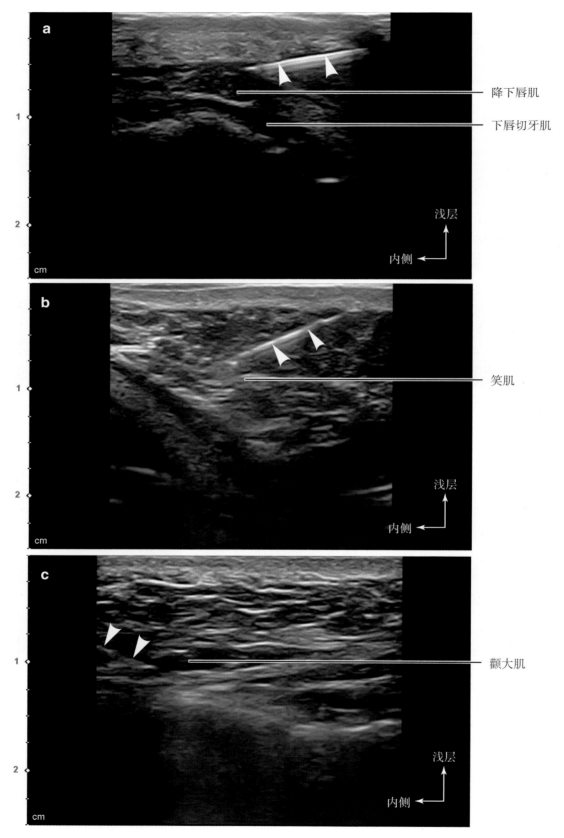

图8.19 口周表情肌超声引导下肉毒毒素注射（平面内法）。a~c. B型模式（横切面，15 MHz线阵探头）（白色箭头处为注射针）（经允许引自 © Ji-Soo Kim 2020）。

大肌的超声引导下肉毒毒素注射，所使用的针具为1 mL注射器（注射针为30 G，1英寸长），注射后1个月，通过减少下颌牙暴露和上提双侧口角，该求美者面部外观实现了双侧对称（图8.18和图8.19）。

8.2.5 颏肌和颈阔肌

下面部肉毒毒素注射有利于下面部重塑、改善颏部栗石样外观及纳芙蒂蒂提拉（获得面部提升），因此很有必要理解目标颏肌和颈阔肌。

超声下颏部横切面和纵切面图像显示位于下颌骨浅面、下颌牙下的颏肌呈低回声，其肌纤维附着于真皮层（图8.20）。

仅真皮内注射不足以改善颏部栗石样外观，因此需进针至深部进行颏肌注射。同时，需注意肉毒毒素不能弥散至颏肌外的降下唇肌。平面内法颏肌注射可由外至内进针，平面外法则采用垂直法进针。

颈阔肌注射以改善下颌线时，推荐平面内法，注射应针对颈阔肌且不过下颌角前切迹，以免弥散至降下唇肌（图8.21）。

8.2.6 躯干（肩部和小腿）

尽管不如面部肉毒毒素注射应用广泛，但用以改善身体轮廓的注射逐渐增加。希望改善肩部和小腿轮廓的求美者可接受此治疗，目标肌肉为上斜方肌、腓肠肌内外侧头、比目鱼肌及腓骨长肌（图8.22）。

声像图中斜方肌呈低回声，与毗邻肌肉界限明确。女性求美者肩部皮下脂肪层较薄，然而不同个体肩部轮廓因斜方肌和肩胛提肌厚度而异。超声下可见肋骨和肺尖，故超声引导注射目标须为斜方肌，推荐平面内法行斜方肌注射至肌肉内或筋膜内，以确保注射安全（图8.23）。

超声图像可清晰显示小腿肌肉，肉毒毒素注射的目标肌肉主要为腓肠肌内外侧头，声像图可清晰显示此区域肌纤维和层次，腓肠肌内外侧头亦较明显，U形比目鱼肌被腓肠肌所覆盖（图8.24a）。当位于小腿外侧部时，超声扫查可区分腓肠肌外侧头、比目鱼肌外侧及腓骨长肌。多次接受腓肠肌注射治疗后，该肌在超声下呈高回声改变，与比目鱼

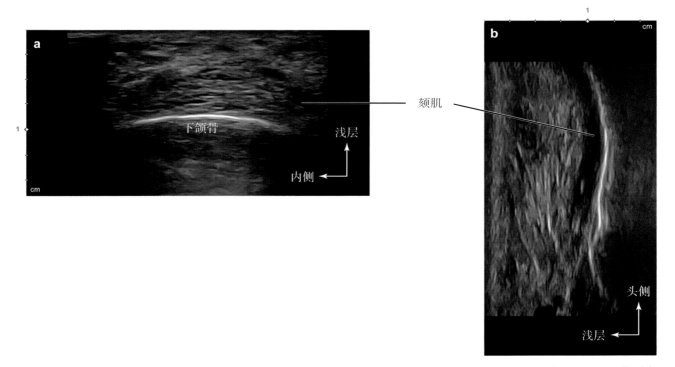

图8.20　颏肌声像图。a. B型模式（横切面，15 MHz线阵探头）。b. B型模式（矢状面，15 MHz线阵探头）（经允许引自© Ji-Soo Kim 2020）。

肌差异明显（图8.24b）。

超声引导下肉毒毒素注射优点在于，无论脂肪厚度和位置如何，均易穿刺进入目标肌肉（图8.25）。盲视下注射需求美者踮脚尖站立以观察腓肠肌内侧头边界；而超声引导注射不仅可于放松体位下识别腓肠肌，亦可观察比目鱼肌内侧部分，两者在腓肠肌减容术后腓肠肌继发代偿性肥大后易混淆。另一个优点是，注射深度均一可防止肌肉出现不规则外形。就以功能性治疗的筋膜层注射而言，超声引导亦便捷且安全。

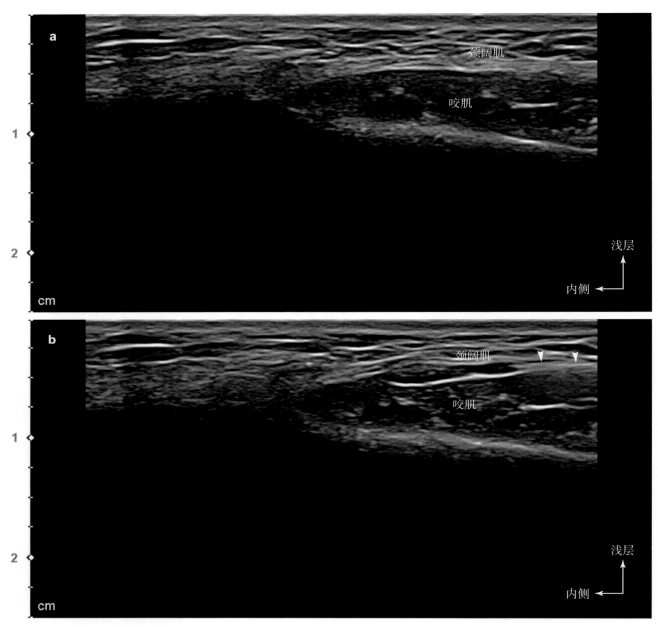

图8.21 颈阔肌超声引导下肉毒毒素注射（平面内法）。a、b. B型模式（横切面，15 MHz线阵探头）（白色箭头处为注射针）（经允许引自 © Ji-Soo Kim 2020）。

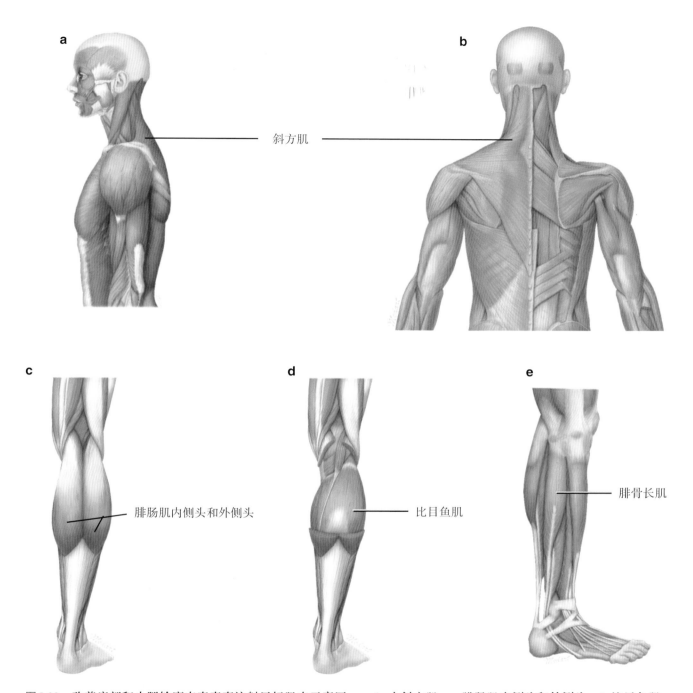

图8.22 改善肩部和小腿轮廓肉毒毒素注射目标肌肉示意图。a、b. 上斜方肌。c. 腓肠肌内侧头和外侧头。d. 比目鱼肌。e. 腓骨长肌（经允许引自© Kwan-Hyun Youn 2020）。

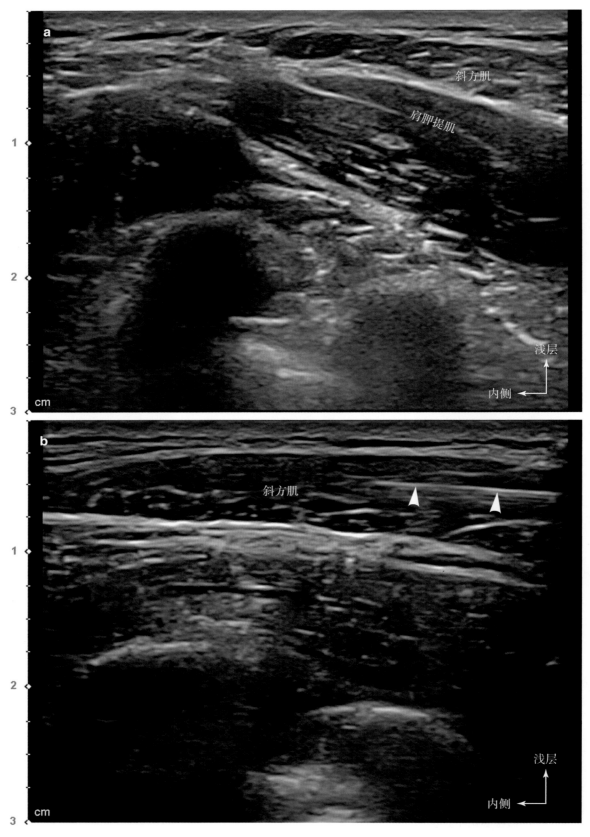

图 8.23 上肩部声像图。a. B 型模式（横切面，15 MHz 线阵探头）。b. 超声引导下斜方肌肉毒毒素注射（平面内法），B 型模式（横切面，15 MHz 线阵探头）（白色箭头处为注射针）（经允许引自 © Ji-Soo Kim 2020）。

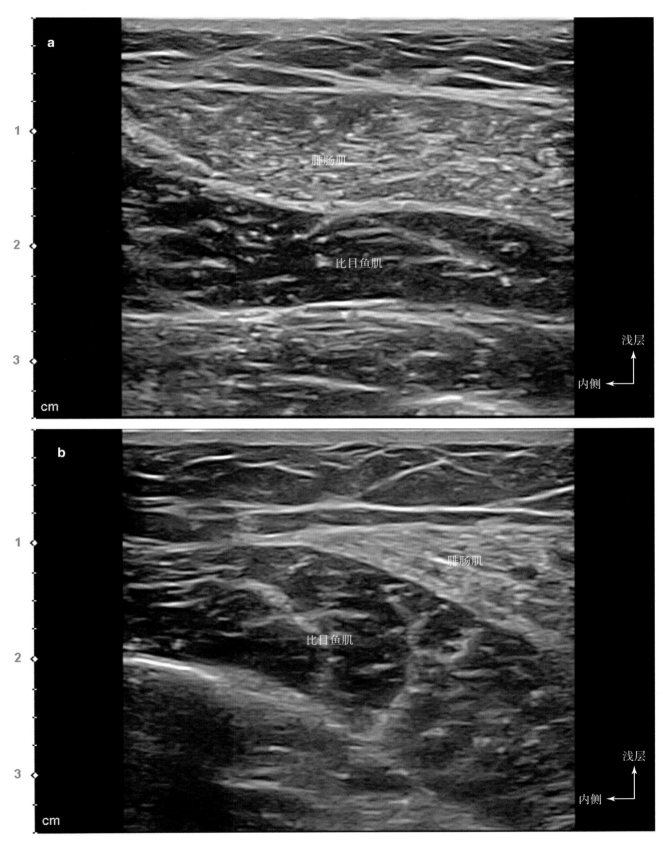

图 8.24 小腿声像图。a. B 型模式（横切面，15 MHz 线阵探头）。b. 多次肉毒毒素注射后腓肠肌呈高回声改变，B 型模式（横切面，15 MHz 线阵探头）（经允许引自 © Ji-Soo Kim 2020）。

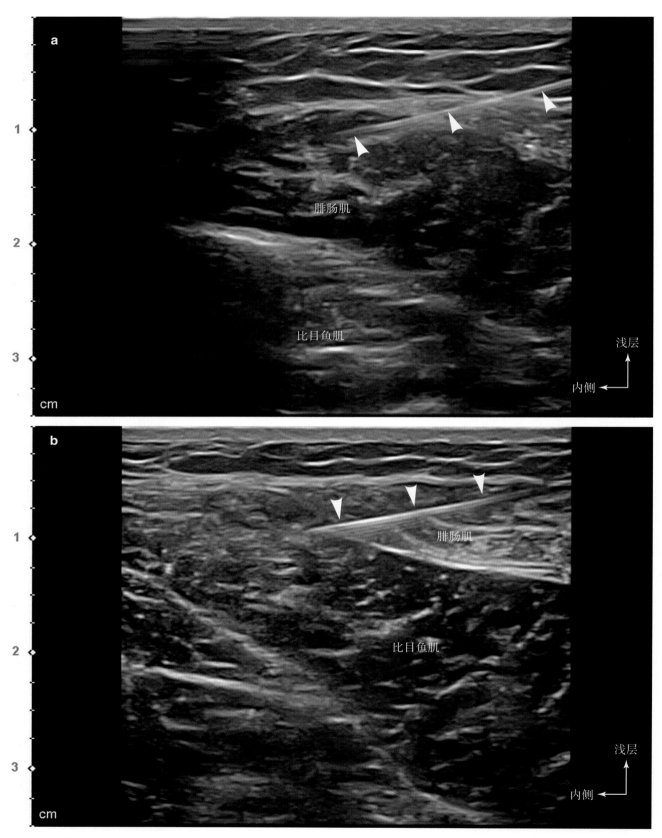

图8.25 腓肠肌和比目鱼肌超声引导下肉毒毒素注射（平面内法）。a、b. B型模式（横切面，15 MHz线阵探头）（白色箭头处为注射针）（经允许引自 © Ji-Soo Kim 2020）。

参考文献

[1] Aly AR, Rajasekaran S, Ashworth N. Ultrasound-guided shoulder girdle injections are more accurate and mor effective than landmark-guided injections: a systematic review and meta analysis. Br J Sports Med. 2015;29(16):1042–9.

[2] Bae GY, Yune YM, Seo KK, Hwang SI. Botulinum toxin injection for salivary gland enlargement evaluated using computed tomographic volumetry. Dermatol Surg. 2013;39:1404–7.

[3] Bae JH, Lee JS, Choi DY, Suhk JH, Kim ST. Accessory nerve distribution of aesthetic botulinum toxin injection sin to the upper trapezius muscle: anatomical study and clinical trial: reproducible BoNT injection sites for upper trapezius. Surg Radiol Anat. 2018;40(11):1253–9.

[4] Cha YH, Jehoon O, Park JK, Yang HM, Kim SH. Ultrasound-guided versus blind temporomandibular joint injection: a pilot cadaveric evaluation. Int J Oral Maxillofac Surg. 2019;48(4):540–5.

[5] Cunnington J, Marshall N, Hide G, Bracewell C, Isaacs J, Platt P, Kane D. A randomized, double-blind, controlled study of ultrasound-guided corticosteroid injection into the joint of patients with inflammatory arthritis. Arthritis Rheum. 2010;62(7):1862–9.

[6] Gaon NQ, Wortsman X, Penaloza O, Carrasco JE. Comparison of clinical marking and ultrasound guided injection of botulinum type A toxin into the masseter muscles for treating bruxism and its cosmetic effects. J Cosmet Dermatol. 2016;15(3):238–44.

[7] Hans J. Ultrasonography of the head and neck: an imaging atlas. Cham: Springer International Publishing; 2019.

[8] Kim HJ, Seo KK, Lee HK, Kim JS. Clinical anatomy of the face for filler and botulinum toxin injection. New York, NY: Springer; 2016.

[9] Kim YS, Lee KW, Kim JS, Gil YC, Tansatit T, Shin DH, Kim HJ. Regional thickness of facial skin and superficial fat: application to the minimally invasive procedures. Clin Anat. 2019;32:1008. https://doi.org/10.1002/ca.23331.

[10] Lee HJ, Choi YJ, Lee KW, Hu KS, Kim ST, Kim HJ. Ultrasonography of the internal architecture of the superficial part of the masseter muscle in vivo. Clin Anat. 2019;32:446–52.

[11] Lee HJ, Kang IW, Seo KK, Choi YJ, Kim ST, Hu KS, Kim HJ. The anatomical basis of paradoxical masseteric bulging after botulinum neurotoxin type A injection. Toxins. 2017;9:14. https://doi.org/10.3390/toxins0010014.

[12] Lee HJ, Kim JS, Youn KH, Lee JW, Kim HJ. Ultrasound guided botulinum neurotoxin type A injection for correcting asymmetrical smiles. Aesthet Surg J. 2018;38(9):130–4.

[13] Ahuja AT. Diagnostic ultrasound, Head and neck. Salt Lake City, UT: Amirsys; 2014.

[14] Choi YJ, Won SY, Lee JG, Hu KS, Kim ST, Tansatit T, Kim HJ. Characterizing the lateral border of the frontalis for safe and effective injection of botulinum toxin. Aesthet Surg J. 2016;36(3):344–8.

[15] Hur MS. Anatomical relationships of the procerus with the nasal ala and the nasal muscles: transverse part of the nasalis and levator labii superioris alaeque nasi. Surg Radiol Anat. 2017;39(8):865–9.

[16] Jacobson J. Funamentals of musculoskeletal ultrasound. Philadelphia, PA: Elsevier Saunders; 2012.

[17] Lee HJ, Choi KS, Won SY, Apinuntrum P, Hu KS, Kim ST, Tansatit T, Kim HJ. Topographic relationship between the supratrochlear nerve and corrugator supercilii muscle--can this anatomical knowledge improve the response to botulinum toxin injections in chronic migraine? Toxins. 2015;7(7):2629–38.

[18] Lee JY, Kim JN, Kim SH, Choi HG, Hu KS, Kim HJ, Song WC, Koh KS. Anatomical verification and designation of the superficial layer of the temporalis muscle. Clin Anat. 2012;25(2):176–81.

[19] Lee KL, Choi YJ, Gil YC, Hu KS, Tansatit T, Kim HJ. Locational relationship between the lateral border of the frontalis muscle and the superior temporal line. Plast Reconstr Surg. 2019;143(2):293e–8e.

[20] Hur M-S, Youn K-H, Hu K-S, Song W-C, Koh K-S, Fontaine C, Kim H-J. New anatomic considerations on the levator labii superioris related with the nasal ala. J Craniofac Surg. 2010;21(1):258–60.

[21] Seo KK. Botulinum toxin for Asians. Singapore: Springer; 2017.

[22] Smith CF. Gray's surface anatomy and ultrasound. Amsterdam: Elsevier; 2018.

[23] So JI, Song DH, Park JH, Choi ES, Yoon JY, Yoo YJ, Chung ME. Accuracy of ultrasound guided and non-ultrasound guided botulinum toxin injection into cadaver salivary glands. Ann Rehabil Med. 2017;41(1):51–7.

[24] Yang HM, Kim HJ. Anatomical study of the corrugator supercilii muscle and its clinical implication with botulinum toxin A injection. Surg Radiol Anat. 2013;35(9):817–21.

9

超声在填充剂注射治疗中的应用

US Applications in Filler Injection Procedures

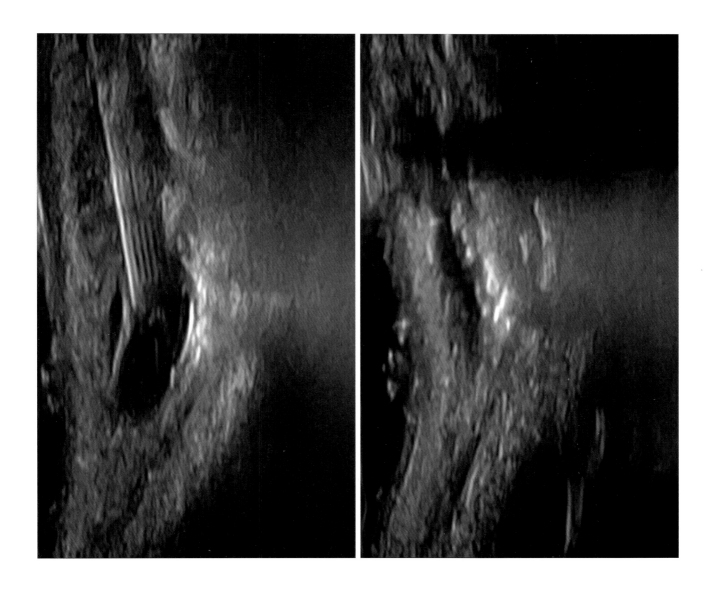

9.1 背景

填充剂治疗适应证已超出以往，因此我们需对面部解剖有更深入的理解。诸如皮肤坏死、失明及栓塞等并发症危害极大，因此临床医生试图寻找一种新的方法来减少血管相关并发症。我们已经对血管解剖和分布进行了充分研究，以减少并发症发生。然而，明确每一个体之变异是不可能的，盲视下注射始终存在局限性。因此，超声引导下填充剂注射的出现具有革命性意义。

多普勒模式优势在于可在填充剂注射过程中识别血管。填充剂血管内注射会产生灾难性后果，而血管解剖结构存在变异且无统一的标准指南供参考，因此有必要扫查各求美者相应血管。多普勒超声可实时扫查血管，从而降低并发症发生率。另一优势在于，超声可实现皮肤下各层次的可视化操作。此前，临床医生盲视下注射时将这些层次定义为"深层"或"浅层"，然而这种盲视下操作主要依靠触感，不一定可靠，且不能每次均到达相同注射深度。此外，医生还可在超声引导下扫查以定位填充剂位置并取出。超声不仅可定位填充剂，还可评估其移位、分隔室形成及肉芽肿等。一旦确认位置，超声引导下可实现最少量透明质酸精准注射至目标区域，此法较大剂量盲视下注射更为有效。

然而，面部超声图像存在较难识别的缺点。与躯干部位不同的是，面部薄弱的肌肉与脂肪相互交织，其密度和厚度各不相同，使得图像呈不规则低回声而难以区分。既往手术操作通常亦会改变正常解剖结构而影响正常结构显像。多普勒超声血管成像可能呈假阴性，这与超声设备分辨率或操作者技巧有一定相关性。另一缺点是超声无法探及非常细小的血管。但无论如何，超声技术的优势大于盲视下注射所带来的并发症风险。因此，我们必须深入了解超声影像技术。

超声引导下填充剂注射对操作熟练度具有较高要求，此技术在两种临床情况下都很实用：一是临床医生需要注射至精准的层次，二是需避开血管。应在注射前进行超声检查评估，以避开可能发生严重并发症的区域。

透明质酸酶对于去除填充剂极其有效。超声可用于定位填充剂并精确注射透明质酸酶，可实时监测填充剂体积变化，以减少透明质酸酶用量。与盲视注射法相比，超声引导注射可溶解更多已注射填充剂。

超声引导下溶解填充剂需对治疗区域进行仔细扫查，以准确进入填充剂注射部位。注射针进入填充剂后缓慢注射透明质酸酶，并确认透明质酸酶是否浸润并溶解填充剂。需足量透明质酸酶用以浸润待溶解填充剂区域。在此类操作中，我们建议通常使用1~2英寸（2.54~5.08 cm）的23~27 G注射针，小于27 G的注射针可能无法溶解所有填充材料，这取决于填充材料的内聚力和凝胶硬度，但大于23 G的注射针可能会因血管损伤而导致淤青。因此，注射针口径的选择最终须兼顾填充剂形状、流体力学及并发症的严重程度。

9.2 超声引导下填充剂注射

9.2.1 额部和眉间

额部和眉间是最常见的填充剂注射区域之一，可改善皱纹及增加组织容量。填充剂注射推荐层次为骨膜上方疏松结缔组织层。眉间则建议注射至真皮、皮下组织层或骨膜上，以恢复丢失的组织容量和改善眉间纹。前额填充案例显示透明质酸填充物位于骨膜浅面（图9.1）。

填充剂广泛分布于该区域，因填充剂性质和注射技术差异，可形成不同的隔室。填充剂亦可形成坚硬的肉芽肿，超声图像中呈低回声（图9.2）。可通过弹性成像所显示的硬度差异区分其与正常组织和相邻组织间的病理变化。

经多普勒成像，额部填充术中应识别并避开位于眶上动脉外侧的颞浅动脉额支。因此，应确认位于骨膜上疏松结缔组织层的眶上动脉。在进针点应特别关注颞浅动脉的确切位置，以免因动脉内注射导致皮肤坏死。

因滑车上动脉存在，眉间为一高风险区域；若

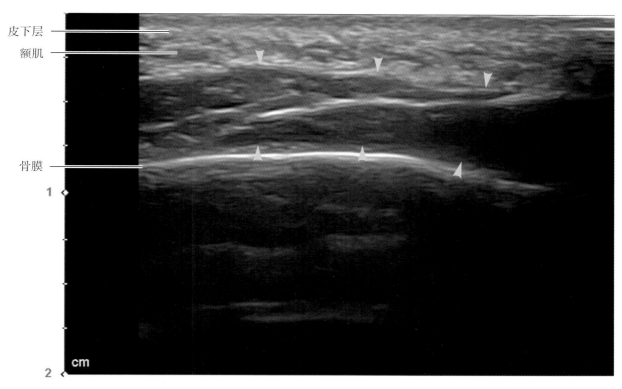

图9.1 透明质酸额部填充声像图，B型模式（横切面，15 MHz线阵探头）（黄色箭头处为透明质酸填充剂）（经允许引自© Ji-Soo Kim 2020）。

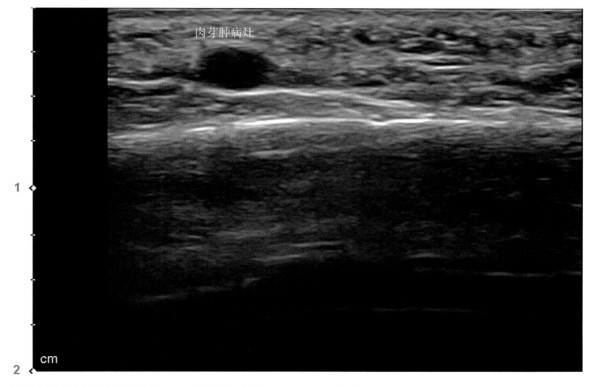

图9.2 额部填充剂注射后异物肉芽肿声像图，B型模式（横切面，15 MHz线阵探头）（经允许引自© Ji-Soo Kim 2020）。

填充剂发生动脉内注射，可导致皮肤坏死和失明，可采用横切面和纵切面严密追踪血管走行。滑车上动脉位于眉间纹下，我们须精准识别滑车上动脉层次（图3.16）。

额部为一宽广区域，因此溶解填充剂可采取平面内法（图9.3）。额部填充注射剂量较大，因此建议采取水平方向进针而不是多次垂直进针以去除填充物。

9.2.2 颞部

额部外侧与颧弓间注射填充剂可使颞部曲线流畅。颧骨突出且颞部脂肪较少的年轻人，或颞部脂肪萎缩的老年人，其颞部更为凹陷。颞部凹陷的求美者皮下脂肪层往往较薄，因此皮下组织层注射过量填充物会导致皮肤形态不规则。颞浅动脉邻近皮肤而增加血管损伤风险（图3.21）。注射至颞深筋膜浅深层之间的颞脂肪垫形态较佳，但存在颞中静脉损伤风险。颊脂垫颞突增加填充物移行至下面部可能，故将填充物精准注射至颞肌上脂肪层较为困难。因此，将填充剂注射至SMAS下脂肪层或骨膜上最佳（图9.4）。

注射前需在多普勒模式下探及颞肌内颞深动脉（图3.23和图3.24）。颞浅筋膜内颞浅动脉在多普勒超声下清晰可见。SMAS下脂肪层通常血管分布较少，为填充物注射的目标层次，颞浅筋膜下穿刺可避免损伤颞浅动脉。用力提捏颞区软组织可将附着皮肤的颞浅筋膜提起，钝针穿刺皮肤可较易进入SMAS下脂肪层。然而，若至颧弓进针，则可进入颞脂肪垫并损伤颞中静脉，且不能进入上颞区。ROOF与SMAS下脂肪层相延续，因此于眉外侧而非颧弓处进针更易进入SMAS下脂肪层（图3.22）。

9.2.3 眶周区（上睑凹陷和卧蚕）

一般而言，上睑凹陷治疗需填充至皮下脂肪层或ROOF层（图4.13和图4.14）。超声下可见皮下层填充物呈低回声（图9.5）。为改善上睑凹陷外观，所注射填充物需较柔软，否则皮下层注射会导致凹凸不平。填充剂最佳注射平面为ROOF层，但与其相邻的眼轮匝肌极薄，与眶隔类似，导致实现超声下可视化注射较难（图4.13）。多普勒模式下可见滑车上动脉经额切迹进入额部深层，最终向上浅出（图4.11）。该区域与眼窝凹陷区域重叠，操

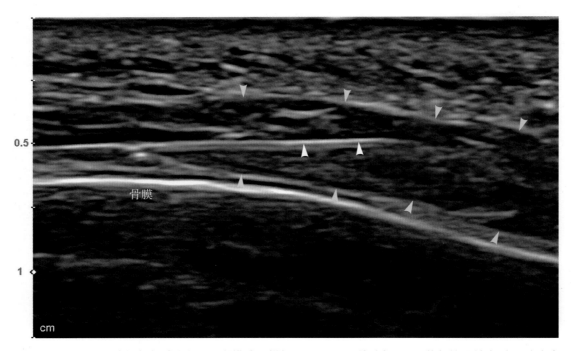

图9.3 超声引导下溶解额部填充剂，B型模式（横切面，15 MHz线阵探头）（黄色箭头处为透明质酸填充剂；白色箭头处为注射针）（经允许引自 © Ji-Soo Kim 2020）。

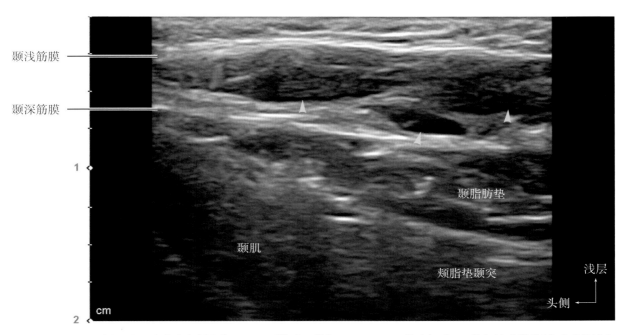

图 9.4　位于颞浅、深筋膜间透明质酸填充剂声像图，B 型模式（横切面，15 MHz 线阵探头）（黄色箭头处为透明质酸填充剂）（经允许引自 © Ji-Soo Kim 2020）。

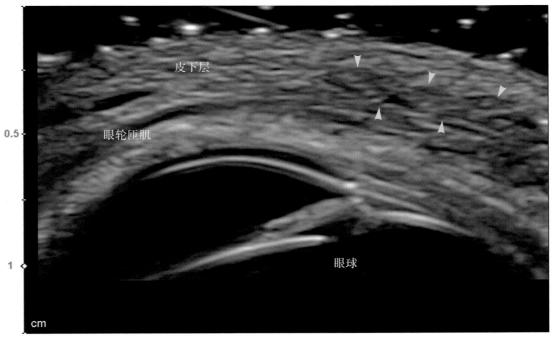

图 9.5　上睑凹陷透明质酸填充剂注射声像图，B 型模式（横切面，15 MHz 线阵探头）（黄色箭头处为透明质酸填充剂）（经允许引自 © Ji-Soo Kim 2020）。

作中须避免垂直骨膜入路。

丰卧蚕注射目标区域为眼轮匝肌浅面皮下组织层。眼轮匝肌深面注射会外形不佳，而注射过浅则会产生丁达尔效应。图9.6可见超声图像中眼轮匝肌浅面填充物呈低回声。下睑内侧动脉走行于卧蚕区域，因此需在多普勒模式下予以扫查。

9.2.4 泪沟和颧前区域

矫正泪沟畸形的最佳注射平面为薄的皮下层或眼轮匝肌深面SOOF层（图5.20）。超声下显示填充物位于眼轮匝肌深面，眶下缘骨膜上泪沟内侧可见低回声填充物。泪沟外侧SOOF浅面亦可见高回声填充材料（图9.7）。

矫正泪沟畸形需使用锐针进行深部注射，经眼轮匝肌于SOOF或颧前间隙进入疏松结缔组织层。此外，亦可使用钝针轻松穿刺进入该区域或皮下组织层（图9.8）。注射前需在多普勒模式下确认内眦动脉和下睑动脉位置（图4.16、图5.17和图5.25）。填充剂皮下层注射可导致外观不规则并产生丁达尔效应，因此应当在某些特定情况下进行。

丰前颊区的理想注射平面为SOOF，但亦可至皮下组织层（图9.9）。注射前，须预扫查确认眶下孔（图5.18）。建议使用钝针进行注射，应缓慢穿刺进入提上唇肌深面脂肪层中。

眼轮匝肌以浅结构超声下部分可见，但其深层结构则无法显示。超声监测更便于低回声填充物取出。丰前颊区时，应当对浅、深层均行超声监测。超声引导下可将透明质酸酶精准注射入填充剂并使之溶解（图9.10和图9.11）。

9.2.5 鼻

注射隆鼻为亚洲开展最多的治疗之一，其血管相关并发症极多。超声扫查隆鼻目标区域血管解剖对减少并发症至关重要。鼻部超声横切面和纵切面显示鼻背软组织厚度适中（图5.25~图5.27）。

注射隆鼻的理想平面为鼻肌下骨膜和软骨膜浅面。浅表脂肪层（皮下层）亦可作为注射区域，但该层次发生血管意外风险较高。超声图像显示低回声团块样填充物位于浅深脂肪层不同部位（图9.12）。

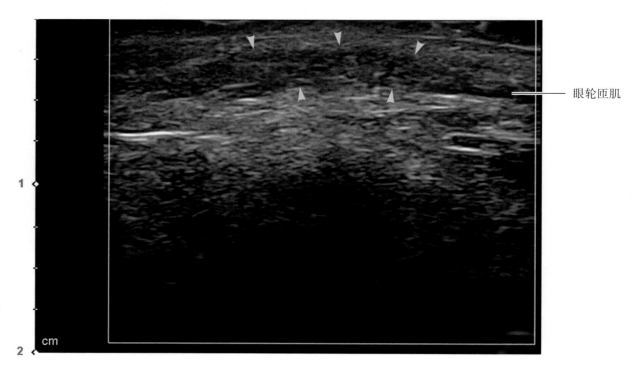

眼轮匝肌

图9.6　丰卧蚕透明质酸填充剂注射声像图，多普勒模式（横切面，15 MHz线阵探头）（黄色箭头处为透明质酸填充剂）（经允许引自 © Ji-Soo Kim 2020）。

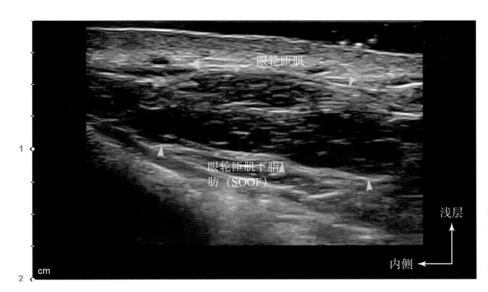

图**9.7** 泪沟透明质酸填充剂注射声像图，B型模式（横切面，15 MHz线阵探头）（黄色箭头处为透明质酸填充剂）（经允许引自© Ji-Soo Kim 2020）。

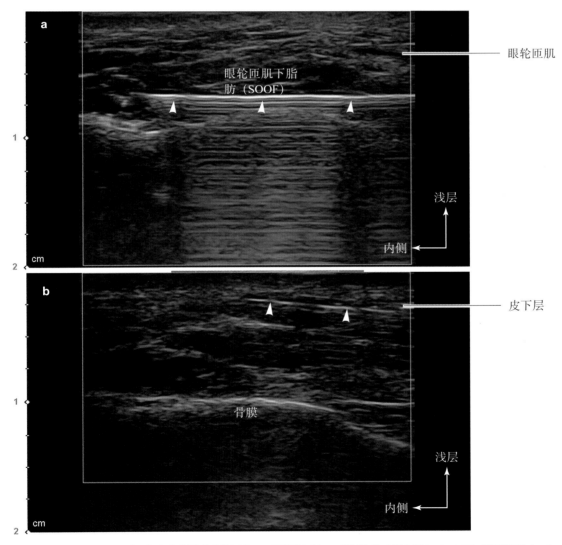

图**9.8** 超声引导下泪沟透明质酸填充剂注射。a. 深层注射，B型模式（横切面，15 MHz线阵探头）。b. 浅层注射，B型模式（横切面，15 MHz线阵探头）（白色箭头处为注射针）（经允许引自© Ji-Soo Kim 2020）。

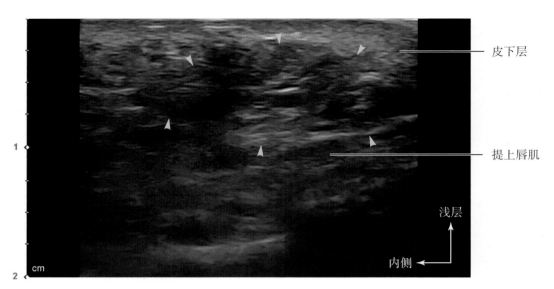

图 9.9 颧前皮下层透明质酸填充剂声像图，B 型模式（横切面，15 MHz 线阵探头）（黄色箭头处为透明质酸填充剂）（经允许引自 © Ji-Soo Kim 2020）。

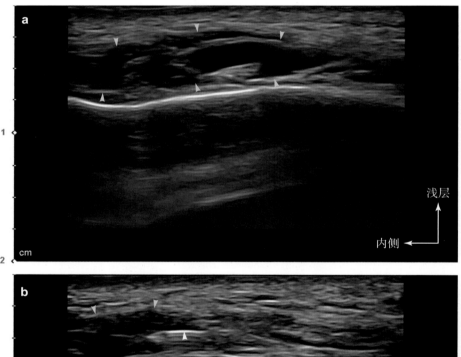

图 9.10 超声引导下溶解泪沟区域填充剂。a. 注射前，B 型模式（横切面，15 MHz 线阵探头）。b. 透明质酸酶注射中，B 型模式（横切面，15 MHz 线阵探头）（黄色箭头处为透明质酸填充剂；白色箭头处为注射针）（经允许引自 © Ji-Soo Kim 2020）。

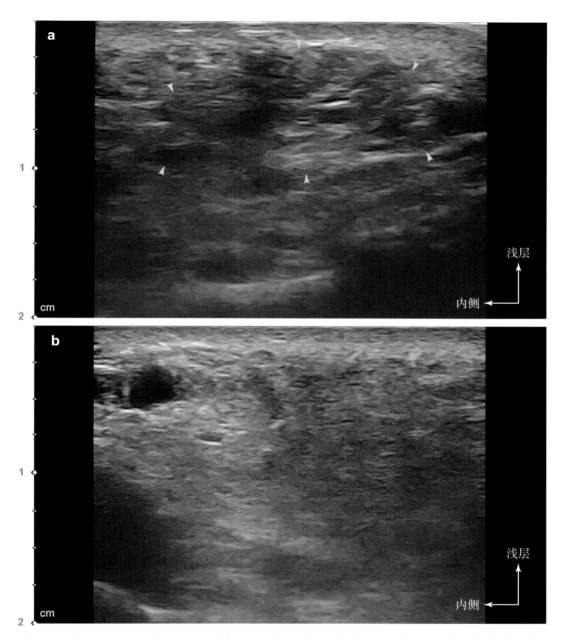

图9.11 超声引导下溶解中面部填充剂。a. 注射前，B型模式（横切面，15 MHz线阵探头）。b. 注射后即刻，塌陷的填充剂，B型模式（横切面，15 MHz线阵探头）（黄色箭头处为透明质酸填充剂）（经允许引自 © Ji-Soo Kim 2020）。

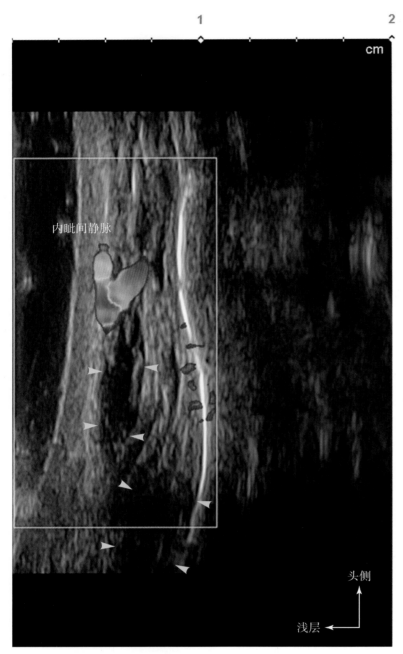

图9.12 注射隆鼻透明质酸填充剂声像图，B型模式（纵切面，15 MHz线性探头）（黄色箭头处为透明质酸填充剂）（经允许引自 © Ji-Soo Kim 2020）。

注射隆鼻常采用硬质填充剂团块式注射，其回声性更低，而更易与周围组织区分。因填充剂内聚力不足、用量较大及注射部位特殊，故超声下可见填充剂侧方迁移，而形成"阿凡达"样鼻背变宽外观。鼻背变宽的案例中可见填充剂中含水更多，呈高回声（图9.13）。

因鼻假体导致骨膜上和软骨膜上平面边界不清，

可能会导致并发症发生率升高，因此既往接受过鼻部整形术求美者不推荐接受注射隆鼻（图9.14）。

鼻部并发症发生率较高，因此需在多普勒模式下仔细扫查横切面和纵切面以明确鼻背动脉和内眦间静脉位置。鼻背为一狭小区域，因此小的曲棍球探头较为便捷。与鼻唇沟类似，能量多普勒或频谱多普勒可用于鼻部超声；然而，较鼻唇沟，彩色多

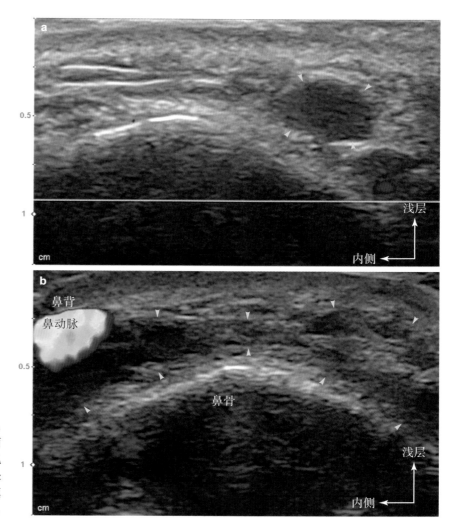

图9.13　鼻背透明质酸填充剂声像图。a. 移位填充剂，多普勒模式（横切面15 MHz线阵探头）。b. 鼻部增宽"阿凡达鼻"，多普勒模式（横切面，15 MHz线阵探头）（黄色箭头处为透明质酸填充剂）（经允许引自 © Ji-Soo Kim 2020）。

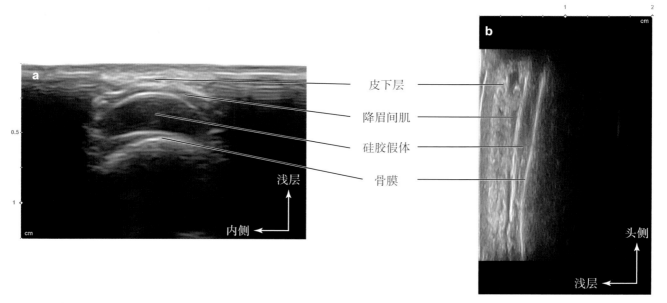

图9.14　鼻背硅胶假体声像图。a. B型模式（横切面，15 MHz线阵探头）。b. B型模式（纵切面，15 MHz线阵探头）（经允许引自 © Ji-Soo Kim 2020）。

普勒超声下鼻部血管更为清晰。注射隆鼻通常于中线处推注，鼻中线和骨膜上平面被认为是安全注射区域，但最近文献报道中线处亦存在血管。该超声图像显示血管位于鼻中线处；此时，填充物应注射于骨膜上平面（图5.25）。深层脂肪少见血管，但该区域也并非绝对安全，血管管径往往较预期大，有时可占软组织总厚度的1/3~1/2，故可导致并发症发生，尤其是鼻背和鼻根。

临床医生注射填充剂时必须找到最安全和最利于美观的目标区域，而多普勒超声在分析血管解剖结构时极其有利。但是，当血管解剖结构不佳时，必须放弃填充剂注射。在该区域进行超声引导下透明质酸酶注射，区分填充物并不困难。当血管并发症可能性较高时，可尝试超声引导下注射，降至最低风险的关键在于注射前彻底扫查以确定血管位置。超声可准确呈现透明质酸酶注射后填充剂体积减小的影像（图9.15）。

9.2.6 鼻唇沟

鼻唇沟为最受欢迎的填充剂适应证之一，然而因鼻翼皮肤坏死、失明及栓塞等并发症，该部位亦是填充剂注射风险最高的区域之一。推荐的填充剂注射层次为真皮浅层、皮下组织层、SMAS下深部及骨膜上方的颊内侧深脂肪室。鼻唇沟处浅深层脂肪交织，因此该区域超声图像判读较难（图6.26和图6.28）。鼻唇沟区受上唇提肌肌群影响，以及位于眶下间隙外侧的颊内侧深脂肪室质软等因素，其填充剂注射后常可观察到移位。此外，上唇提肌肌群附着于鼻唇沟和口轮匝肌，紧贴于皮肤下方，此处皮下脂肪最少，若填充剂没能精准注射至真皮或皮下层，则可能发生移位（图9.16）。

鼻唇沟处面动脉位于皮下层或肌层，当面动脉位于皮下组织层较浅位置时，更应细致操作（图6.26、图6.28和图6.29）。

当惧怕可能发生的血管意外时，超声引导下填充剂注射不失为一种选择。采取钝针进行深部注射，经口轮匝肌深面进入颊内侧深脂肪室，此路径中肌肉深面可及面动脉（图9.17a）。在深部注射中，骨膜平面较佳。钝针行浅层注射很难进入真皮

层，即使针尖开口朝上，也只能到达口轮匝肌浅面。超声引导下注射可直视下进针至目标层次，并有助于避开皮下层内的面动脉（图9.17b）。

填充物去除的最关键之处在于确认其位置和范围。深层推注后易发生移位，应予以仔细扫查。填充剂位置、注射技术及流变性等因素可导致注射后形成填充剂腔室或分隔，填充剂侧方移位比较常见，在此情况下，需将透明质酸酶注射至所有隔室以完全溶解（图9.18）。

该区域超声可扫查假体，病史采集和超声检查有助于发现并去除假体周围填充剂（图9.19）。

9.2.7 前颊凹陷和颧弓下凹陷

前颊部凹陷一般因咬肌前颊脂肪垫萎缩后塌陷所致（图9.20）。

通过注射填充SMAS层上皮下组织层浅表脂肪或SMAS层下颊脂垫改善前颊凹陷。超声下SMAS层显像清晰，皮下层大剂量注射会出现皮肤外形不规则和填充剂移位，因此SMAS层下颊脂垫为理想注射位置，但颊脂垫注射需更大体积填充剂才能达到相似效果（图9.21）。

填充剂注射至SMAS层上皮下层浅部或SMAS层下腮腺颞筋膜内可改善颧弓下凹陷，关键解剖结构位于SMAS层以深，因此于其浅面注射时损伤概率较小（图9.22）。

9.2.8 木偶纹、下颌前沟及口周区域

下面部年轻化需将质软填充剂注射至真皮下或皮下组织层以改善皱纹。下颌体积过大可能会形成不良外观，例如下颌过于明显。超声图像显示透明质酸填充剂恒定位于木偶纹内侧降口角肌处皮下层（图9.23）。木偶纹治疗，需注意避免误穿刺面动脉分支颏动脉和下唇动脉（图9.23），可使用钝针注射至皮下组织层，并于注射前用超声明确血管走行，以免并发症发生。

9.2.9 颏部

注射隆颏的理想注射平面为颏骨骨膜浅面。颏部超声横切面呈现对称的颏肌以及附着于真皮的肌

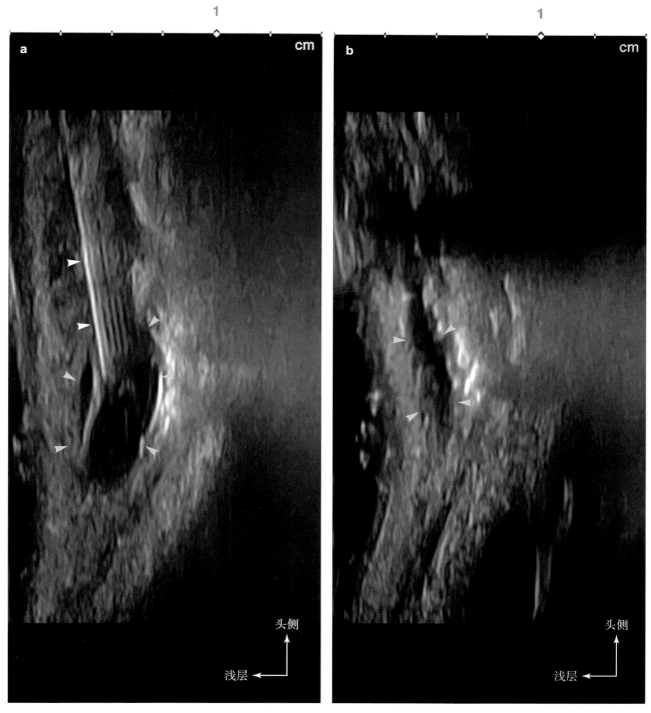

图9.15 超声引导下溶解鼻背填充剂。a. 注射中，B型模式（纵切面，15 MHz线阵探头）。b. 注射后，B型模式（纵切面，15 MHz线阵探头）（黄色箭头处为透明质酸填充剂；白色箭头处为注射针）（经允许引自 © Ji-Soo Kim 2020）。

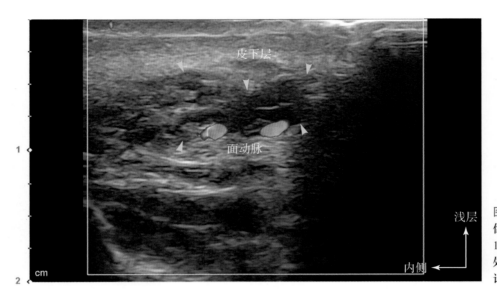

图9.16 鼻唇沟填充剂移位声像图，多普勒模式（纵切面，15 MHz线阵探头）（黄色箭头处为透明质酸填充剂）（经允许引自© Ji-Soo Kim 2020）。

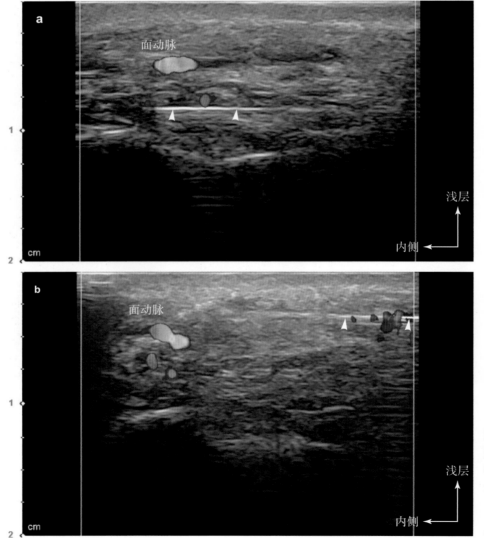

图9.17 超声引导下鼻唇沟填充剂注射。a. 深层注射，多普勒模式（横切面，15 MHz线阵探头）。b. 浅层注射，多普勒模式（横切面，15 MHz线阵探头）（白色箭头处为注射针）（经允许引自© Ji-Soo Kim 2020）。

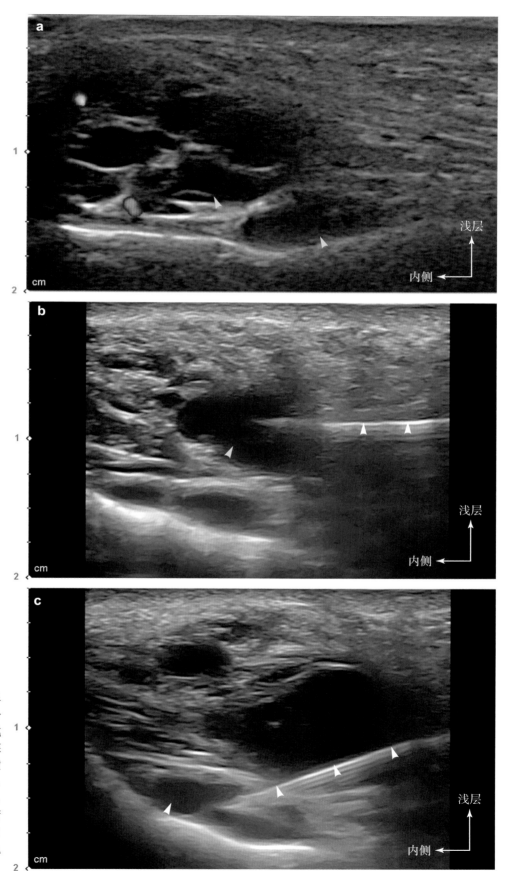

图9.18 超声引导下溶解鼻唇沟透明质酸填充剂。a. 分隔的填充剂，多普勒模式（横切面，15 MHz线阵探头）。b. 浅层，B型模式（横切面，15 MHz线阵探头）。c. 深层，B型模式（横切面，15 MHz线阵探头）（黄色箭头处为透明质酸填充剂；白色箭头处为注射针）（经允许引自© Ji-Soo Kim 2020）。

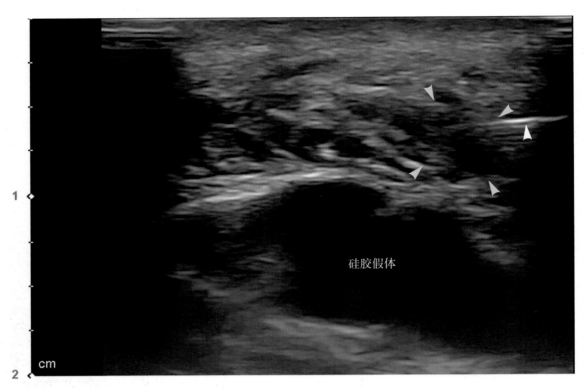

图9.19 超声引导下溶解鼻唇沟硅胶植入物上透明质酸填充剂，B型模式（横切面，15 MHz线阵探头）（黄色箭头处为透明质酸填充剂；白色箭头处为注射针）（经允许引自© Ji-Soo Kim 2020）。

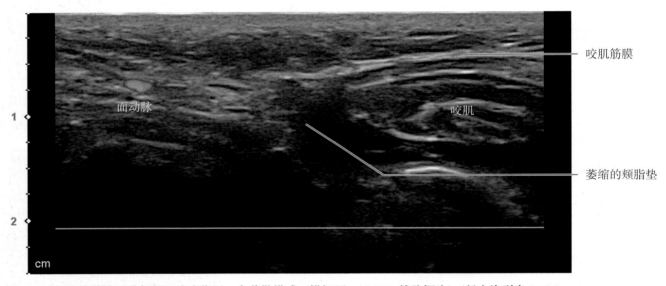

图9.20 颊脂垫萎缩导致颊部凹陷声像图，多普勒模式（横切面，15 MHz线阵探头）（经允许引自© Ji-Soo Kim 2020）。

纤维，注射物通常位于骨膜上（图9.24）。

一般而言，隆颏假体通常位于骨膜上，偶见肉芽肿（图9.25）。

超声显示注射隆颏即刻填充物呈低回声团块，但不久即转变为不均匀回声团。发生此现象原因为，此区域颏肌较鼻部等区域肌肉运动更为活跃，因此填充物移位更常见。透明质酸酶逐层注射技术可有效去除已注射的填充剂（图9.26）。

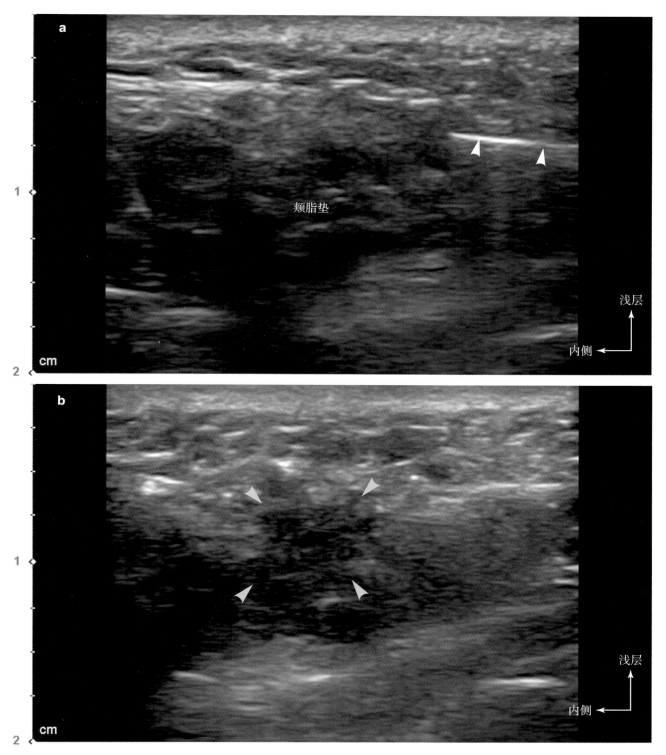

图 **9.21**　超声引导下颊脂垫填充剂注射。a. 注射中，B 型模式（横切面，15 MHz 线阵探头）。b. 注射后，B 型模式（横切面，15 MHz 线阵探头）（黄色箭头处为透明质酸填充剂；白色箭头处为注射针）（经允许引自 © Ji-Soo Kim 2020）。

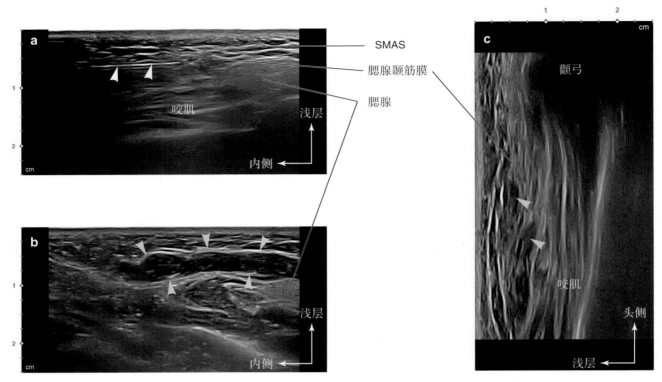

SMAS

腮腺颞筋膜

腮腺

浅层

内侧

颧弓

咬肌

头侧

浅层

图9.22 超声引导下填充剂注射改善颧弓下凹陷。a. 注射中，B型模式（横切面，15 MHz线阵探头）。b. SMAS下填充剂，B型模式（横切面，15 MHz线阵探头）。c. 皮下层内填充剂，B型模式（纵切面，15 MHz线阵探头）（黄色箭头处为透明质酸填充剂；白色箭头处为注射针）（经允许引自 © Ji-Soo Kim 2020）。

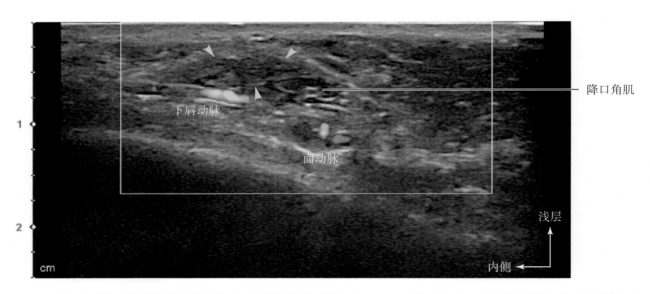

降口角肌

下唇动脉

面动脉

浅层

内侧

图9.23 透明质酸填充剂改善木偶纹声像图，多普勒模式（横切面，15 MHz线阵探头）（黄色箭头处为透明质酸填充剂）（经允许引自 © Ji-Soo Kim 2020）。

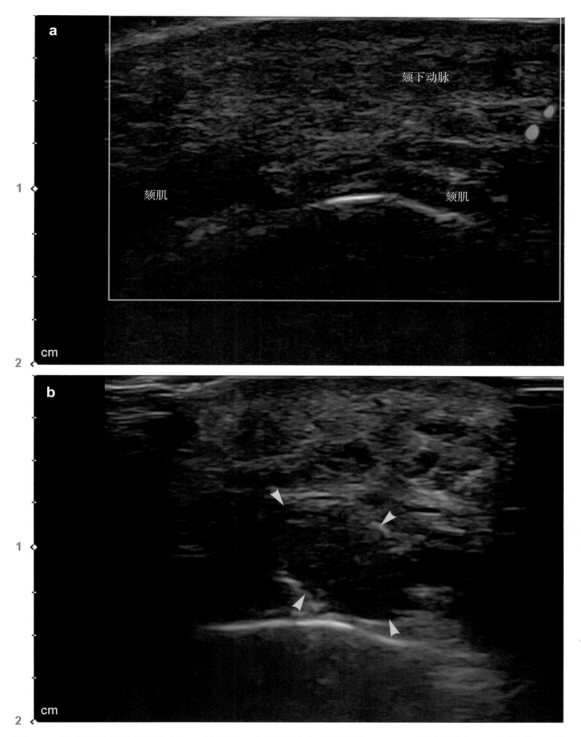

图9.24 填充剂注射隆颏声像图。a. 注射前，多普勒模式（横切面，15 MHz线阵探头）。b. 注射后，B型模式（横切面，15 MHz线阵探头）（黄色箭头处为透明质酸填充剂）（经允许引自 © Ji-Soo Kim 2020）。

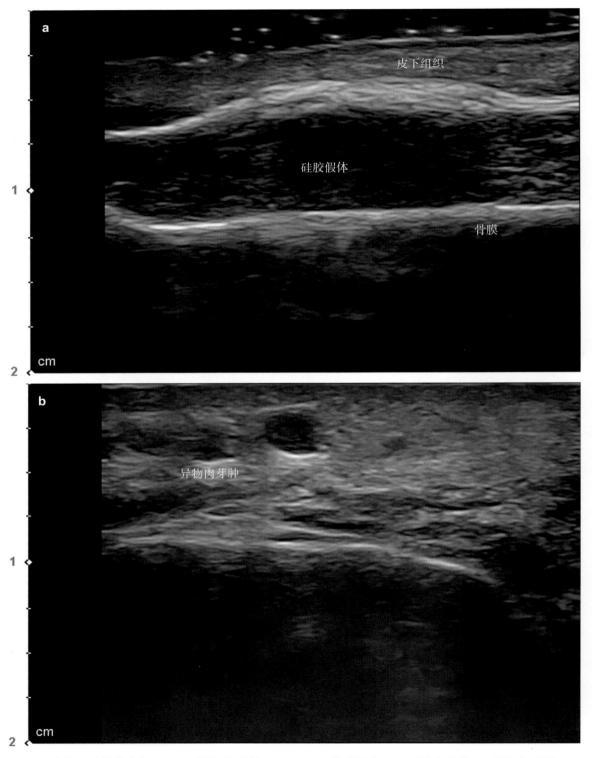

图 9.25　颏部硅胶假体声像图。a. B 型模式（横切面，15 MHz 线阵探头）。b. 异物肉芽肿，B 型模式（横切面，15 MHz 线阵探头）（经允许引自 © Ji-Soo Kim 2020）。

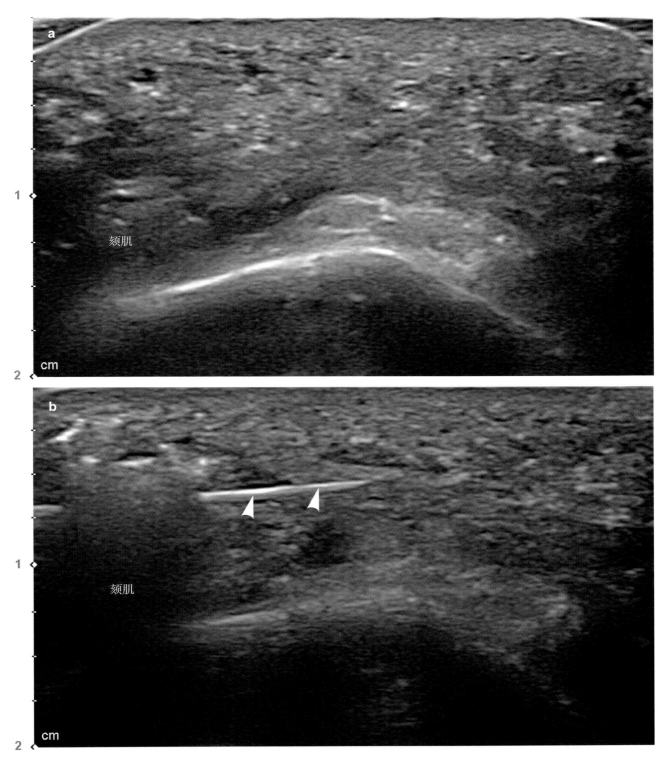

图9.26 超声引导下溶解颏部透明质酸填充剂。a. 注射前，B型模式（横切面，15 MHz线阵探头）。b. 注射中，B型模式（横切面，15 MHz线阵探头）（黄色箭头处为透明质酸填充剂）（经允许引自 © Ji-Soo Kim 2020）。

参考文献

[1] Gerber PA, Barsch M, Filler T, Gerber AM. Identification of fascial vessels using Doppler ultrasound prior to cosmetic filler injection. J Dtsch Dermatol Ges. 2019;17(12):1281–2.

[2] Hans J. Ultrasonography of the head and neck: ana imaging atlas. Cham: Springer International Publishing; 2019.

[3] Koh IS, Lee W. Filler complication, filler induced hypersensitivity reactions, granuloma, necrosis and blindness. Singapore: Springer; 2019.

[4] Kohn JC, Goh AS, Lin JL, Goldberg RA. Dynamic high-resolution ultrasound in vivo imaging of hyaluronic acid filler injection. Dermatol Surg. 2013;39(11):1630–6.

[5] Kwon HJ, Kim BJ, Ko EJ, Choi SY. The utility of color Doppler ultrasound to explore vascular complications after filler injection. Dermatol Surg. 2017;43(12):1508–10.

[6] Lee W, Kim JS, Oh W, Koh IS, Yang EJ. Nasal dorsum augmentation using soft tissue filler injection. J Cosmet Dermatol. 2019:1–7. https://doi.org/10.1111/jocd.13018.

[7] Lee W, Koh IS, Oh W, Yang EJ. Ocular complications of soft tissue filler injections: a review of literature. J Cosmet Dermatol. 2019;00:1–10. https://doi.org/10.1111/jocd.13213.

[8] Lee W, Oh W, Hong GW, Kim JS, Yang EJ. Novel technique of filler injection in the temple area using the vein detection device. JPRAS. 2018;6:12.

[9] Lima VGF, Regattieri NAT, Pompeu MR, Costa IMC. External vascular compression by hyaluronic acid filler documented with high-frequency ultrasound. J Cosmet Dermatol. 2019;1(6):1629–31.

[10] Mlosek RK, Skrzypek E, Skrzypek DM, Malinowska S. High frequency ultrasound based differentiation between nodular dermal filler deposits and foreign body granulomas. Skin Res Technol. 2018;24(3):417–22.

[11] Skrzypek E, Gornicka B, Skrzypek DM, Krzysztof MR. Granuloma as complication of polycaprolactone-based dermal filler injection: ultrasound and histopathology studies. J Cosmet Laser Ther. 2019;21(2):65–8.

[12] Tansatit T, Apinuntrum P, Phetudom T. Facing the worst risk: confronting the dorsal nasal artery, implication for non-surgical procedures of nasal augmentation. Aesthet Plast Surg. 2017;41: 191. https://doi.org/10.1007/s00266-016-0756-0.

[13] Tansatit T, Phumyoo T, Jitaree B, Sawatwong W, Rungsawang C, Jiirasutat N, et al. Ultrasound evaluation of arterial anastomosis of the forehead. J Cosmet Dermatol. 2018;17:1031–6.

[14] Tansatit T, Phumyoo T, Jitaree B, Sahraoui YME, Lee JH. Anatomical and ultrasound based injections for sunken upper eyelid correction. J Cosmet Dermatol. 2019:1–7. https://doi.org/10.1111/jocd.13049.

[15] Choi YJ, Lee KW, Gil YC, Hu KS, Kim HJ. Ultrasonographic analyses of the forehead region for injectable treatments. Ultrasound Med Biol. 2019;45(10):2641–8.

[16] Cong LY, Lee SH, Tansatit T, Hu KS, Kim HJ. Topographic anatomy of the inferior medial palpebral artery and Its relevance to the pretarsal roll augmentation. Plast Reconstr Surg. 2016;138(3): 430e–6e.

[17] Kim H-S, Lee K-L, Gil Y-C, Hu K-S, Tansatit T, Kim H-J. Topographic anatomy of the infraorbital artery and its clinical implications for nasolabial fold augmentation. Plast Reconstr Surg. 2018;142(3):273e–80e.

[18] Jung W, Youn KH, Won SY, Park JT, Hu KS, Kim HJ. Clinical implications of the middle temporal vein with regard to temporal fossa augmentation. Dermatol Surg. 2014;40(6):618–23.

[19] Kim HJ, Seo KK, Lee HK, Kim JS. Clinical anatomy of the face for filler and botulinum toxin injection. New York, NY: Springer; 2016.

[20] Kwak HH, Ko SJ, Jung HS, Park HD, Chung IH, Kim HJ. Topographic anatomy of the deep temporal nerves, with references to the superior head of lateral pterygoid. Surg Radiol Anat. 2003; 25(5-6):393–6.

[21] Lee HJ, Kang IW, Won SY, Lee JG, Hu KS, Tansatit T, Kim HJ. Description of a novel anatomic venous structure in the nasoglabellar area. J Craniofac Surg. 2014;25(2):633–5.

[22] Lee HJ, Won SY, O J, Hu KS, Mun SY, Yang HM, Kim HJ. The facial artery: a comprehensive anatomical review. Clin Anat. 2018; 31:99–108.

[23] Lee JG, Yang HM, Choi YJ, Favero V, Kim YS, Hu KS, Kim HJ. Facial arterial depth and relationship with the facial musculature layer. Plast Reconstr Surg. 2015;135:437–44.

[24] Lee JG, Yang HM, Hu KS, Lee YI, Lee HJ, Choi YJ, Kim HJ. Frontal branch of the superficial temporal artery: anatomical study and clinical implications regarding injectable treatments. Surg Radiol Anat. 2015;37(1):61–8.

[25] Lee JH, Lee K, Jung W, Youn KH, Hu KS, Tansatit T, Park HJ, Kim HJ. A novel anatomical consideration on the exposed segment of the facial artery. Clin Anat. 2020;33:257.

[26] Schelke LW, Decates TS, Velthuis PJ. Ultrasound to improve the safety of hyaluronic acid filler treatments. J Cosmet Dermatol. 2018;17(6):1019–24.

[27] Smith CF. Gray's surface anatomy and ultrasound. Amsterdam: Elsevier; 2018.

[28] Yang HM, Jung W, Won SY, Youn KH, Hu KS, Kim HJ. Anatomical study of medial zygomaticotemporal vein and its clinical implication regarding the injectable treatments. Surg Radiol Anat. 2015;37(2):175–80.

[29] Yang HM, Lee JG, Hu KS, Gil YC, Choi YJ, Lee HK, Kim HJ. New anatomical insights on the course and branching patterns of the facial artery: clinical implications of injectable treatments to the nasolabial fold and nasojugal groove. Plast Reconstr Surg. 2014;133:1077–82.

超声在埋线提升术中的应用
US Applications in Thread Lifting Procedures

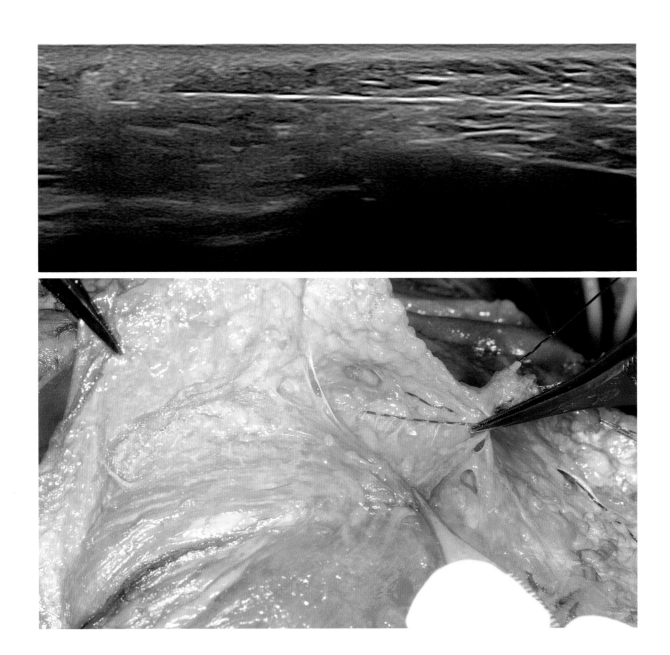

10.1 背景

目前，埋线提升已被广泛用于改善面部下垂和重置面部脂肪。近来，可吸收埋线提升成为最受关注的微创美容项目之一。随着线材生产技术的发展，除最初使用的细6-0单丝线外，各种粗细和类型线材如倒刺线或锯齿线等也用于临床。

目前，可吸收线材种类多样。最常用为可生物降解聚二恶烷酮（PDO）类线材，其被置入约6~10 cm长L形套管钝针中。常规埋线技术为套管针穿刺进入皮肤，然后取出，并将线材留置于面部组织中。

线材类型包括切割锯齿、刚性成型锯齿、单丝及单丝编织多股线（图10.1）。这些不同类型线材的出现，使埋线提升被广泛使用，无论是单独还是与肉毒毒素及填充剂联合用于面部年轻化，如皮肤紧致、改善皱纹以及面部提升等。

与面部除皱术有所不同，埋线提升在门诊即可开展，但这两种技术的相似之处在于均针对SMAS层进行提升，关键在于如何提升下垂的SMAS层。与非手术盲视下操作不同，面部除皱术可直视下确认、提升及切开SMAS层。因此，在各种埋线提升术中，可考虑使用超声成像技术确认正确层次。

在埋线提升治疗中，需注意两个方面问题。首先，针对哪一层进行治疗最有可能获得最佳效果？其次，哪些结构应扫查以确认安全？当进针和出针时，或当过度提升时，线材可能会导致血管和神经牵拉伤。超声引导下埋线提升优势在于可确认安全层次和解剖结构。超声图像显示在盲视下埋线过程中，线材位于不同层次（图10.2），超声下则较易识别解剖结构，如皮下组织层等。

10.2 超声引导下埋线提升术

将线材一端固定于面部组织致密区域可得到锚定的效果，如致密的筋膜或韧带。一般以下几个部位被认为是有效锚定点：高回声颞深筋膜、腮腺颞筋膜及颈阔肌耳筋膜（图10.3）。

10.2.1 上面部垂直提升

垂直提升适用于全面部和下颌。术中，超声图像显示线材位于颞浅、深筋膜之间，通常经颞部向下进入颊区（图10.4）。

线材位于SMAS层下时，可能损伤面神经分支、腮腺及其导管。因此，建议操作层次为SMAS层以浅。颧弓区超声图像示穿刺针位于SMAS层上并延伸至颊区（图10.5）。

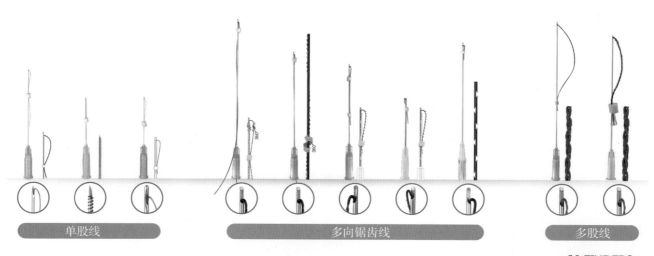

单股线　　　　　　多向锯齿线　　　　　　多股线

N-FINDERS

图10.1　各种类型PDO线材（经允许引自N-finders Co.）。

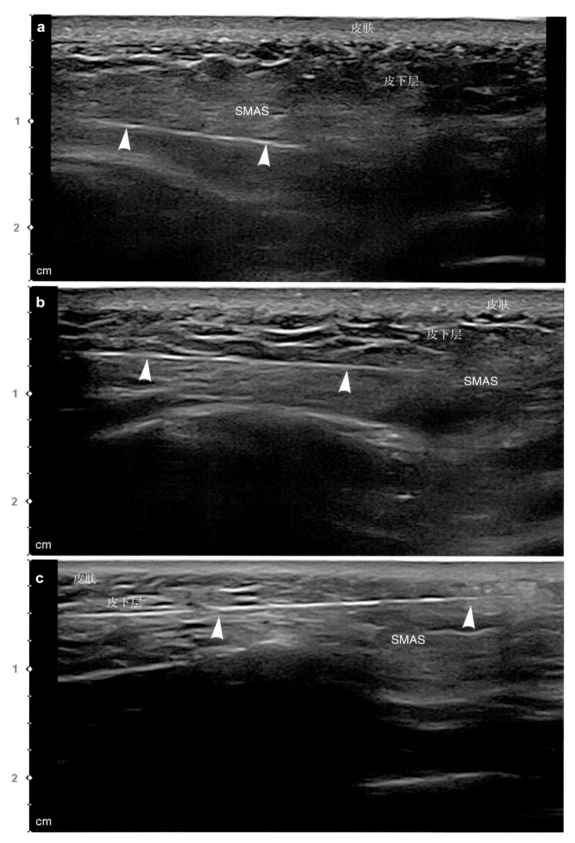

图 10.2　中面部超声引导下多向锯齿螺旋线埋线提升，B 型模式（横切面，15 MHz 线阵探头）。a. SMAS 下埋线。b. SMAS 层埋线。c. SMAS 上埋线（箭头处为埋线套管针）（经允许引自 © Ji-Soo Kim 2020）。

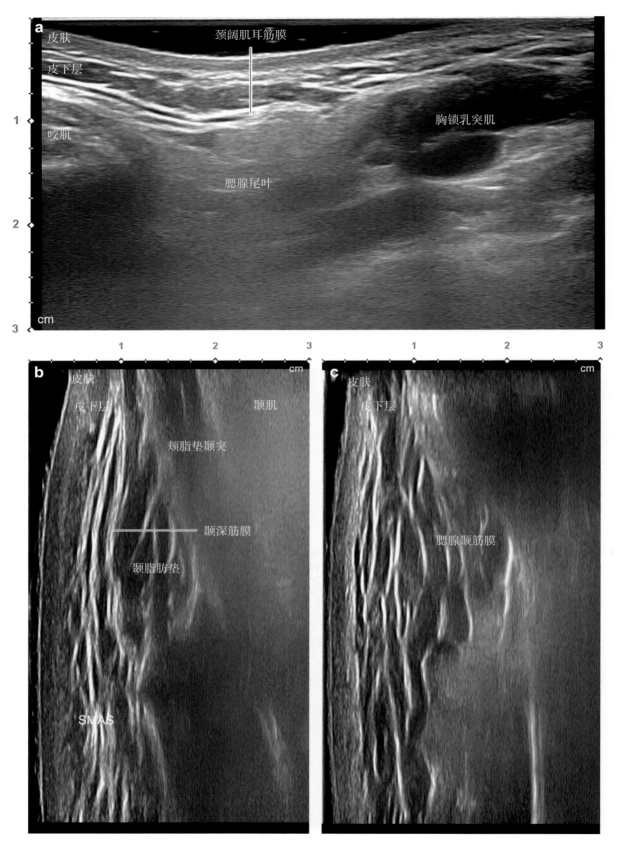

图 10.3 埋线提升锚定点声像图。a. 颈阔肌耳筋膜，B 型模式（横切面，15 MHz 线阵探头）。b. 颞深筋膜，B 型模式（冠状面，15 MHz 线阵探头）。c. 腮腺颞筋膜，B 型模式（冠状面，15 MHz 线阵探头）（经允许引自 © Hee-Jin Kim 2020）。

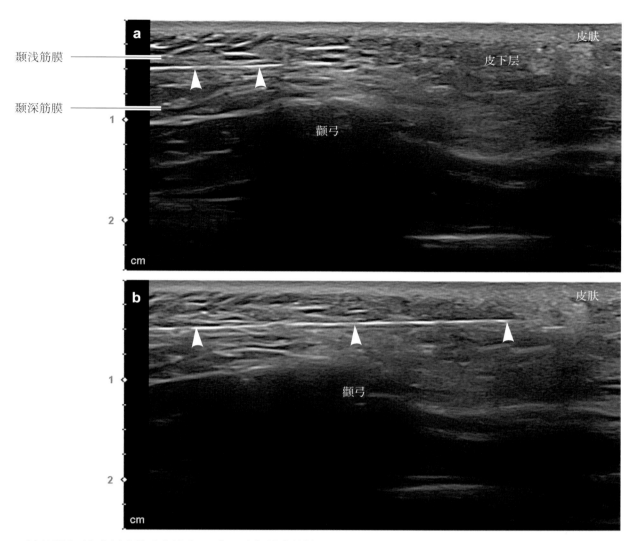

图10.4 **超声引导下多向锯齿线垂直提升。** a. 颧弓上埋线套管针, B 型模式 (冠状面, 15 MHz 线阵探头)。b. 颧弓下颊部, B 型模式 (冠状面, 15 MHz 线阵探头) (箭头处为埋线套管针) (经允许引自 © Ji-Soo Kim 2020)。

10.2.2　中面部斜行和水平提升

下颌或下面部提升, 可经中面部采取斜行或水平方向提升。进针点一般位于颧下区耳屏前, 而后穿刺针斜行进入下颌缘。颊区 SMAS 层较薄, 易被穿刺进入其深面。腮腺区超声图像显示穿刺针尖端位于 SMAS 层下颊脂垫 (图 10.6a) 和 SMAS 层以浅皮下组织层内 (图 10.6b)。若皮下脂肪极薄, 则需注意穿刺针勿过浅或过深, 以防出现酒窝状凹陷。

亦可将线材经颞部斜行至颊脂垫以实现中面部提升。术中线材经颧弓韧带后被固定于颧骨区域的颧弓皮下韧带 (图 10.7)。

此外, 中面部提升可通过提拉鼻唇脂肪室以改善鼻唇沟。超声图像显示套管针尖端位于鼻唇沟外侧的鼻唇脂肪室内 (图 10.8)。

10.2.3　下面部下颌线和双下巴提升

下面部埋线提升通常用于下颌线塑形或改善双下巴。超声图像可见颏下区较厚的颏下脂肪 (或颈阔肌前脂肪)。通常, 线材应位于皮下脂肪层 (图 10.9)。颏下区常为弧形而非直线, 因此埋线进针应沿颈部三维轮廓走行。

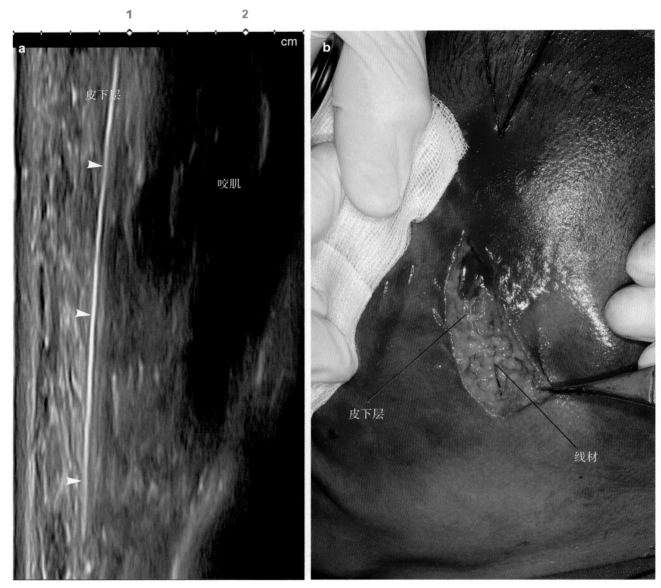

图 10.5　超声引导下多向锯齿线垂直提升。a. B 型模式（冠状面，15 MHz 线阵探头）（箭头处为埋线套管针）。b. 垂直和下颌提升中线材位置及层次解剖图片。线材位于腮腺浅面皮下层内（经允许引自 © Hee-Jin Kim 2020）。

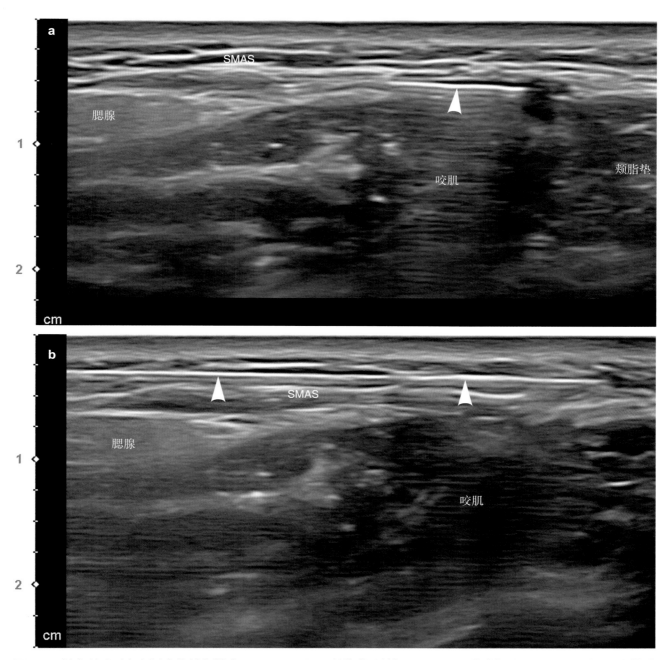

图 10.6　**超声引导下多向锯齿线斜向提升**。a. SMAS 下，B 型模式（斜切面，15 MHz 线阵探头）。b. SMAS 上，B 型模式（斜切面，15 MHz 线阵探头）（箭头处为埋线套管针）（经允许引自 © Ji-Soo Kim 2020）。

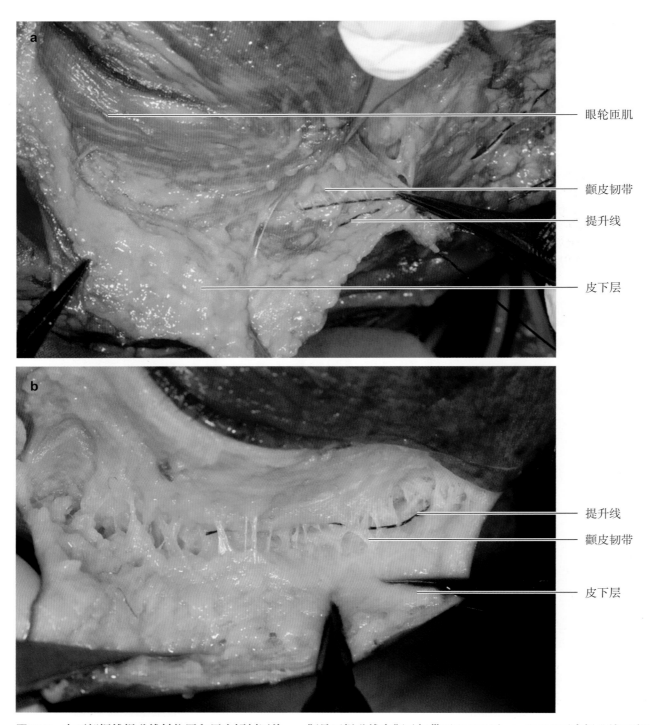

眼轮匝肌

颧皮韧带

提升线

皮下层

提升线

颧皮韧带

皮下层

图10.7　中面部埋线提升线材位置和层次解剖图片。a. 颧骨区提升线穿颧弓韧带至SMAS层。b. SMAS层内提升线固定于颧皮韧带（经允许引自© Hee-Jin Kim 2020）。

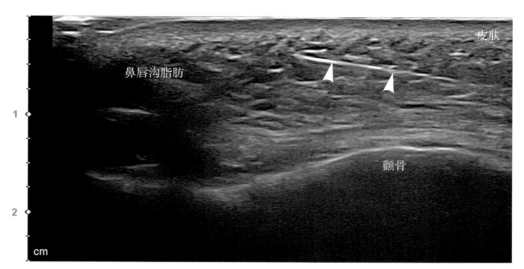

图 10.8 超声引导下多向锯齿线鼻唇沟提升。B 型模式（斜切面，15 MHz 线阵探头）（箭头处为埋线套管针）（经允许引自 © Ji-Soo Kim 2020）。

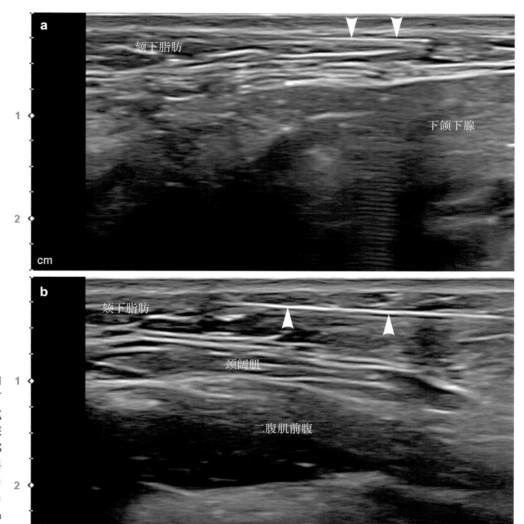

图 10.9 超声引导下多向锯齿线颈部提升。a. 下颌下腺浅面，B 型模式（横切面，15 MHz 线阵探头）。b. 颈阔肌浅面颏部脂肪层内，B 型模式（斜切面，15 MHz 线阵探头）（箭头处为埋线套管针）（经允许引自 © Ji-Soo Kim 2020）。

参考文献

[1] Kim BC, Oh SM, Jung WS. The art and science of thread lifting. New York, NY: Springer; 2019.

[2] Lee W, Moon HJ, Kim JS, Chan BL, Yang EJ. Doppler ultrasound guided thread lifting. J Comest Dermatol. 2019;00:1–7. https://doi.org/10.1111/jocd.13240.

[3] Suh DH, Jang HW, Lee AJ, Lee WS, Ryu HJ. Outcome of polydioxanone knotless thread lifting for fascial rejuvenation. Dermatol Surg. 2015;41:720–5.

[4] Yoon JH, Kim SS, Oh SM, Kim BC, Jung WS. Tissue changes over time after polydioxanone thread insertion: an animal study with pigs. J Cosmet Dermatol. 2019;18:885–91. https://doi.org/10.1111/jocd.12718.